图解中医系列丛书

U0801967

图解慢性病中医养生

李　铁◎主编

吉林科学技术出版社

图书在版编目（CIP）数据

图解慢性病中医养生/李铁主编.—长春：吉林科学技术出版社，2009.3
ISBN 978-7-5384-4050-8

Ⅰ.图… Ⅱ.李… Ⅲ.慢性病－中医治疗法－图解 Ⅳ.R242-64

中国版本图书馆CIP数据核字（2008）第192007号

图解慢性病中医养生

主　　编　李　铁
编　　委　杨子江　康金涛　王守军　孙　也　李艳春　高　爽　冯化平　胡元斌
选题策划　李　梁
责任编辑　李　梁　王旭辉　周　禹
封面设计　涂图工作室　张　虎
技术插图　张海霆
制　　版　长春市创意广告图文制作有限责任公司
出版发行　吉林科学技术出版社
社　　址　长春市人民大街 4646 号
邮　　编　130021
发行部电话 / 传真　0431-85677817　85635177
85651759　85651628
编辑部电话　0431-85630195
团购热线　0431-85630195
邮　　箱　zhouyushiwo@gmail.com
网　　址　www.jlstp.com
实　　名　吉林科学技术出版社
印　　刷　唐山才智印刷有限公司
规　　格　720 毫米 ×990 毫米　16 开　15 印张　1 彩插　字数：300 千字
版　　次　2009 年 3 月第 1 版　2022年 1 月第 2 次印刷
书　　号　ISBN 978-7-5384-4050-8
定　　价　49.00 元

如有印装质量问题，可寄出版社调换

前言

FOREWORD

中医是我国的传统医学，是我国的一项民族文化遗产。中国是医药文化发祥最早的国家之一，中医承载着中国古代人民同疾病作斗争的经验和理论知识，逐渐地融入文明时代的光华之中，并发出独特的光芒照耀着祖国医坛，直至今天。

虽然叫“中医”可以很清楚地和“西医”区别开，但中医的“中”并非是指中国。最早在我国西汉时期开始有“中医”的说法，一代大医孙思邈曾经说过：“不知易便不足以言知医。”可见《易经》对中医的影响非常深远。《易经》将世界一切事物均纳入阴阳的轨道，因此中国古代的医学理论认为，人体的阴阳保持中和才会取得平衡，不会生病。若阴阳失衡，则疾病必来。中医大夫有“持中守一而医百病”的说法，意即身体若无阳燥，又不阴虚，一直保持中和之气，便会百病全无。所以“尚中”和“中和”是中医之“中”的真正含意。

现代生活中，人们面临着各种各样的健康威胁，健康成为现代人最关注的问题，而难以治愈的慢性病就成了现代人追求健康的一大障碍，我国慢性病的防治形势悄然中日趋严峻。以往人们主观地认为，慢性病主要是“富贵病”，今天已证实这是一种误解。根据世界卫生组织统计，2005年慢性病导致了全世界3500万人死亡，而中国因慢性病而死亡的人数达到了750万，占中国总死亡人数的80%以上！如果在日常生活中我们可以了解一定的医药常识，就可通过自己的症状来及时采取措施，遏止病势的发展甚至能解除病痛。

本书根据各种慢性病的不同症状，对我国现今最为普遍的八大类，32种慢性疾病进行了系统的阐述。让您在日常生活中，自己在家就可以按图索骥，如法使用，即可缓解、痊愈症状或配合医生进行治疗，达到理想的疗效。普及医学科普知识、介绍简单的诊疗方法，将一个保健医生请进自己的家里，为患者进行家庭医疗服务，是我们编写这本书的主要目的。

编者

目录

CONTENTS

第一章 心脑血管疾病
“命脉网络”出故障

高血压……10

肝阳型 / 11　阴阳两虚型 / 12　痰浊型 / 14

心绞痛……16

痰阻型 / 18　气滞型 / 19　寒凝型 / 20

心肾阳虚型 / 22　气阴两虚型 / 23

心律失常……25

肝肾阴虚型 / 27　痰浊阻滞型 / 28　心血瘀阻型 / 29

水饮凌心型 / 30

第二章 内分泌代谢疾病
调节生理的“专家”失职

糖尿病……34

上消 / 35　中消 / 36　下消 / 38

高脂血症……40

湿热内蕴型 / 41　胃热腑实型 / 43　肾精亏虚型 / 44

痛　风……46

湿热痹阻型 / 48　寒湿入络型 / 49　痰瘀互结型 / 50

膀胱湿热型 / 51

第三章 消化系统疾病 营养加工厂遭到破坏

慢性胃炎……54

脾胃湿热型 / 55　食滞肠胃型 / 57　脾胃虚寒型 / 58

消化性溃疡……60

饮食停滞型 / 62　肝气犯胃型 / 63　瘀血停滞型 / 64

脾胃虚寒型 / 65

慢性腹泻……68

肝脾不和型 / 69　脾虚型 / 71　肾阳虚型 / 72

慢性胆囊炎……74

湿热证 / 75　肝郁证 / 77　瘀血证 / 78

肝阴不足证 / 79

胆石症……81

肝胆郁滞型 / 82　肝胆湿热型 / 84　热毒炽盛型 / 85

脂肪肝……87

湿热蕴结型 / 89　气滞郁阻型 / 90　肝脾气虚型 / 91

肝肾阴虚型 / 92

第四章 呼吸系统疾病 气体交换的通道受阻

肺结核……96

肺阴亏损型 / 97　阴虚火旺型 / 99　气阴耗伤型 / 100

肺 炎 …… 102

邪犯肺卫型 / 103　痰热壅肺型 / 105　热闭心神型 / 106

肺脓肿 …… 108

初期 / 109　成痈期 / 111　溃脓期 / 112

恢复期 / 113

第五章 泌尿生殖系统疾病 排泄废物的管道受阻

肾结石 …… 116

下焦湿热型 / 117　气滞血瘀型 / 119　脾肾两虚型 / 120

慢性肾小球肾炎 …… 122

风寒袭肺型 / 123　风热袭肺型 / 125　脾肾阳虚型 / 126

肾阴阳虚型 / 127

尿路感染 …… 129

膀胱湿热型 / 130　湿热中阻型 / 131

第六章 神经精神疾病 人体“司令部”指挥失灵

头 痛 …… 134

风寒型 / 136　风热型 / 137　风湿型 / 138

痰浊型 / 140　瘀血型 / 141

面 瘫 …… 143

风寒袭络型 / 144　风热袭络型 / 146　风痰阻络型 / 147

脑中风……149

风痰瘀血型 / 151　肝阳暴亢型 / 152　风痰上扰型 / 153

气虚血瘀型 / 155

抑郁症……157

肝气郁结型 / 159　痰气交阻型 / 160　心神惑乱型 / 161

心脾两虚型 / 162　气郁化火型 / 164

更年期综合征……166

脾虚肝郁型 / 168　肝郁化火型 / 169　心脾两虚型 / 170

脾肾阳虚型 / 171

第七章 骨关节疾病 掌管活动的“机构”失灵

关节炎……174

风寒型 / 175　风热型 / 177　风湿型 / 178

肝肾两虚型 / 179

肩周炎……181

寒湿型 / 182　肝肾亏虚型 / 184　血瘀型 / 185

颈椎病……187

神经根型 / 188　椎动脉型 / 189　交感神经型 / 191

腰椎间盘突出症……193

血瘀型 / 194　风寒湿型 / 196　肾虚型 / 197

骨质疏松症……199

肾虚精亏型 / 200　脾气亏虚型 / 202　先天不足型 / 203

第八章 外科疾病
保护身体的屏障被侵犯

皮肤瘙痒症…… 206

风热血热型 / 207　湿热蕴结型 / 208　血虚肝旺型 / 210

牛皮癣…… 212

肝郁化火型 / 213　风湿蕴阻型 / 215　血虚风燥型 / 216

痤 疮…… 218

肺热型 / 219　湿热型 / 220　气血瘀滞型 / 222

荨麻疹…… 224

风寒束表型 / 226　风热犯表型 / 227　胃肠湿热型 / 228

血热蕴肤型 / 230　气滞血瘀型 / 231　气血两虚型 / 233

附录 中医验方

第一章

心脑血管疾病

「命脉网络」出故障

高血压

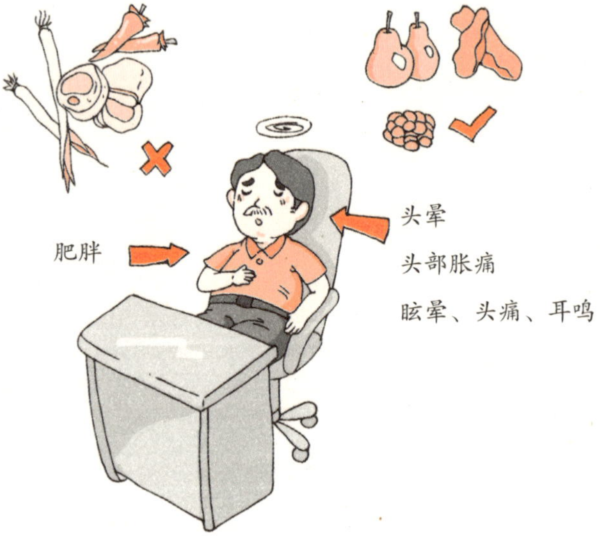

高血压是一种常见的以体循环动脉血压增高为主要临床表现的综合征。一般认为在处于安静状态下，血压经常超过17.6/12kPa（140/90mmHg），则为血压升高，主要可以表现为头痛、眩晕、心悸、失眠、记忆力减退等症状，其中以头痛最为常见。

中医认为本病与肝、肾有关，长时间的情志抑郁或者思虑过度都可以引起肝气郁结型高血压，血压的升高是肝功能过于旺盛，影响头部而出现相应的症状。主要特点是随着情绪的变化而加重，情绪激动，会使肝功能旺盛而发病。如果平时不注意饮食习惯的调节，吃过多的含脂肪过多的食物，就会使体内的水液代谢异常，导致病理性产物（痰）增多，导致高血压的发生。另外，随着年龄的增长，肾的功能逐渐减退，气血也相对不足，容易形成阴虚的体质，容易导致阴虚阳亢型的高血压，其特点是阴虚造成了阳气相对亢盛而发病。

高血压病对人体的危害不仅仅是血压升高，头痛眩晕的症状，更重要的是还可以伴发血管、心、脑、肾、眼等器官的病变。本病多发生于40岁以上，肥胖者、脑力劳动者和城市居民的发病率相对较高，并具有一定的家庭遗传倾向。在治疗过程中应该注意按时服药并配合相应的体育锻炼，以更好的保持血压的稳定。

分型	特征	病因
头部胀痛的高血压（肝阳型）	眩晕，同时伴有头痛，疼痛的性质为胀痛，情绪不佳，心烦急躁容易发怒，或者会出现耳鸣，脖子后面的肌肉强硬不舒服，或者口苦，便秘，小便发黄，舌头发红，脉膊搏动有力	主要是由于情绪过激，生活和工作压力过大，或者是其他脏腑病变的影响，使肝的功能过于旺盛，肝对气的控制作用减退；过于旺盛的气向上影响了血压的正常波动，出现了高血压的一系列症状
自觉乏力的高血压（阴阳两虚型）	眩晕，头部胀痛，时轻时重，或者又出现了失眠，夜间多梦的症状，眼睛发花而且发干发涩，耳鸣，心慌心跳加剧，肢体麻木，手脚经常发凉，浑身乏力，腰发酸腿发软	主要由于先天遗传因素的影响，或者是后天劳力劳神过度，年龄过大，使肝和肾的功能减退，体内的气血产生和运行出现障碍，不能通畅的营养全身，造成了体内虚弱，引发了相对旺盛的阳邪，使血压升高，出现了一系列的症状
头部感觉沉重的高血压（痰浊型）	主要现为头部感觉沉重，会有眩晕的症状，喜欢躺卧休息，不愿意活动。活动以后总想睡觉，睡醒之后还感觉不到解除了疲劳，胸部发闷，伴有恶心想呕吐，四肢麻木，大便不通畅	主要是由于脾、肺、肾三脏的功能失调，使体内的水液代谢失常，多余的水液不能及时排出体外，积留在身体的某个部位，形成了痰，特别是在头部，痰浊阻塞了经脉，使头部的气血供应不足，造成了血压的升高

❶ 肝阳型

中　药　方剂选用泻热镇肝汤，是以龙胆泻肝汤和镇肝熄风汤为基础，可以平衡过盛的肝功能，减少气向上的冲逆，并根据实际病情进行调整。本型多见于体质较强者。如果热邪中兼有湿邪，由可以减少生地的用量，加上泽泻、车前子等中药以增强清泄肝胆湿热。

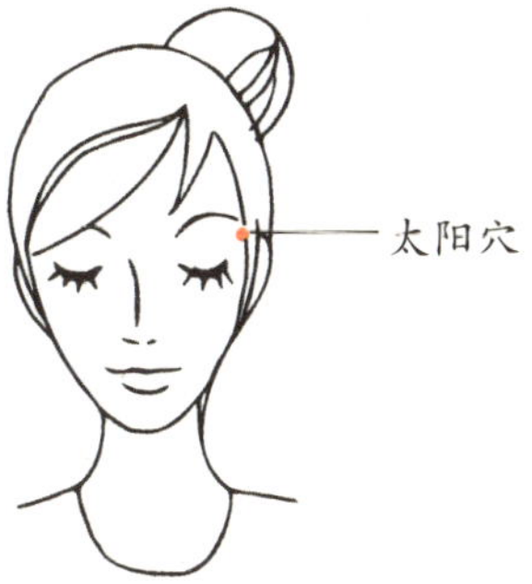

穴位按摩　可以选用太阳穴和太

冲穴。太阳穴在眉梢与眼角延长线交点后方的凹陷中；太冲穴在沿着脚拇指与食指往上，在碰到骨骼突出部分前的凹陷处。按摩时可以用拇指指端在穴位上按压，力度由轻到重，逐渐加力，力量应该较大，直到局部感觉到较强烈的酸胀感为止。

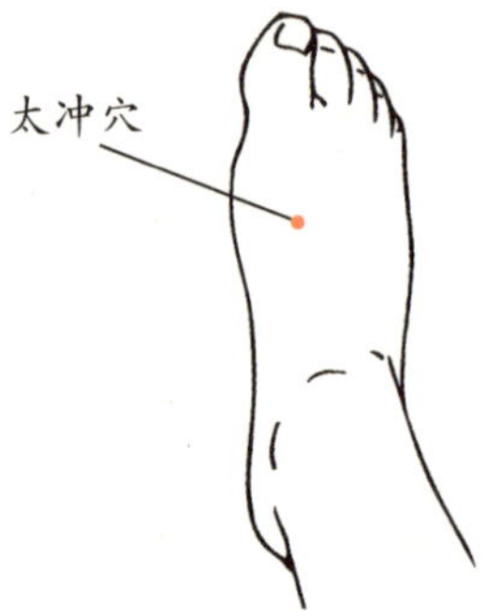

食 疗 适合选择一些可以降低肝的兴奋状态，控制血压的食物，最好是清淡且有足够营养的食物，不吃或少吃那些油腻的食物，如动物内脏、蛋黄、动物油等；应吃植物油，如花生油、菜籽油、豆油等；可进食蛋清、豆制品等以补充营养。

肝阳型 平肝降血压

肝阳型的高血压主要是由于情绪受到了强烈的刺激，或者是生活和工作的压力过大，使肝功能变得异常亢奋，引起了体内气的运行不符合正常规律。血液伴随着气的异常运行向上涌动，致使血压的增高。因此，在保健时最重要的就是降低肝的功能，使气的运行恢复正常的规律。

可在让病人采取把头部放置在较高位置进行休息，闭目养神，注意保持环境安静和室内光线的柔和，避免阳光直晒到病人，要嘱咐病人在室外活动时不要爬向高处或者行走的时间过长。中医认为暴怒可以加剧肝的功能，使病情加重，所以应该注意病人心理状态的调节，通过耐心、细致的开导、安慰和解释工作，消除不良的精神因素，帮助他们树立战胜疾病的信心，自觉地配合各种治疗。

在饮食方面，宜形成清淡、低脂肪、低盐、少糖、高维生素、多纤维素的平衡营养膳食结构。如新鲜蔬菜瓜果、五谷杂粮、奶豆制品、香蕉、山楂、核桃、芹菜等含钾、钙、镁高的食物；劝阻患者少吃辛辣、肥腻的刺激性食物及各种动物的内脏。同时注意饮食有节，不可以暴饮急食和饮酒过度，尤其是晚餐不能吃得过饱。在血压稳定后，可以进行适当的运动锻炼，以不引起心慌、脉搏明显增快为宜，如平地步行、慢跑、打太极拳等有氧运动。

阴阳两虚型

中 药 选用可以补充阴和阳两个方面的有效方剂，如果偏于阳虚者，则选用右归丸；如果偏阴虚者，则选用左归丸。如果是老年人，体质较弱，可以用效力比较温和的金匮肾气丸和六味地黄丸进行调理。

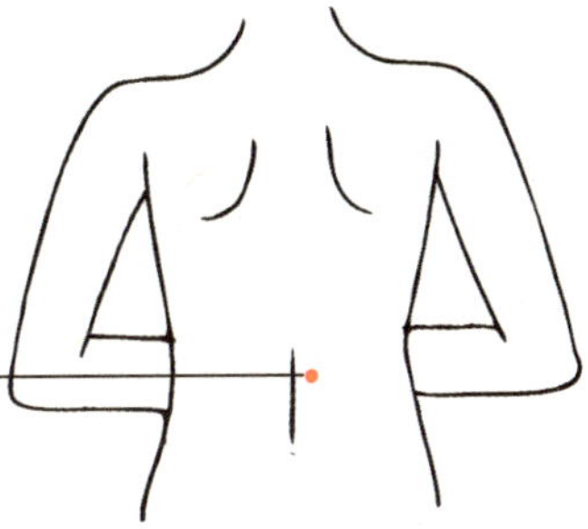

穴位按摩 可以选用肾俞穴和足三里穴。肾俞穴位于后腰部，腰线高度的脊柱骨突出处下方，左右各二横指宽度处；足三里穴位于胫骨的外侧筋肉的起端，膝盖往下四横指，胫骨前缘外侧一中指按压时的凹陷处。按摩时，应该用较轻的力度，或者用指腹在穴位上做轻柔的摩动，使穴位局部有温热感。

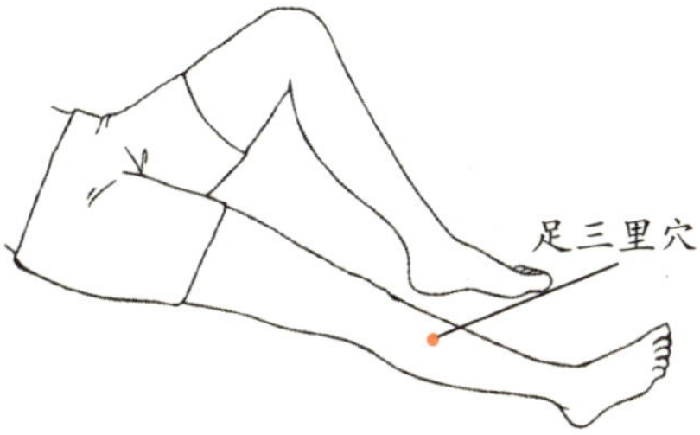

食 疗 芹菜、胡萝卜、西红柿、黄瓜、冬瓜、木耳、香菇、洋葱、海带、大蒜、苋菜、土豆、丝瓜、芋头、茄子等蔬菜和苹果、香蕉、西瓜、荸荠、山楂等瓜果具有降压或降血脂作用，小米、高粱、豆类、白薯等也可多吃，对本型高血压很有好处。

阴阳两虚型 补益降血压

阴阳两虚型的高血压主要是由于人体长时间处于过于疲劳的状态，损害了脾胃，使消化和吸收功能失常，气血的生发之源不足，也就造成了经脉中的气血运行缓慢，使各个脏腑得不到足够的营养，使体内产生的虚热的风邪，从而带动血液涌动，形成了血压不稳定的升高。因此，补充人体的气血，消除虚风是保健的关键所在。

预防本型高血压要调节好生活，尽量做到生活规律有序。在调养方面，病人应该以静卧为主，限制探访的人数，尽量少熬夜，并适度节制房事，减少过度损耗肾精，保持精气充沛，每天至少要保证6～8小时的良好睡眠，起床和卧床的动作宜缓慢，以防发生意外。同时还要注意室内温暖和身体的保暖，躲避风寒，适时增加衣被，预防感冒，以免寒邪侵入而加重病情。

注意饮食的调理，饮食宜清淡，易消化，富有营养，指导患者进食瘦肉、鱼、蛋、红枣、桂圆、西洋参等补益气血的食物，以及甲鱼、银耳、百合等补肾填精的食物。适当降低食盐的摄入量，控制辛辣刺激性食物，以避免伤害阴液，不要过多饮用浓茶、咖啡等饮料，忌烟戒酒为好。在对病人进行护理的时候，要注意态度和蔼、耐心，不能急于求成，从而给病人的情绪造成负面的影响。

❶ 痰浊型

中　药　常用半夏白术汤加减。如果是由于痰湿等病理产物阻滞了气机，聚积而变化成火邪，如出现头部和眼睛的胀痛、心烦口苦、口渴但不想喝水的症状，宜用温胆汤进行治疗，共同起到降火除痰的作用。

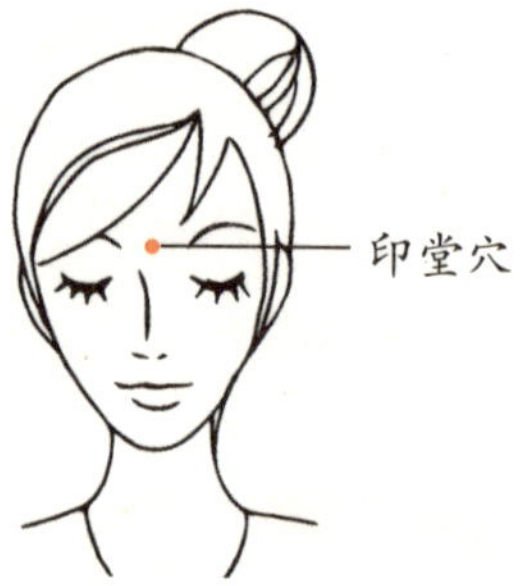

穴位按摩　可以选用印堂穴和丰隆穴。印堂穴位于两眉头连线的中点处；丰隆穴位于膝盖外侧下方突出的骨头与外脚踝最高点连线中点处。在做穴位按摩时两个穴位都可以用拇指或中指指端在穴位的局部进行按压，力量由轻到重，缓缓加力，直到穴位局部有较为强烈的酸胀感为止。

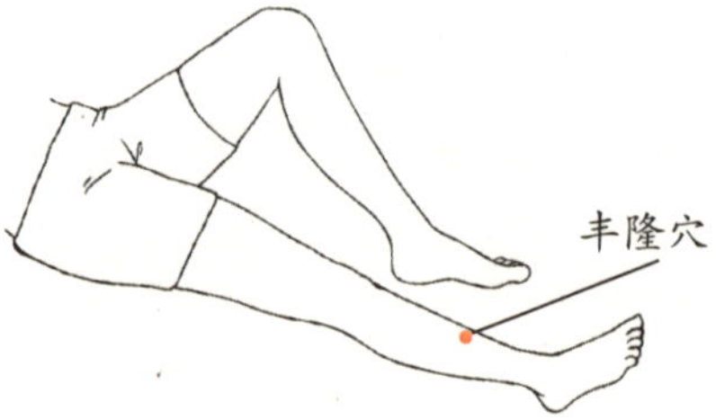

食　疗　宜清淡素食，主食以五谷杂粮、荞麦、云苓、苡米粥为宜，多吃新鲜豆类制品及蔬菜，如芹菜、萝卜、菠菜、葫芦、柚子皮、冬瓜、西红柿等；切忌含脂肪过多的食物、生冷瓜果，如动物油、鱼子、蛋黄及动物内脏等容易损伤脾胃，并生痰湿之食物。

痰浊型 祛痰降血压

痰浊型高血压主要是由于人体的肺、脾、肾等脏腑的功能失调，使整个水液代代谢失常，在体内形成了痰浊的病理产物，在经络中形成了瘀阻，阻碍了气血在络经中的运行，同时影响到了血压的变化，使营养物质不能及时补充到头部的组织，造成了高血压病的一系列症状。因此，增强脾胃功能，恢复水液代谢的正常规律是保健的关键。

由于此型病人体内湿邪较重，形体多肥胖，但体质较差，容易受到风寒的侵袭，所以居住的地方应保持干燥、温暖、阳光充足、通风良好。因为病人常会由于高血上升，出现眩晕，甚至昏迷的情况，所以适宜穿平底布鞋，禁止独自爬到高处，负担过重的物品，防止跌倒后出现意外。对突发性头痛、眩晕欲吐、肢体麻木颤震、语言不清等症状，应采取有效措施，防止中风病的发生。

此型患者多数为郁郁寡欢、话语不多，护理人员应该主动观察并关心他们的思想情绪变化和心理要求，了解他们所忧虑的事情，配合家属为他们排忧解难。等到血压稳定，诸症好转之后，可指导病人练气功、打太极拳、做自身穴位按摩，以增强体质，改善症状，减轻病痛。

心绞痛

心绞痛，是指由于心脏的冠状动脉供血不足，心肌急剧的、暂时缺血与缺氧所引起的胸骨柄中段或左胸部突然出现一阵阵憋闷、疼痛为主要症状的一种疾病。属于中医学中的“胸痹心痛”的范畴。

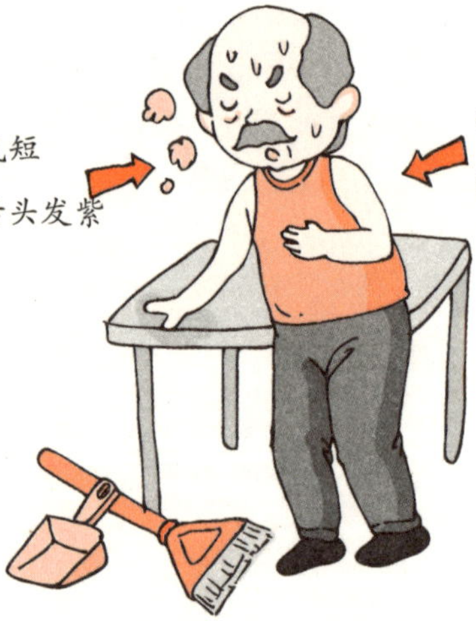

本病是心脏与营养心脏之脉络的疾病，其发生不仅与心的功能有关，而且与脾、肾、肝等脏腑的关系也很密切，多种病因都可以引起心绞痛，如年龄过大，体质虚弱，或者饮食不当，经常过饥或者过饱，或者突然的精神刺激和不良事情的影响，造成情绪变化过大，或者是受到寒冷天气的强烈刺激，这些因素可以引起身体的抵抗力降低，正气虚弱，水液代谢失常，血液循环不畅通，使心的血液供应失常，导致了心脉失养，痹阻不通，而产生心绞痛。

心绞痛是常见病、多发病，以中老年患者为多。随着现代生活方式及饮食结构的改变，发病有逐渐增加的趋势，劳累、情绪激动、吃得过饱、受到寒冷刺激、阴雨天气等为常见的诱发因素。吸烟、糖尿病、体力活动少、体重超重、精神因素、家庭遗传史等也都很容易引发本病。本病的发生与年龄和性别也有密切关系，多数病人在40岁以上，且男性多于女性。

分 型	特 征	病 因
伴有胸闷的心绞痛（痰阻型）	胸部心脏区疼痛，疼痛的性质为闷痛，并且有要窒息的感觉，或者疼痛放散到肩膀或者是后背肩胛骨内缘，时常伴有气短，肢体沉重，多数体型肥胖，并且痰多	主要是由于身体肥胖、脾胃功能失调，或者是由于生活和饮食习惯不良，造成了脾胃功能减退，使体内的水液代谢出现了异常，过多的病理性代谢产物积聚在体内，心的经脉不通，形成了心绞痛
喜欢长出气的心绞痛（气滞型）	主要表现为心脏与胸腔内感觉胀满不舒服，疼痛时发时止，疼痛有固定的部位，经常喜欢长出气，这样感觉能够缓解疼痛，遇到情绪不佳或者受到精神刺激时容易诱发疼痛，或者疼痛加重	主要是由于情绪因素影响了肝对人体气机和体液的疏泄功能，从而不能很好的调控人体的气机运行，气机在经脉中运行受到了阻碍，聚集在心脏的部位，就形成了气滞，心的脉络失和，形成了心绞痛的症状
遇到冷空气加重的心绞痛（寒凝型）	主要表现为突然的心脏疼痛，如同刀绞一样，疼痛延续到背部，喘促不能平卧，多数伴随着气候的骤然变冷或者感受了风寒邪气而发病，或者症状加重，身体感到寒冷，严重时手脚不温暖，不自主的出冷汗，胸闷心短，心慌心跳	主要是由于先天的身体素质不强，形成了阳虚的体质，或者是感受了外部的寒邪，使寒冷之邪在体内积聚，形成了瘀滞的情况，由于阳气不足，血液的运行也出现了障碍，因而加剧了局部气血供应不足的情况，造成了心绞痛症状的发生
四肢不温暖的心绞痛（心肾阳虚型）	主要表现为心慌心跳而且有疼痛感，胸闷气短，呼吸不畅，运动后症状会有所加重，不由自主的出汗，面色发白，容易感觉疲倦和无力，而且害怕寒冷的刺激，四肢都感觉时常会发冷，平时都发凉不温暖	主要是由于体内的心和肾的阳气受到损害，或者是有寒邪直接侵袭到体内，使胸腔的阳气不能振奋而温暖脏腑，气机也因此出现了阻碍的情况，使心脏部位的血液供相对不足，心失所养，形成了心绞痛
隐隐作痛的心绞痛（气阴两虚型）	胸部心脏区疼痛，疼痛的性质是隐隐作痛，多数为闷痛，时而发作时而缓解，有心慌心跳的感觉，并伴有气短，浑身疲倦乏力，说话多即会感觉到疲劳，面色没有光泽，还会伴有头晕目眩，大量的运动后症状都会有所加重	主要是由于先天的体质虚弱或者是年老体弱，造成了局部的心气不足和心部津液的不足，从而使心的经脉中有瘀血的阻瘀，影响了心的血液供应，不能很好的营养导致了心绞痛的发生

❶痰阻型

中　药 常常选用具有通心阳、止痛效果很好的栝蒌薤白半夏汤和涤痰汤进行调理，可以疏通心的经脉，使血液的流通趋于正常。如果痰多从而化为热邪，可以再多加一些胆南星、竹茹等中药，清热化痰止痛。

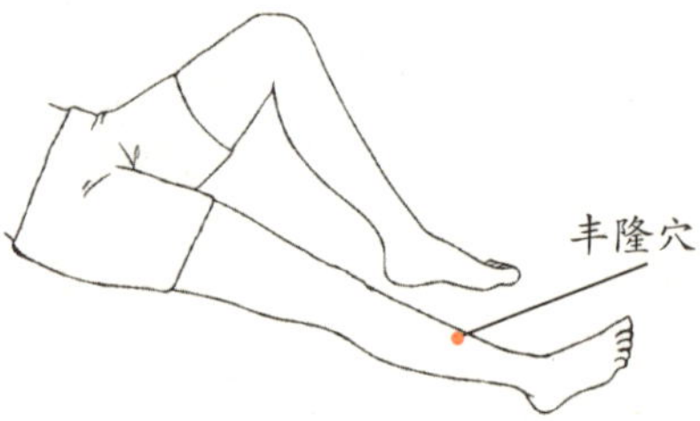

穴位按摩 可以取丰隆穴和阴陵泉穴。丰隆穴位于膝盖外侧下方突出的骨头与外脚踝最高点连线中点处；阴陵泉穴位于两腿胫骨内侧髁后下方凹陷处。按摩时可以用右手的拇指按揉左腿的穴位，再用左手的拇指按揉右腿的穴位，局部有强烈的酸胀感为度，力量宜大，用以祛除体内的痰湿之邪。

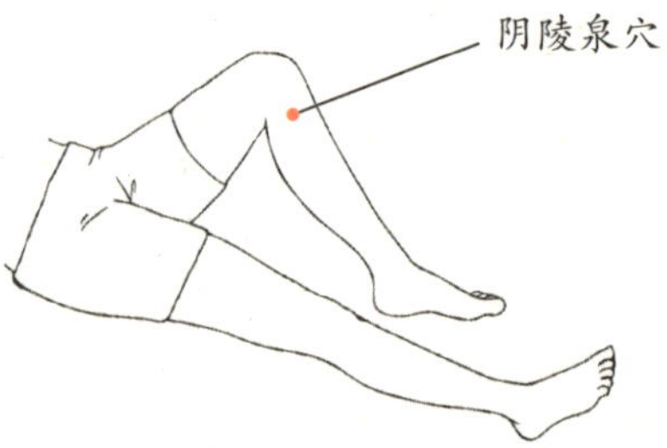

食　疗 可以选用富有营养而又相对比较清淡的饮食，用以减轻心脏的负担。如牛奶酸牛奶、煮鸡蛋、苹果、香蕉、蛋白质粉、小麦胚芽粉、蜂蜜、橄榄油混和在一起食用，或者再加上熟大豆、花生、绿茶、红枣等都是比较适合的食物。

痰阻型 祛痰止心痛

痰阻型的心绞痛的发病主要是由于风寒暑湿等外邪侵袭了脾胃，或者是肝的功能受到情绪因素的影响，使脾输布体内津液的功能失常，形成了病理性的产物（痰）；另一方面，痰的产生还可能是由于气机的运行受阻，演变成了火邪，使津液减少而致。痰瘀滞在胸部，心的经脉不通，不通则痛，而造成了心绞痛。因此，增强脾胃功能，降低肝的旺盛的功能，是保健的关键。

首先要在饮食上注意避免不规律的习惯，一般动脉硬化是常见的诱发因素。其主要的病理变化是由于脂类的代谢异常，血脂升高，过多的血脂沉积于动脉管壁，所以应避免食用含胆固醇、动物脂肪丰富的食物，要尽量食用清淡、富有维生素的饮食，如蔬菜和水果。进食不宜过快，每顿饭不宜吃得过饱，可少食多餐，避免增加心脏负担，餐后要有一定的休息时间，饮食不宜过咸，注意保持低盐饮食，同时要注意限制过甜食物的摄入，并忌烟酒。

要设法满足病人的需要，为病人创建一个安静、舒适、整洁的休养环境。应鼓励患者多吃蜂蜜、杏仁等润肠通便的食物，还应该养成每天定时排便的良好习惯，以通利大便，只有大便通畅才会减少心脏的负担，减轻心绞痛发作的可能性。同时还要宣传病人自我保健意识，定时定量饮水，尤其是睡前饮水更为需要，这样可以降低血液的粘度，缓解心绞痛的发生。

气滞型

中　药　临床一般选用柴胡疏肝散加减进行治疗，可以疏通肝部的经脉，理气止痛。如果胸闷和心脏的疼痛比较明显，可以合用失笑散治疗。如果心烦，容易发怒，是气机不畅引起的化火的症状，可以用丹栀逍遥散治疗。如果便秘症状严重，可以改用当归芦荟丸治疗。

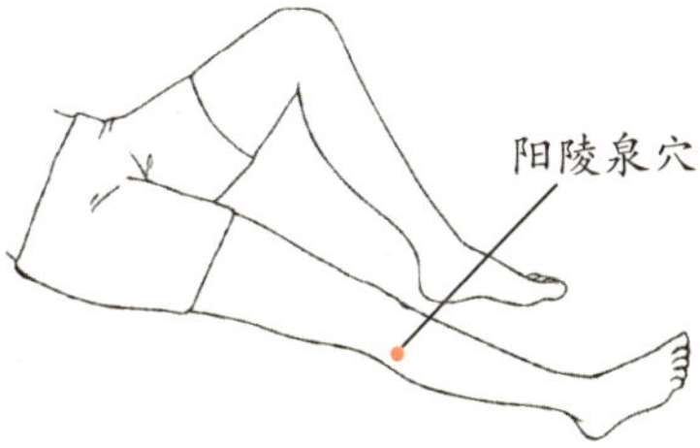

穴位按摩　可以选用阳陵泉穴和太冲穴。阳陵泉穴位于小腿部，膝盖外侧，膝盖骨斜下方，腓骨小头突出部位下方的凹陷处；太冲穴在沿着脚拇指与食指往上，在碰到骨骼突出部分前的凹陷处。按摩时可以用拇指指端在穴位上按压，力度由轻到重，逐渐加力，直到局部感觉酸胀感为止。

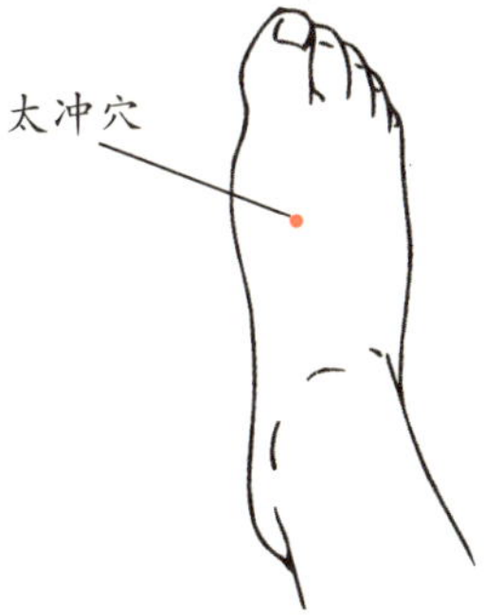

食　疗　可以选用具有理气效果的食物，如韭菜、荞麦、鸭肝、冬葵菜、黑豆、浮小麦等。还可以用食疗方三七猪心，来理气活血，缓解疼痛。配方选用三七粉4克，猪心200克，水发木耳2克，蛋清50克。将猪心切成薄片，用蛋清、精盐、胡椒粉、淀粉上浆。再把三七粉、绍酒、酱油、白糖、味精、生姜末加水兑成卤汁。炒勺内放油适量，烧至四五成热，把猪心片放油中滑开，倒入漏勺内，在原炒勺内放姜末少许，待炒出味后，把滑好的猪心片和木耳倒人，翻炒几下，再加卤汁炒匀煮沸，淋入香油即成。

气滞型 理气止心痛

气滞型的心绞痛主要是由于情绪因素，或者是引起了体内气机的运行异常，而且体液的疏泄也受到了阻碍，经脉中的气机运行不畅，心脏部位的经脉中积聚了过多的气，不能运行到其他部位，就形成了局部的气滞，气滞和心的脉络失和相互影响，形成了心绞痛。因此，调畅气机，疏通心脏的经脉是本型保健的关键。

首先要保持良好心态。患了心绞痛后，病人自身既不要过度紧张、忧虑、悲观，也不要满不在乎。因过度紧张、忧虑、悲观等不良情绪，会使心率增快，血压升高，增加心肌耗氧量、加重心肌缺氧、缺血的程度，不利疾病康复，对病情满不在乎会使病情延误或发展，造成不良的后果，两种情绪都会造成体内气机的失常。因此要注意避免。病人的亲属特别是妻子或丈夫，要配合医护人员做好心理疏导，以及衣食住行的护理。和睦、幸福的家庭是养病、防病的温床，温馨、纯洁的爱情对病人所产生的效果是不可低估的。

注意饮食和营养结构，饮食以清淡、易消化、低盐、低脂、低胆固醇为原则。多吃蔬菜、水果、豆制品，每周吃两次鱼，日常饮食尽量以豆油、玉米油、花生油、菜籽油、芝麻油等作烹调用油，限制食盐的摄入。少食多餐，切忌过饱，过饱会诱发心绞痛。

寒凝型

中　药 经常使用的方剂是薤白桂枝汤和当归四逆汤。如果阴寒过盛，病人怕冷的情况比较严重，可以用乌头赤石脂丸，如果疼痛比较剧烈，而且不由自主的出冷汗，就可以即刻在舌下含服苏合香丸或者麝香保心丸，以防止晕厥情况的发生。

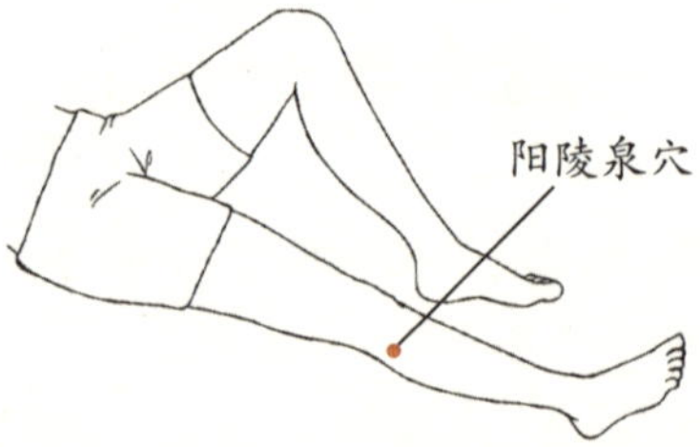

穴位按摩 可以选用阳陵泉穴和神门穴。阳陵泉穴位于小腿部，膝盖外

侧，膝盖骨斜下方，腓骨小头突出部位下方的凹陷处；神门穴位于手腕皱褶靠小指侧，转动手腕时会凹陷的部分，按压时能感到脉搏的存在。两个穴位都可以用点按法，或者是按揉法，在穴位局部用较轻手法进行摩动，使穴位处有热感沿穴位向身体内部传导。

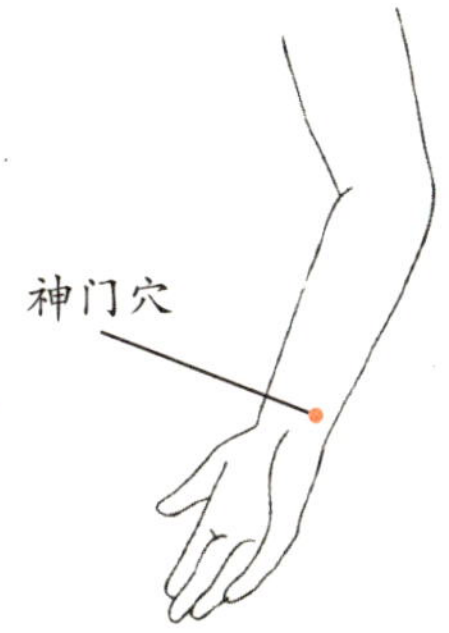

食 疗 可选择一些能够温暖身体，而且能促进血液循环的食物，如干姜、肉桂、大蒜、葱白等常用的食物，还可以自制姜桂薤白粥，干姜3克、薤白9克（鲜者均加倍）、葱白2茎，洗净，切碎，与粳米100克同煮为粥，撒入肉桂末0.5～1.0克，日服1～2次，可以取得满意的效果。

寒凝型 暖身止心痛

寒凝型的心绞痛主要是由于感受了外界的风寒邪气，或者体内的阳气不足，导致血液的运行被寒气所困阻，变得缓慢起来，以致于对心脏的血液供应明显不足，心脏部的经络瘀阻，导致了心绞痛的发生。因此，本型的保健关键是温暖身体，祛除寒冷邪气，提高血液对心脏的营养。

首先应该注意要控制好活动量，既不能做过于剧烈的运动，又不能完全卧床不运动，不要急于走路，赶公共汽车、急上楼梯、顶风骑车、搬重物等。因这些动作，使心率增快，血压升高，心肌缺氧而发生心绞痛。可以参加适当的体育活动，如散步、打太极拳、体操锻炼等，但应避免竞争激烈的比赛，即使也应以锻炼身体、增加乐趣，保持身心愉悦为目的。另外要保持大便通畅，不要用力排便。心绞痛病人要养成定时排便的习惯，保持大便通畅。大便时最好使用马桶或“坐便”，这样比蹲着省力，防止发生意外。另外，常吃香蕉、梨、苹果、柑桔或早晚喝一杯蜂蜜水等均有利于排便。

常测量血压、定期复查心电图、血脂、血粘度、血糖等，发现异常及时治疗。随身携带治疗心绞痛的常备药物，以防不测。如速效救心丸、复方丹参滴丸，硝酸甘油、消心痛、安定等。心绞痛发作时要立刻休息，发作频繁者应及时就医。

心肾阳虚型

中　药 临床常用参附汤和右归丸进行治疗，如果肾阳虚比较重，导致了浮肿、心慌心跳、喘促的发生，则可以用真武汤加黄芪、猪苓、车前子等配合治疗。如果阳虚出现了晕厥的发生，则可以用四逆加人参汤治疗。

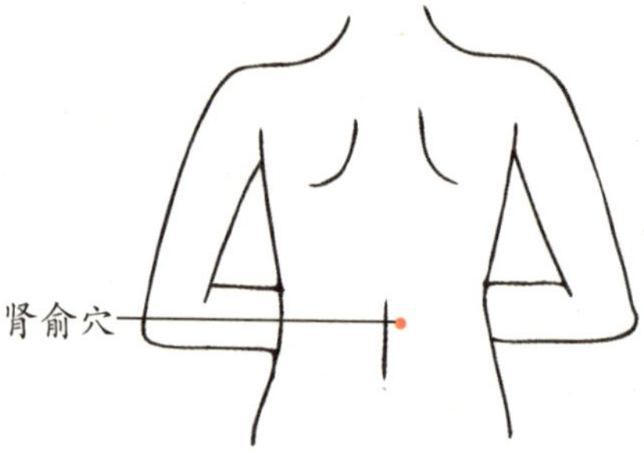

穴位按摩 可以选用肾俞穴和巨阙穴。肾俞穴位于后腰部，腰线高度的脊柱骨突出处下方，左右各二横指宽度处；巨阙穴在上腹部，前正中线上，当脐中上6寸。在做穴位按摩时两个穴位都可以用拇指或中指指端在穴位的局部进行按压，力量由轻到重，缓缓加力，直到穴位局部有较为强烈的酸胀感为止。

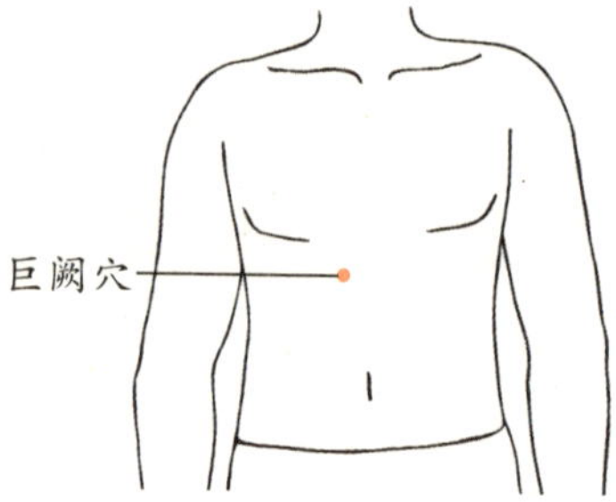

食　疗 应该选择一些可以同时补益心和肾两个脏腑的食物，最好是制成药粥，经常服用，可以有效的缓解症状。如韭菜粥，以白米50～100克，韭菜子20克(研末)先将白米煮粥，放入韭末稍煮，即可食用，早起早餐就可以服用，适用于阳气虚衰的病人。还有山药粥，用羊肉250～500克，山药50克，粳米100～150克。羊肉去脂膜，切细，煮成汤，放入山药、粳米煮粥。

心肾阳虚型　补阳益心肾

心肾阳虚型的心绞痛主要是由于年龄过大，或者长期从事过于疲劳的工作，或者是生活饮食习惯不佳，过度进行性活动，造成肾中精气的损伤，从而使肾阳不足，影响了整体身体各个脏腑的正常功能活动。心脏部的阳气也相对虚弱，肾阳不足与心阳不足互相影响，导致心脏的营养不足，形成了心绞痛。因此，补充心肾的阳气，加强心脏局部的营养是保健的关键。

首先要从饮食入手，注意饮食结构的调整，注意克服不良饮食习惯，避免“三高一低”，即高胆固醇、高脂肪、高糖、低纤维素的饮食，多吃一些含纤维素和维生素丰富的新鲜蔬菜和水果，每日蔬菜摄入量应在500克左右，并吃不少于100克的新鲜水果。同时要注意增加蛋白质的摄入，每日喝250～500毫升牛奶，适当吃些瘦肉、鱼、蛋和豆类及豆制品，以使饮食品种多样，荤素搭配合理，保持健康食谱。运动锻炼可提高心肌和运动肌的耐力和效率，促进血液循环，有利于改善对缺氧的耐受性。在稳定期可根据身体状况选择适宜的运动项目，如太极拳、老年体操、散步及慢跑等。运动锻炼每日1～2次，每次活动时间应控制在50分钟内，每周3～5次，长期坚持才会收到明显的益处。

气阴两虚型

中 药 一般采用能够补益心气和心阴的生脉散和人参养荣汤进行治疗，可以改善由于气和阴液不足引起的经脉避塞不通。如果疼痛的感觉是刺痛，说明已经出现了瘀血的停滞，需要再加上川芎、郁金等中药行气活血。如果痰多，可加茯苓、白术等，祛痰止痛。

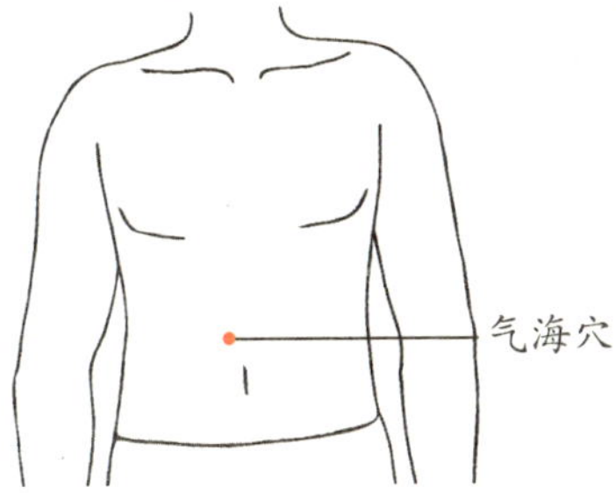

穴位按摩 取气海穴和太溪穴。气海穴在在下腹部正中线上，肚脐下方二横指宽度的位置；太溪穴位于足踝内侧，足内踝尖的最高点与跟腱连线中间的凹陷中。两个穴位一个是补气的要穴，一个是滋阴的要穴，因此在按摩时最好是用较轻的力量，使穴位局部有轻微的酸胀感即可。

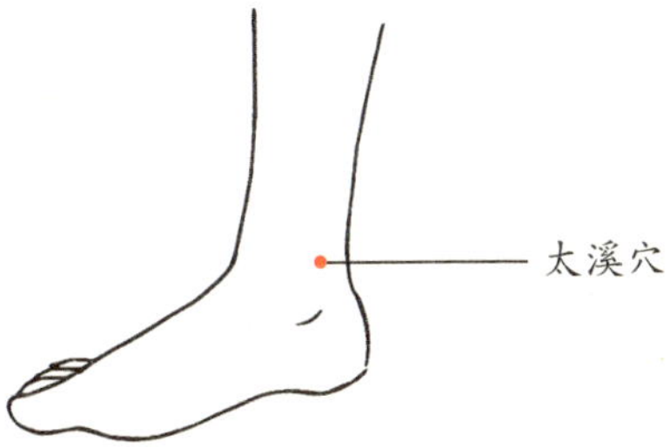

食 疗 主要是要宜多吃一些可以既补益气，又能补益阴液的食物，可以选用细粮、脱脂牛奶、豆浆、蛋清、瘦猪牛羊肉、鸡、鱼、兔肉、豆制品、蔬菜、水果、硬果类、茶，植物油等。此外，白木耳、黑木耳、何首乌、红枣、红糖等也可以经常食用补充气阴。

气阴两虚型 益气养血止心痛

气阴两虚型的心绞痛产生的原因，主要是人体的脏腑功能失调，或者是年老体衰，气血逐渐亏虚，或者是由于工作生活中过于劳累，使脏腑产生气血的功能减退，不能产生足够的气血营养身体，使心脏的气血供应不足，从而产生了心绞痛。因此，补益气和阴液是保健的关键。

在保健方面，应该注意减少身体的运动量，减轻心脏的负担，要避免过量的体力活动，如楼层过高长时间的上楼梯、走路过快等。因为这些活动都会增加心肌耗氧量，冠状动脉血流量不能随着心肌的需血量增加而增加，更加容易诱发心绞痛。要注意合理安排休息的时间，根据病情进行适当的活动。另外，大便干燥，排便用力也易引起心绞痛发作，应保持大便通畅，养成按时排便的习惯，多吃富含纤维素的食物，必要时给予润肠药，并准确记录大便的次数、性质及量，以配合医生了解掌握病人的病情。

如果发作频繁，而且疼痛较为剧烈者，应该严格的卧床休息。经过治疗后，症状有所缓解后，可以起床做适当的活动，以帮助体内的气血流畅，但活动量不能够过大，应量力而行，并遵循循序渐进，逐渐加大活动量的原则，以避免心绞痛的再度发作。

心律失常

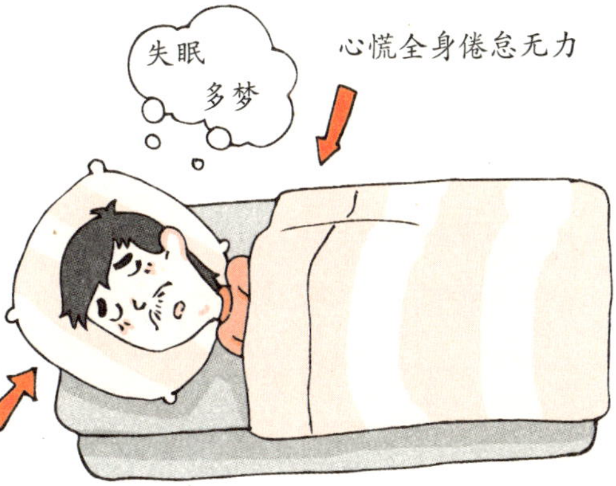

指心律起源部位、心脏跳动频率与节律以及激动传导等任何一项出现异常的疾病，以阵发性反复发作，或者持续性发作为特点。病人自觉心脏急剧地跳动，或缓慢地跳动，心慌不安，并伴有胸闷、气短、眩晕不宁，严重时则喘吸不能平卧等症状。中医关于本病的论述，根据其症状表现，相当于“心悸”、“怔忡”、“心动悸”等范畴。

西医学认为心律失常的发生部分是功能性的，如饱餐、情绪激动、劳累等，还有许多是由于其它疾病所致。可出现在各种器质性心脏病，其中以冠状动脉粥样硬化性心脏病、心肌病、心肌炎和风湿性心脏病炎多见，尤其在发生心力衰竭或心肌梗死时。发生在基本健康者或者自主神经功能失调患者中的心律失常也不少见。其他病因有电解质或内分泌失调、温度过低、胸腔或心脏的手术、一些对心脏有刺激性作用药物的作用和中枢神经系统疾病等。

中医学认为本病的病发位置在心，原因主要是由于心神没有得到足够的营养，或者受到了外界的刺激而不安宁，引起了心神动摇，悸动不安。本病的发病还与脾、肾、肺、肝四脏功能失调相关。常见的病因有饮食不节制，损伤了脾胃的功能；情志不舒畅，受到了不良情绪的刺激；感受了外邪或者是药物中毒等都会引发本病。

分型	特征	病因
多见腰酸腿痛的心律失常（肝肾阴虚型）	主要表现为心慌心跳，而且多伴发有头晕耳鸣，腰酸痛，膝盖发软。同时还会有失眠的症状，手心足心也经常性的感觉发热，情绪十分急躁，容易发怒，严重时会出现遗精，睡醒时发现出汗的症状；舌头发红，嘴里发干	主要是由于体质虚弱，可能是由于先天的遗传不足，是虚弱的体质，或者年老体虚，或者是大病久病，上述各种原因都可以导致脏腑的亏虚，气血阴阳不足，血虚时间一长，就会形成肝肾阴亏的情况，心阴也随着损耗，使心脏的滋养不足，从而形成了心律失常
多见胸闷满胀的心律失常（痰浊阻滞型）	主要的症状就是时常感觉到心慌心跳，不能自我控制，心脏和胸腔同时感到满闷，胀痛，多数情况下，会有痰多的症状，同时伴发有食欲不振，腹部胀满，或者伴有恶心，想要呕吐的情况	本型的主要原因是脾胃功能的失常，外界的风、寒、湿等邪气可以直接损伤脾胃的功能，或者是经常思虑过度，疲劳伤及心脾，不仅暗暗地消耗体内的阴血，又能影响脾胃功能，导致身体生化营养和能量的源泉不足，形成气血两虚的体质，心脏不能很好的得到营养，而发生心律失常
多见心脏刺痛的心律失常（心血瘀阻型）	主要表现为不自主的心慌心跳，每次病情发作时都会伴有心脏区域的疼痛，并会不定时的发作，疼痛的性质是像针刺一样的疼痛，胸部满闷，呼吸深度不够，面色晦黯，没有光泽，舌头呈黯红色或舌面上有瘀点、瘀斑	本型的病因主要是由于外界的邪气，或者是体内控制血液循环的脏腑功能失常。如果体内的阳气虚衰，无力鼓动血液在经脉中运行，血液在心脏的局形成了瘀滞；或者是长期情绪抑郁，肝气郁结，就会导致气机的阻滞，也会形成血瘀，心神不能很好的得到营养，引发了心律失常
多见尿少浮肿的心律失常（水饮凌心型）	主要表现为心慌心跳，而且伴发有眩晕，咳嗽气喘，如果活动就会使症状加剧，多数情况下会有小便量少，面部或者下肢部有浮肿的症状；胸部和腹部胀满不舒服，有时会有全身感觉不温暖，四肢发凉，口渴却不想喝水，恶心，呕吐痰涎	本型的主要原因是外邪或者人体自身的脏腑功能失常，使水液代谢出现障碍。有时会因为饮食不当，平时喜欢吃含脂肪高，或者是煎炸烧烤类的食物，损伤了脾的功能，或者是肾气不足，都可能会使水液的输布失常，水湿之邪向上扰动心神，导致了心律失常

肝肾阴虚型

中　药 可以选用能够补充体内的阴液（特别是心的阴液）安定心功能的一贯煎配合酸枣仁汤来治疗。同时还可以选用黄连阿胶汤也可十分有效，如果伴有遗精、腰部发酸的症状，可以适当地加龟板、熟地、知母和黄柏。

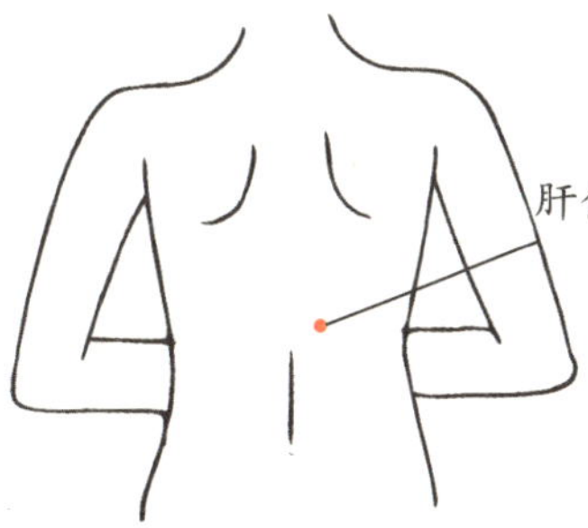

穴位按摩 可以用肝俞穴和肾俞穴进行治疗。肝俞穴是从肩胛骨下端的背骨高度起，往下找两节背脊骨后，各在其左右外侧二指宽处；肾俞穴位于后腰部，腰线高度的脊柱骨突出处下方，左右各二横指宽度处。在背部的穴位，既可以用点按法，力量由轻到重，缓缓用力，直到穴位局部有酸胀感为度，也可以用擦法，用手掌沿后背来回擦摩，直到局部有温热感为度。

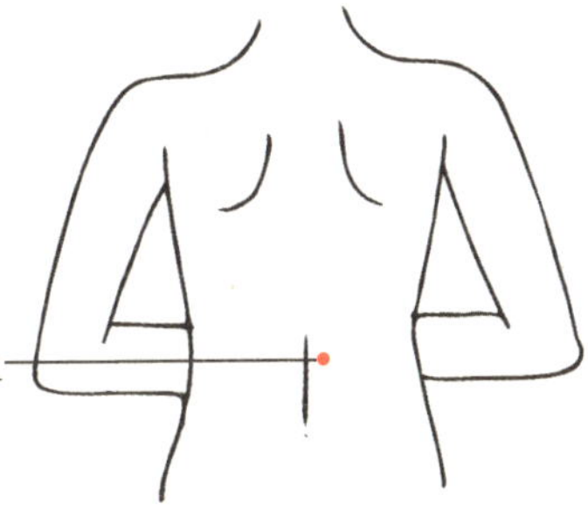

食　疗 可以多吃一些补益肝肾，强壮肾功能的食物，如苁蓉羊肉粥。准备肉苁蓉10克，精羊肉60克，粳米60克，葱白2根，生姜3片，分别把羊肉、肉苁蓉洗净，切细。先煎肉苁蓉取汁，去渣，再用肉苁蓉汁与羊肉、粳米一同煎煮，粥成时调味即可，最好在空腹时服食。或者杜仲猪腰，取杜仲12克，猪腰1只，葱白3根。先把杜仲加水煎成汤汁备用，猪腰去筋膜，切片，加入葱白和适量水，一起煨制，待猪腰熟时，兑入杜仲汁，加食盐调味。

肝肾阴虚型 滋补肝肾治心悸

本型心悸主要是由于年老体衰，或者是其他原因造成了人体的正气消耗太过，损伤了肝肾的功能，从而使身体的其他各个脏器的正常营养供应也出现了不足的情况，反应在心脏局部就会产生心律失常。因此，本型的保健关键是补益肝肾的营养，恢复心脏的血液营养供应。

首先要保持一个正确对待疾病的态度，要做到心胸开阔，树立战胜疾病的信心，不要因为患了心律失常而忧心忡忡。尽管心律失常是一种病态，但除了严重的心律失常，一般心律失常的患者能够同健康人一样地生活、学习和工作。早发现，早治疗，心律失常并非不能控制。积极治疗原发疾病，按时服药，合理安排休息与活动，心律失常患者宜适当地做些锻炼，如养鱼、种花、散步、练太极拳、保健操、练气功等。只有严重心律失常，心功能极差的病人才应长期休息。随季节、气候变化调节生活起居，在气候变化大、季节交替的时候要采取措施，预防感冒，以免加重病情。

另外长期失眠，考虑脑神经衰弱，植物神经调节紊乱，建议口服谷维素片，维生素B_1片，安神补脑液进行调理。另外养成良好的休息习惯，避免劳累，缓解自己的压力，保持愉快的心情。

❗痰浊阻滞型

中　药　一般运用温胆汤或者导痰汤进行治疗，能够清除心内的虚火，促进体内痰浊的代谢，可以改善多梦失眠的症状。如果胸闷比较严重，腹部胀满，大便排泄不畅，可以选择使用半夏秫米汤来治疗。如果饮食消化不佳，食欲减退，可以再加一些神曲、焦山楂等，帮助消化食物。

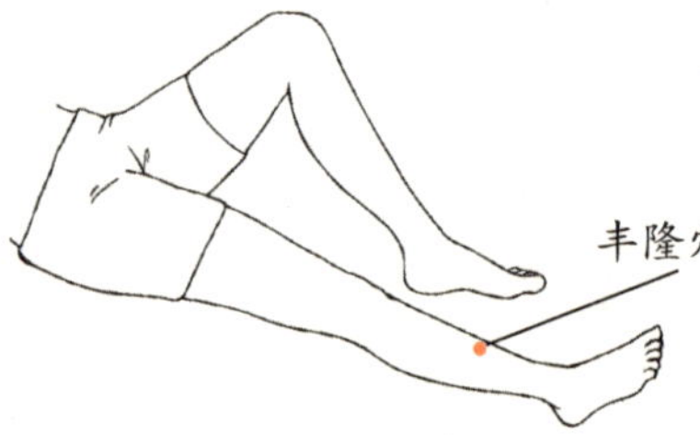

穴位按摩　可以选用丰隆穴和阴陵泉穴。丰隆穴位于膝盖外侧下方突出的骨头与外脚踝最高点连线中点处；阴陵泉穴位于两腿胫骨内侧髁后下方凹陷处。按摩时可以用右手的拇指按揉左腿的穴位，再用左手的拇指按揉右腿的穴位，至局部有强烈的酸胀感为度，力度宜重，要求要有渗透力。

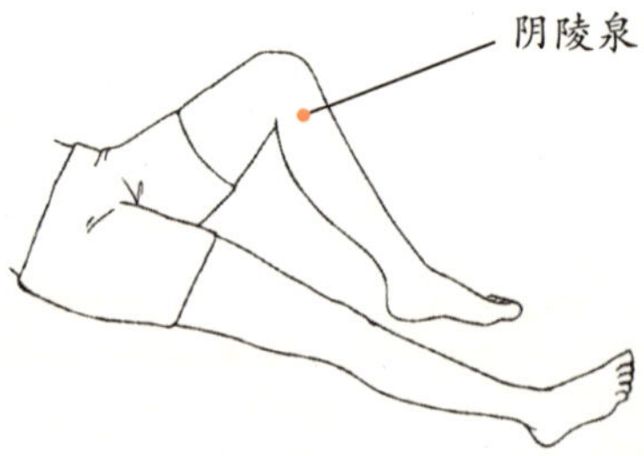

食　疗　要注意摄入一些可以祛除痰湿，并且富有营养的食物，可以煮点大米、小米、小麦、荞麦、薏米粥；还可以吃芹菜、菜花、白木耳、胡萝卜、蘑菇、冬瓜、藕、西红柿、萝卜等蔬菜以

及梨、桔子、香蕉、猕猴桃、苹果等水果。

痰浊阻滞型 导痰除郁调心律

本型的心律失常主要是脾胃的消化功能失常，体内水液代谢受限，体液中较为粘稠的液体不能很好的排泄，形成了痰这种病理产物时间一长就会使局部的温度提高，聚集在心脏部位，扰乱了心脏的正常功能，影响了心脏的植物神经，导致了心律不齐的发生。因此，消除痰热的病理产物，安定心神是本型保健的关键。

首先要从饮食入手，来调节脾胃的功能，要尽量食用清淡、富有维生素的饮食，如蔬菜和水果。进食不宜过快，每顿饭不宜吃得过饱，可少食多餐，避免增加心脏负担。餐后要有一定的休息时间，饮食不宜过咸，注意保持低盐饮食，同时要注意限制过甜食物的摄入，并忌烟酒。

同时可配合音乐疗法，速度舒缓的音乐能够对紧张的情绪起到放松的作用，而且等音乐停止后，听音乐的人的心跳节奏和血液循环系统会得到进一步的调整。音乐可以比较容易地使人的呼吸速度变慢。当人的呼吸速度变慢时，人的血压通常也会下降。因此听适当的音乐有助于调节心律，从而协助治疗心律失常。对快速型心律失常患者应选用情调悠扬、节奏徐缓、旋律清逸高雅、风格娟秀的古典乐曲及轻音乐为好。对于缓慢型心律失常患者则应选用情调欢悦、节奏明快、旋律流畅、音色优美的乐曲或歌曲等。

❶心血瘀阻型

中　药 一般都选用桃仁红花煎配合桂枝甘草龙骨牡蛎汤，用来达到活血化瘀，疏通心局部的瘀血。如果胸部疼痛的比较剧烈，那么就加一些乳香、没药、蒲黄、三七粉等等。如果身体疲乏无力，可加再加党参、黄芪、黄精等，用来补气行血，疏通经络。

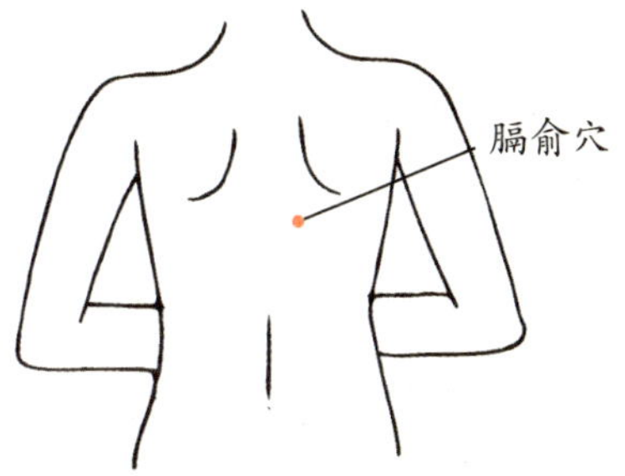

穴位按摩 选用膈俞穴和神门穴。膈俞穴在肩胛骨下端突出脊骨的高度，左右各往外侧二指宽度处；神门穴位于

手腕皱褶靠小指侧，转动手腕时会凹陷的部分，按压时能感到脉搏的存在。按摩时要注意保证力度，用较有力的点法和压法，在穴位的局位进行操作，并且要保持点按穴位后，产生较为强烈的酸胀感，还可以用指端压住穴位处，并持续一会儿，使酸胀感持续一段时间。

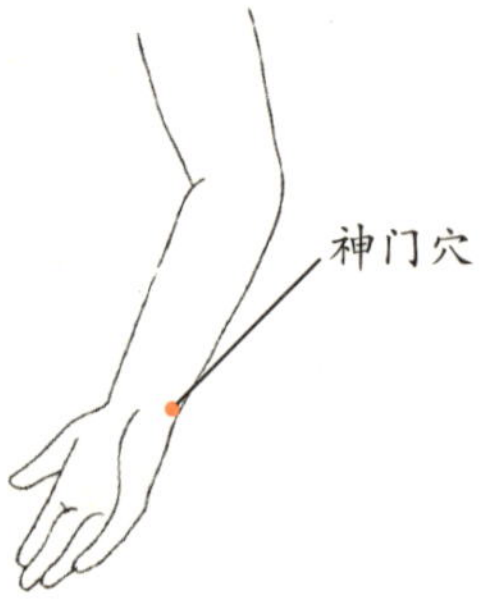

食 疗 可以选择一些具有活血化瘀功效的食物，以促进局部瘀血的疏通，有山楂、慈菇、油菜藕节、红糖、黄酒、猪蹄等，尤其是猪蹄，平时看来比较便宜的猪蹄似乎没有多大的效用，但其实猪蹄的营养价值很高，并且活血化瘀的作用很好。

心血瘀阻型 活血宁心治心悸

本型主要是由于身体的正气虚弱，或者外伤引起了体内的血液循环速度的减慢，或者在局部出现了阻塞，都可以形成瘀血的情况，瘀血的病理产物在心脏部就会扰乱心神，从而引起心律失常。因此，本型的保健关键是补益人体的正气，促进血液循环的通畅。

首先要经常保持心情愉快，精神乐观，情绪稳定，因为情绪的变化会引起气机运行的不畅，间接的造成水液循环的障碍。养成良好的生活起居习惯，做到饮食有节，注意进食营养丰富而易消化吸收的食物，平素饮食不要过饱、过饥、尽量不要吸烟饮酒，而且浓度较高的茶也应避免，宜低脂，低盐饮食。注意寒暑变化，避免外邪侵袭而诱发或加重病情。注意劳逸结合，症状较轻的患者，可从事适当体力活动，以不觉疲劳，不加重症状为度，应避免剧烈活动及强体力劳动。症状较重的病人，平时即感心悸，气短等症状，应嘱卧床休息，待症状消失后，也应循序渐进地增加活动量。本型心律失常病情持续的时间较长，不易于康复，获得疗效后亦应注意巩固治疗。可服人参等补气药，改善心气虚症状，增强抗病能力。积极治疗原发疾病，对预防本病的发作具有重要意义，还应及早发现病情恶化的先兆症状，配合心电图监护，积极准备并做好急救的治疗。

❶水饮凌心型

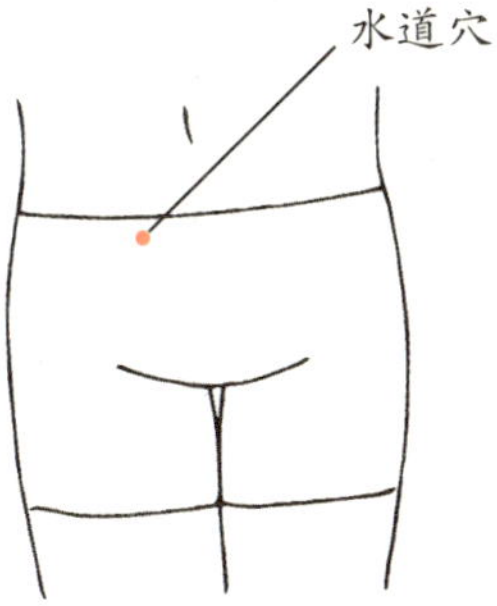

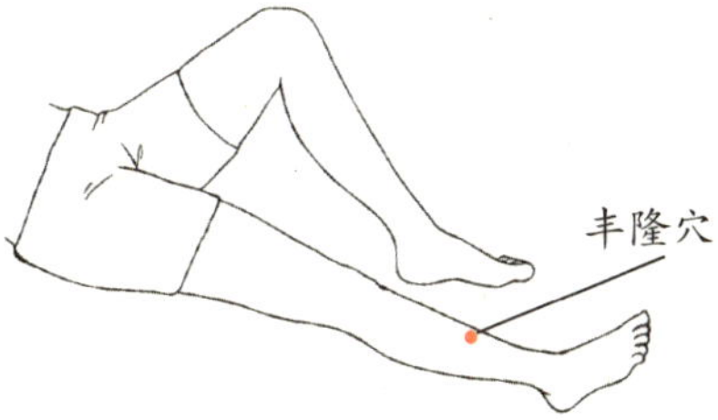

中　药 主要使用苓桂术甘汤 治疗，可以补益脾和肾的阳气，排出多余的水饮，恢复心脏的功能。如果出现了恶心呕吐的症状，可以加半夏、陈皮、生姜等，如果肺气受损，出现咳嗽的症状，则可以加杏仁、前胡、桔梗等。如果出现了浮肿，是心功能不全的表现，就应该改用真武汤进行治疗。

穴位按摩 可以选用水道穴和丰隆穴。水道穴位于下腹部，当其中4寸，距前正中线2寸；下丰隆穴位于膝盖外侧下方突出的骨头与外脚踝最高点连线中点处。丰隆穴可以用点按法，由轻到重用力，直到穴位局部有较强烈的酸胀感觉。按摩时可以以中指罗纹面着力于水道穴，持续振动约1～2分钟，以产生温热感和舒松感为佳，丰隆穴处可以用拇指进行按揉，以罗纹面揉动，到局部有温热感。

食　疗 应多食用一些能够促进体内新陈代谢食物，有助于体内过多的水湿邪气排出。如茯苓赤小豆薏米粥，取白茯苓粉20克，赤小豆50克，薏米100克，白糖适量。把赤小豆、薏米共煮粥，至粥成后，加茯苓粉稍煮片刻，加白糖调味。每天可以吃数次，随意食之。

水饮凌心型　除饮利湿调心律

本型的心律失常主要是由于身体的肺、脾、肾等脏腑失常，影响了整个身体内的水液代谢功能，造成了体内的水液代谢不能正常的输布和排泄，形成了水饮这种病理产物。这种病理产物的属性是阴寒的，肾阳不足或者是脾阳不足，就不能将水化为气，沿着经脉向上侵袭到了心脏的部位，扰乱了心神，形成了心律失常。因此，增强脾肾的功能，促进体内水饮邪气的代谢，是本型保健的关键。

首先要从恢复脾胃的功能入手，注意清淡的饮食，建立良好的起居习惯，病人的居室内要保持整洁安静，避免一切不良刺激，特别要注意突然而来的噪音，室内空气清新常通风换气，室温要适宜，避免外邪的侵袭，预防感冒。心悸的病人多数都会引起情绪的变化，因此在调理的同时，应该注重情绪的调节，避免情志刺激，以免诱发心律失常，避免思考问题过度，这样才会保护脾胃的功能。可以适当地进行活动，避免过度的劳累，一般心悸可根据病情适当活动，这样有利于脏腑气血的功能调节，脾胃消化功能也可以因为体育锻炼而得到增强，气血流畅。如果病人心悸的症状较重，正气相当虚弱，这时就当卧床休息，以免劳则耗伤心气，加重病情，心悸发作时应立即卧床休息。当心悸发作时，要有人守护在病人的身旁，使其感到有安全感，帮助逐渐地稳定情绪，同时要设法用语言与病人交流，解除其紧张的心情。

第二章

内分泌代谢疾病

调节生理的「专家」失职

糖尿病

糖尿病是由于胰岛素缺乏或相对不足及靶细胞对胰岛素敏感性降低引起的疾病，随着社会经济的不断发展，人民生活水平逐渐提高，其发病率也逐渐提高，严重影响了人们的生活质量。糖尿病一般分为原发性和继发性两种。原发性常见的病因主要有先天的遗传因素、肥胖和病毒感染等。本病属于中医的“消渴”的范畴。

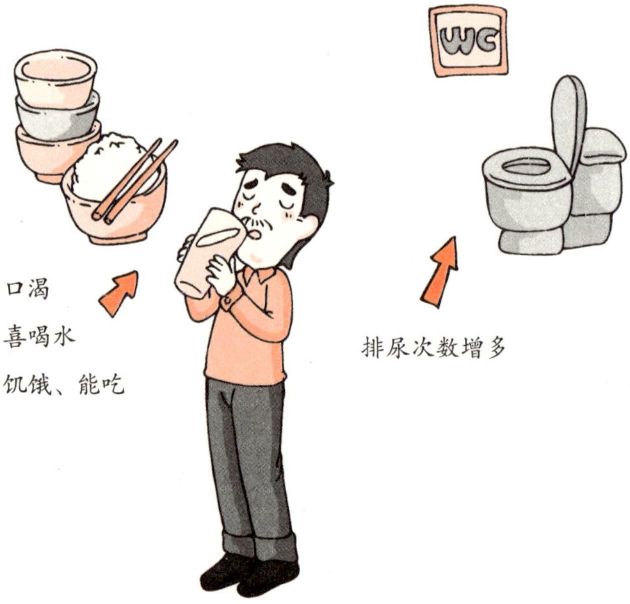

本病的发生主要是由于病人多数先天就是阴虚体热的体质，或者是平时饮食不节制，情绪不佳，经常过度的工作，造成了体内的阴液大量丢失，而表现出了干燥烦热的症状，常表现出“三多一少”的典型症状，就是喝水多、进食多、排尿多和体重减少。也有的病人某一个症状明显，其他的不很明显，但只要是血糖超出了正常范围值就要注意控制。

本病的最大危害是可以引起多系统的损害，糖尿病是一种多脏腑病变的病证，病程长，病情复杂多变。在病程过程中，由于血糖、脂肪、蛋白质等发生代谢紊乱，从而发生一系列并发症，如心脏疾病、肾脏疾病、脑血管疾病、眼部疾病和周围神经疾病等。会严重影响病人的生活质量，患病过程中的康复和治疗受很多因素的影响，这就需要针对不同情况，科学的、有的放矢的进行调护。主要包括合理的饮食调控，适量的运动，适体的着装，心理调解等。

分 型	特 征	病 因
口渴严重的糖尿病（上消）	心烦，总是感觉到口渴，而且喜欢多喝水，远远超过正常的饮水量，常常会感觉口干舌燥，小便的次数明显增多，而且排便量还很少，舌头尖和边缘都发红	主要是由于先天体质不足，或者是平时工作和运动消耗过大，使体内的阴液受到了损伤，形成了阴虚的体质，尤其是肺部的津液损伤的最多，形成了以肺部虚热为主要的糖尿病症候群
吃得多却还是饿的糖尿病（中消）	病人多数食量很大，每餐吃的食物虽然很多，可是却很容易再次感觉饥饿，但是体型却还很消瘦，经常有不自主的发热的症状，大便干燥排出不畅，或者连续几天都不排大便	主要是由于先天体质不足，或者是平时工作和运动消耗过大，或者是其他脏腑的病变，使体内的阴液受到了损伤，形成了阴虚的体质，尤其是胃部的津液损伤的最多，形成了以胃部虚热为主要的糖尿病症候群
多尿的糖尿病（下消）	排尿次数明显增多，而且每次的排尿量都较平时多，尿的颜色像石膏浆或者是油脂一样的混浊，或者尿有甜味，同时还多数伴有口干舌燥，舌头发红的特点	主要是由于先天体质不足，或者是平时工作和运动消耗过大，或者是其他脏腑的病变，使体内的阴液受到了损伤，形成了阴虚的体质，尤其是肾的阴液损伤的最多，形成了以肾阴虚热或者是肾阴阳两虚为主要的糖尿病症候群

上 消

中 药 取用可以清热泻火，增加身体上部津液的方剂消渴方。如果口渴很严重，小便的量很多，脉搏较弱的症状，可以选用玉泉丸或者是二冬汤。两个方剂中，都有补气，清除体内热邪的中药，针对病因应用最有效的方剂。

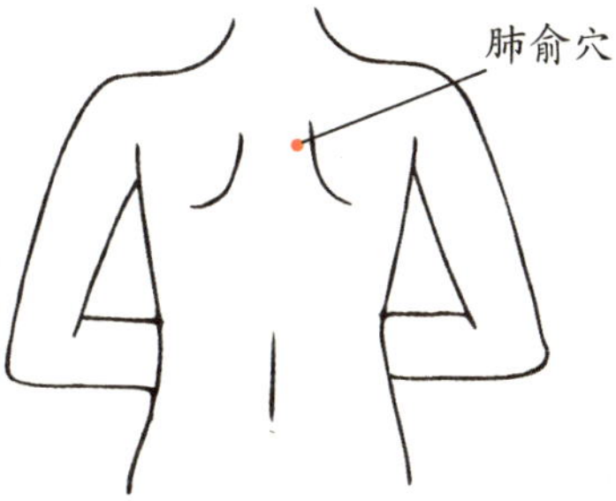

穴位按摩 可以选用肺俞穴和膻中穴。肺俞穴在后背部，平肩胛骨内缘相

平的脊椎骨左右各二横指处；膻中穴在胸骨柄上，左右乳头连线与人体前正中线相交的点上。两个穴位都可以用点按法，或者是按揉法，在穴位局部用较轻手法进行摩动，使穴位处有热感沿穴位向身体内部传导。

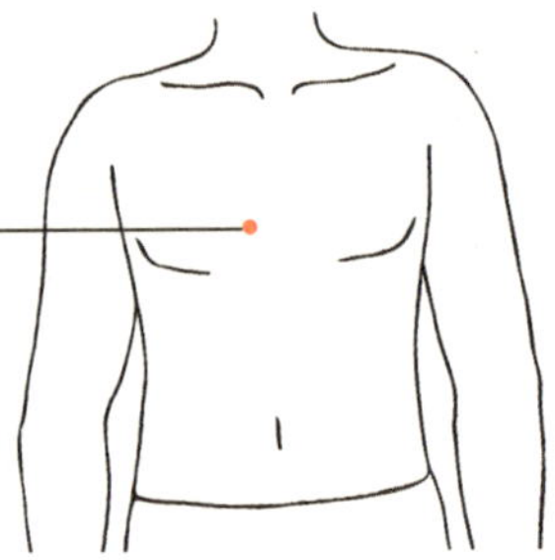

食 疗 可以选用滋润肺阴，清除肺热的一些食物，如山药、白萝卜、百合、绿豆、荸荠等都是不错的润肺食物，还有就是通过吃水果、蔬菜来改善阴虚的状态。如西红柿、草莓、胡萝卜、橘、橙、杨桃、梨等等。

上 消 润肺添阴液

西医认为血糖高出正常，是糖尿病根本原因，而表现出口渴、食量增大、尿量增多，和身体消瘦，而口渴是上消的特征性症状，主要表现为肺部的津液不足，而发生口渴是肺部津液不足，使肺的功能失常，向上运输津液的数量明显减少而导致的。因此，本型保健的关键就是控制血糖，缓解肺部津液缺乏的情况，以改善症状。

糖尿病的保健主要是从生活习惯和饮食习惯入手，这是比药物治疗更为关键的。由于年龄、病情和并发症的不同，糖尿病的症状和病变也各有不同，因此，要抓住个性特点，有矢放矢，可起到事半功倍的效果。应针对个体，抓住每个病人生活环境的特点，因人而异，针对每个病人在饮食习惯上的主要问题，制订切实可行的饮食、运动计划，加强督促指导。一般的应该清淡饮食，适当地控制食量，多吃具有清热养阴生津的蔬菜，如苦瓜、菠菜、番茄、萝卜、鳝鱼等，忌食辛辣食物及烟酒。还可以平时用芦根、天冬、麦冬等中药，泡水代替茶在平时饮用，可以用以缓解口渴的症状，还要注意保持大便通畅，必要时用通便的药物，如大黄等帮助排便，还要配合适当的运动，如太极拳，慢跑，气功等等。

中 消

中 药 可以使用玉女煎来治疗中消的糖尿病症候。本方可以清除胃部的热邪，滋补阴液，解除吃得很多，却容易饥饿的症状。如果大便秘结不通，可以用增液承气汤，等到大便通畅之后，还可以选用白虎加人参汤治疗。

穴位按摩 可以选用脾俞穴和上巨虚穴。脾俞穴位于沿腰线及肩胛骨下端两者中间高度的背骨，往上方找一节背骨后，左右各往外侧二指宽处；上巨虚穴位于胫骨的外侧筋肉的起端，膝盖往下两手掌宽度，胫骨前缘外侧一中指按压时的凹陷处。两个穴位都可以用点按法，或者是按揉法，在穴位局部用较轻手法进行摩动，使穴位处有热感沿穴位向身体内部传导。

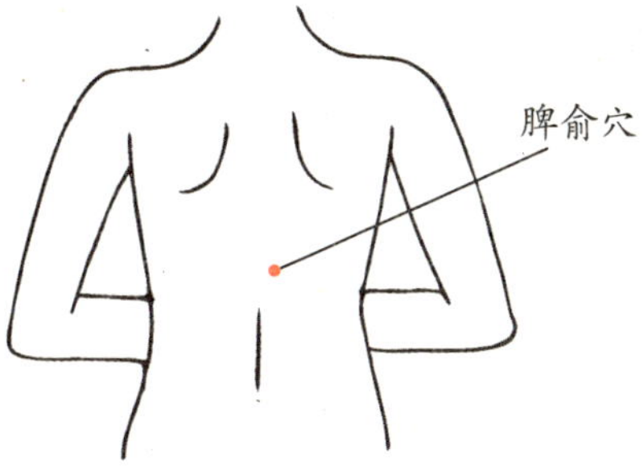

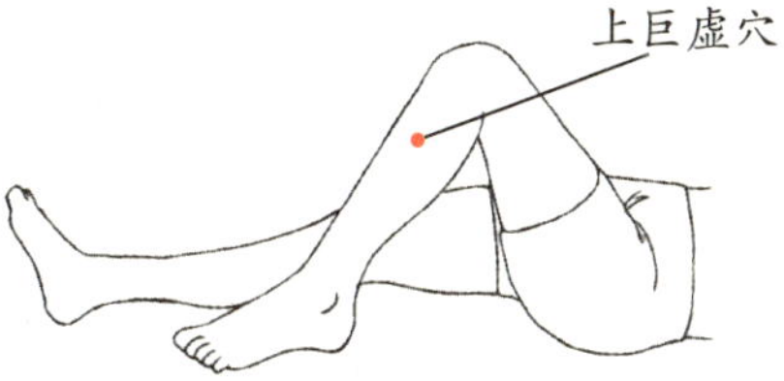

食　疗 可以选择滋补胃阴的食物，如南瓜、苦瓜、西瓜皮、冬瓜、冬瓜皮、山药、黄豆、芹菜、空心菜、菠菜、豇豆、洋葱、豆腐、金针菜、黑木耳、青菜、西红柿、蚕蛹、海参、黄鳝、田螺、草莓、米醋、牛奶、茶叶、燕麦、莴苣、黄瓜、蚌肉、苡仁、豌豆、鸭肉、茭白、大白菜、竹笋、茼蒿、胡萝卜、豆腐、植物油等。

中　消 健脾补胃阴

中消型的糖尿病的主要表现是饮食量明显比平时增多，但是病人却反而逐渐变得消瘦，这主要是由于脾胃的消化功能出现了异常，胃部的阴液不足，不能滋养脏腑，使胃部出现了虚火的情况，造成了经常会有饥饿感，食量明显增大，脾阴不足，则消化吸引的功能减退，也就造成了消瘦。因此控制好饮食的数量，增加体质，滋补胃部的阴液，是保健的关键。

糖尿病为慢性终身疾病，一旦确诊则需要终身注意饮食调理和定期复查，必要的时候要采用药物治疗，同时由于疾病给病人在工作生活带来的诸多不便。不可根治性和各种严重的并发症的痛苦，往往使患者产生情绪低落、抑郁、恐惧等不良情绪。因此，在糖尿病的发生、发展及复发中，情绪因素所起的重要作用也是非常重要的因素。

糖尿病患者饮食调节具有基础治疗的重要作用，比药物治疗更为关键，中医特别强调饮食应清淡，营养平衡，少食油腻，还应戒除烟、酒、浓茶、咖啡等。以吃含糖量少而多纤维的食物为宜，同时要控制食量，不能因吃得过多，而导致血糖的进一步升高。主食应控制在6~8两/日，饥饿时可给黄豆、花生米嚼食，或给新鲜叶类蔬菜充饥。同时还要定期监测血糖、血脂、血压、血粘度及体重，严密关注症状的发展情况。

下　消

中　药 主要采用能够补充肾的阴液的六味地黄丸，如果阴虚的症状比较严重，虚火亢盛，出现手脚心发热，失眠的症状，则可以增加知母、黄柏等泻火邪的中药。如果尿量增多，则可以加益智仁、桑螵蛸等中药。

穴位按摩 选用肾俞穴和太溪穴。肾俞穴位于后腰部，腰线高度的脊柱骨突出处下方，左右各二横指宽度处；太溪穴位于足踝内侧，足内踝尖的最高点与跟腱连线中间的凹陷中。在按摩时可以用掌根在穴位的局部做环转样的揉动，带动皮下的肌肉，使穴位有强烈的温热感。

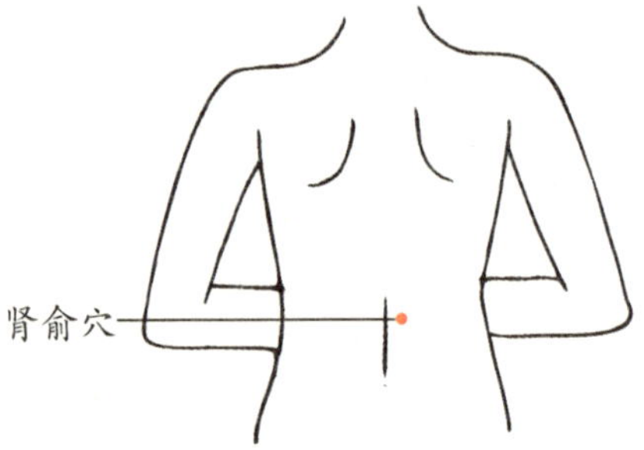

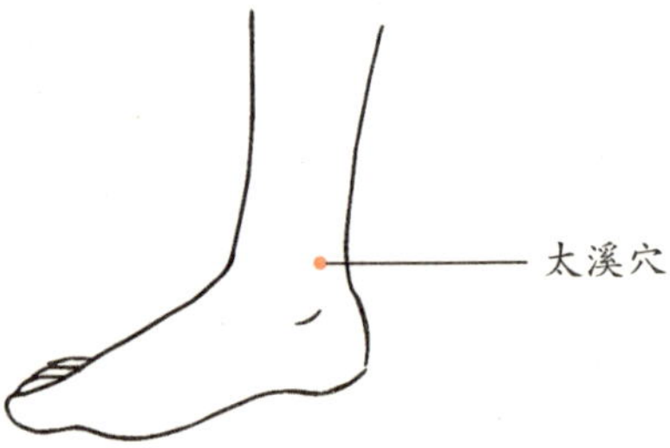

食　疗 可以选择能够补充肾的阴液，降低体内虚热状态的食物，主食可以选大米、小米、豆制品等。蔬菜以叶菜和果菜为宜，如青菜、芹菜、茄子、苦瓜等，另外辅助适量的瘦肉、鱼、蛋类等食品。

下　消　滋肾补元阴

下消型的糖尿病的主要表现是排尿量明显比平时增多，病人逐渐在变得消瘦，这主要是由于肾的阴液滋养功能出现了异常，肾本身的阴液也相对不足，不能滋养全身脏腑，使整个身体呈现出了虚火亢盛的状态，造成了每天下午定时出现全身燥热，排尿量明显增多，肾阴不足，则影响了脾胃的消化功能，也就间接造成了消瘦，因此调理好饮食结构，增加体质，滋补肾阴，是保健的关键。

饮食调控应在保证机体合理需要的前提下，有效的控制饮食其目的在于减轻胰岛细胞的负担，避免过度饮食食而导致营养及水、电解质失衡，饮食应以控制总热量为原则，实行低糖，低脂，适量蛋白质，高维生素，高纤维素。同时应定时定量，少食多餐，防止血糖波动过大，这样有利于缓解葡萄糖的吸收，增加胰岛素的释放。生长发育期、孕妇、哺乳期妇女、营养不良及消耗性疾病的病人应酌情增加，若血糖、尿糖控制不佳时则可加用胰岛素治疗，但要避免低血糖，应作必要的调整，可在两餐中或睡前加餐，但应包括在总热量中。在治疗过程中，常规检查病人血糖和尿糖。

根据体力情况要进行适当锻炼，但应避免过于疲劳，同时要注意观察患者视力、皮肤及全身情况，有白内障、眩晕等症状时，应及时治疗。若见头痛头晕，而且头痛像要裂开一样时，应密切关注以避免出现中风。

高脂血症

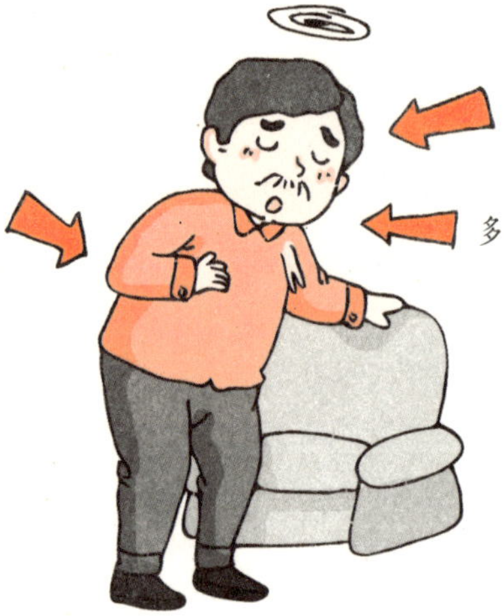

高脂血症是血液中脂类物质代谢异常，脂质指的是人体内的中性脂肪（甘油三酯和胆固醇）和类脂（磷脂、糖脂、固醇、类固醇）。血脂异常主要是指血清总胆固醇和血清甘油三酯的含量水平过高、血清高密度脂蛋白胆固醇含量过低。高脂血症或高脂蛋白血症的确切术语应该为血脂代谢异常，但习惯上还是称为高脂血症。

原发性高脂血症是指原因不明的高脂血症，目前认为它与环境及遗传两大因素有关，大多数情况不是两者相互作用的结果。轻等及中等血脂异常多是由于环境因素所致，最常见的原因是高饱和脂肪及高胆固醇的饮食；明显的血脂异常多数是遗传因素所致。

中医学中虽然没有高脂血症的病名，但在历代医籍的论述中有一些类似本病的记载，现代的医生经过临床的实践，认为应该将其归属于传统中医学的痰证、瘀证、湿阻、胸痹、眩晕等范畴。中医学有“肥人多痰”、“肥人多脂”的理论，说明痰与脂有内在联系，认为产生本病的原因是由于身体中产生了膏脂的病理产物。膏脂属于体内过剩的痰邪，在脾的作用下，通过三焦的通路，渗入了血中，形成了相当于血脂的膏脂，而发生了本病。而膏脂的产生通常与饮食不均衡，脾胃功能的失调，情志不舒畅，肝胆功能失常，年老体衰，肾中精气亏虚等因素有直接的关系。

分型	特征	病因
伴发有胸闷疲倦的高脂血症（湿热内蕴型）	主要表现是感觉头部发沉，经常性的全身疲倦，心胸烦闷，头晕，还伴发有视力模糊，腹胀，食欲减退，还有口干口苦的情况，还有时会出现大便稀，而且味道臭秽难闻，小便发黄混浊，肌肤、眼睑的部位常有皮肤的改变	引起本病的原因主要是外邪或者内伤，使人体的脾胃功能失常，如饮食无度，或酗酒过量，损伤了脾胃；或者脾胃气虚，使运化的功能低于正常水平，食物的精华部分不能正常的吸收，时间一长就会形成湿热的体质，过多的膏脂进入人体，输布转化不及时，从而滞留在血中，形成了高脂血症的各种症状
伴发有体胖便秘的高脂血症（胃热腑实型）	本型的主要临床表现是身体肥胖壮硕，肌肉比较丰厚；大便秘结不通，不能保证正常的排泄，严重时数日才能排便一次，而且便质坚硬，缺少津液，排出艰难；食欲非常旺盛，很容易感觉到饥饿	本型的主要原因是先天就是阴虚的体质，阳气相对亢盛，这样就会加剧脾胃部津液的消耗，或者是由于不能很好地控制自己的饮食，使脾胃的负担过重，功能失调，产生了胃火，耗伤胃部津液，导致了高脂血症的发生
伴发有健忘耳鸣的高脂血症（肾精亏虚型）	主要表现为眩晕和头痛，会伴发有失眠，记忆力减退等症状，脱发，牙齿松动，严重时会有耳鸣耳聋的情况，行动时动作迟缓，或者活动的动作笨拙，精神痴呆钝或有四肢部位的浮肿	肾是人体先天的根本，是人体精微物质生成的之处，脑是人体髓的聚集之处，脑有赖于肾精充养。如果先天不足，身体素质差，并且不注意调整生活习惯，就容易造成肾精不足；或者是由于年老肾虚；或者是由于长期患病，损伤肾精，不仅可以直接导致精微物质不足而发生血脂的变化

❗湿热内蕴型

中　药　一般都是选择可以清利体内湿热，促进体内气运行的方剂，如茵陈蒿汤加减。方剂中的虎杖、泽泻、荷叶等中药可以清除湿热，如果有食物不消化的情况，可以增加藿香、山楂等药物配合治疗，这个方剂对于饮食不节、饮酒，引起的湿热阻滞的病人治疗效果很好。

穴位按摩 可以选用阴陵泉穴和曲池穴。阴陵泉穴位于两腿胫骨内侧髁后下方凹陷处，按摩时可以用右手的拇指按揉左腿的阴陵泉穴，再用左手的拇指按揉右腿的阴陵泉穴，至局部有强烈的酸胀感为度；曲池穴位于肘横纹外侧尽头与肱骨外上髁在线中点，按摩时可以用拇指指尖由轻到重的进行点按，直到局部产生较强烈的酸胀感觉。

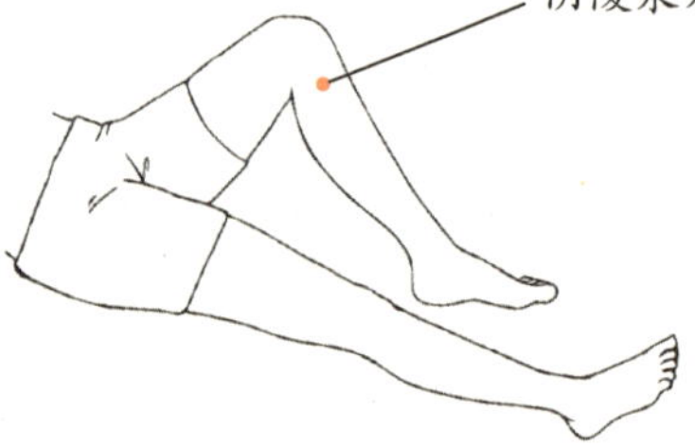

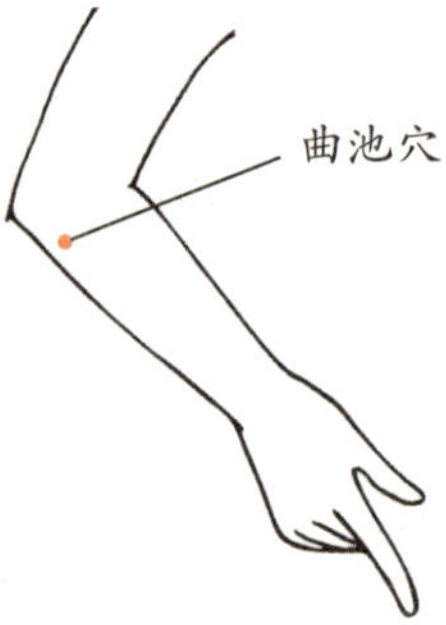

食　疗 应该多选择一些可以祛除湿热的食物，如赤小豆绿豆，冬瓜黄瓜，西红柿西瓜，鲫鱼鸭肉等，还可以选择一些食疗方，如石仙桃炖猪肚汤。每次取新鲜石仙桃90克（干品30克），新鲜猪肚500克。将猪肚切粗件，和石仙桃一起放进炖盅内，加适量清水，隔水炖1小时。调味后饮汤食猪肚，一次食不完可分次食用。

湿热内蕴型 祛湿降血脂

本型的主要病因是感受了外界的邪气，或者身体内的其他脏腑的病症影响，使正常的脾胃功能失调，如饮食调节不当，或酗酒过量，损伤了脾胃；或者脾胃气虚，使运化的功能低于正常水平，食物的精华部分不能正常的吸收，时间一长就会形成湿热的体质，形成了高脂血症的各种症状。因此，本型的保健关键是恢复脾胃的正常功能，促进水液的代谢，祛除体内的湿邪。

平时要尽量减少发怒，保持情绪的稳定，不要思虑过度。不要饱餐之后就坐着或躺卧，否则脂肪大量堆积，使人发胖，就会导致血脂升高。要积极进行体育锻炼，但是患有高脂血症却又年老体弱的，还伴有高血压、糖尿病、冠心病等慢性疾病者，应采取轻度、低强度的运动方式。饮食不合理是导致高脂血症的原因之一，进食过多高脂及高糖类食品能导致高脂血症。然而有些人得知胆固醇、甘油三酯高了，什么都不敢吃，有的人还采用“饥饿”疗法，这是不正确的。高甘油三酯血症病人忌食精制蔗糖、糖果、甜点。高胆固醇的病人应限制脂肪（尤其是动物性脂肪）的摄入量，少食动物内脏，忌食动物脑、蟹黄、鱼卵等高胆固醇食物。多食鱼类、大豆及其制品、禽肉（去皮）、瘦肉，可用大豆蛋白质代替部分动物蛋白质。饮食以清淡少油为宜，多食新鲜蔬菜、水果。

胃热腑实型

中　药　主要应用能够通利肠道，通过加强排便来达到泻除体内过多热邪的目的，最合适的方剂是大承气汤加减。如果便秘的情况比较严重，还可以配合一些滋补体内阴液的方剂，如防风通圣散，或者是大黄甘草汤等等，再或者是加一些润肠中药，如火麻仁、苦杏仁等等。

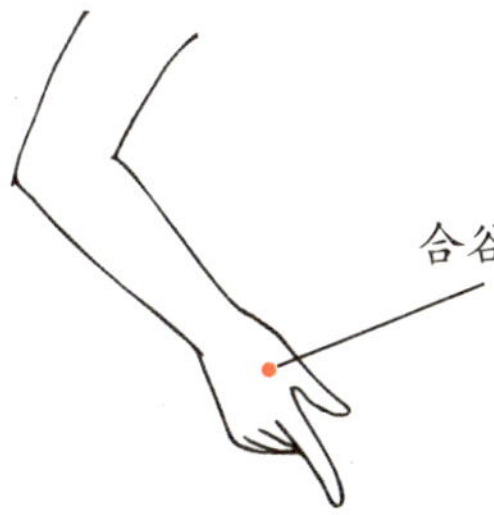

穴位按摩　取合谷穴和太溪穴进行治疗。合谷穴在手背侧拇指和食指之间，贴近食指骨的中点处，如果用力合拢拇指和食指，肌肉最高点的地方就是合谷穴；太溪穴在足内侧，内踝尖的最高点与足跟肌腱中间的凹陷处。按摩的时候，可以用拇指在合谷穴和太溪穴处点按或者揉，直至局部感觉有酸胀感或者是胀痛，而太溪穴则最好是有胀感沿足踝部向小腿部传导。

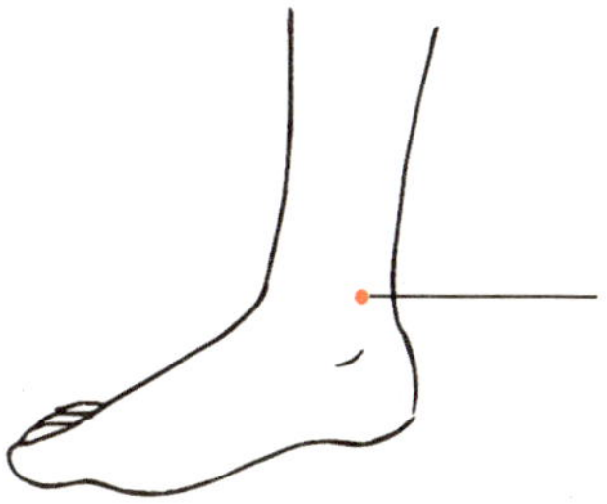

食　疗　饮食宜以清淡，偏凉汁液较多的为主，如蜂蜜、雪梨、番茄、西瓜、扁豆、苦瓜、田螺、芝麻、核桃、松子、香蕉等。禁忌辛辣和油腻的食物，多吃蔬菜水果，而且应该控制吸烟和饮酒的数量，以避免因为增加体内的积热，还应该鼓励患者多喝白开水或果汁，帮助补充体内的津液。

胃热腑实型　祛热降血脂

本型主要是由于感受了外界的热邪和湿邪，侵袭了人体的胃腑，使承载食物的胃部不能及时的向下通降，积留在局部，时间一长就形成了热邪，大量消耗了局部的阴液，形成了胃热腑实的高脂血症的症状。因此，本型的保健关键是祛除胃部的邪热，润滑肠腑，保健大便的通畅。

应该先从调理饮食入手，多吃谷类少吃肉。血脂异常，特别是血总胆固醇升高者，必须首先进行饮食治疗，即使服用调整血脂的药物，也应以饮食治疗为基础，否则药物的疗效也将被无严格节制饮食所降低。长期坚持饮食疗法可使血脂下降10%甚至20%，轻度血脂异常者，不一定要服药也可能使血脂降至合适水平。患者每日摄入的胆固醇不应超过300毫克（相当于1个鸡蛋有胆固醇含量），动物内脏（肝、肾、肚、脑等）及肉皮、羊油、牛油、猪油（肥肉）、蛋类（主要是蛋黄），海产食品中墨鱼、干贝、鱿鱼、蟹黄等均含胆固醇很多，应加以必要限制。患者应以谷类食物为主食，粗细搭配。营养学家推荐玉米、燕麦，可与大米、面粉等配合食用。豆类、淡水鱼、植物油、含植物纤维素较多的绿色植物如蔬菜、水果（苹果、香蕉等）等都含胆固醇较少，应鼓励适当多吃。

肾精亏虚型

中　药　一般常用可以滋补肾部精气的方剂，右归饮加减。如果形成了阴虚的体质，体内产生了热邪，表现为咽干口燥，可以加炙鳖甲、知母、青蒿等药物。如果出现失眠、多梦、健忘的症状，则可以加阿胶、鸡子黄、酸枣仁、柏子仁等。

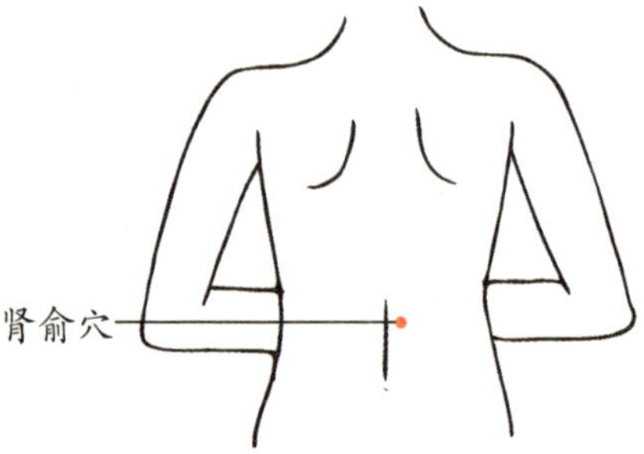

穴位按摩　可以选用肾俞穴和太溪穴。肾俞穴位于后腰部，腰线高度的脊柱骨突出处下方，左右各二横指宽度处；太溪穴位于足踝内侧，足内踝尖的最高点与跟腱连线中间的凹陷中。两个穴位在按摩时要注意力度要轻，可以用手掌在穴位局部来回用擦法，使局部有温热感。

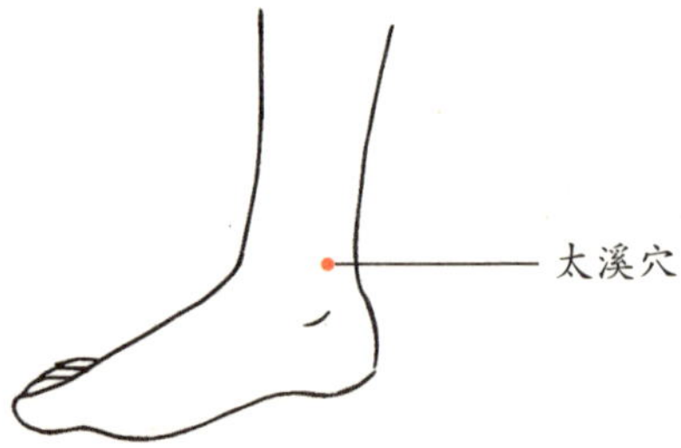

食　疗　可以多吃一些营养丰富的食物，用来补充人体的肾精，如猪

脑、羊脑、兔脑、腰子、母鸡、水鸭、鱼类、蛤干、乌龟、甲鱼、蚌肉、红枣、核桃、柑桔、柚子、米醋、香葱、香菜等。还可以配合清利头目的食疗方，以制何首乌30克、粳米100克、大枣3枚、冰糖适量。将制何首乌放入砂锅煎取浓汁后去渣，以何首乌汁与淘洗净的粳米、大枣、冰糖同煮成粥，早、晚服食用。

肾精亏虚型 补肾降血脂

本型的主要原因是由于先天不足，或者是年老体弱，或者是长时间的患慢性疾病，这些原因都会造成肾中精气的亏虚。肾中精气的不足就会使全身各个器官的功能低于正常，特别是脾胃的消化功能，使膏脂等病理产生积聚在体内，形成了高脂血症的症状。因此，本型的保健关键是补益肾中的精气，恢复脾胃的正常功能，降低血液中的血脂含量。

人体中的脂肪大部分从食物中来，所以高血脂症的人饮食应有节制，主食之中应搭配部分粗粮，副食品以鱼类、瘦肉、豆及豆制品、各种新鲜蔬菜、水果为主。少食精制食品、甜食、奶油、巧克力等。海带、紫菜、木耳、金针、香菇、大蒜、洋葱等食物有利于降低血脂和防治动脉粥样硬化，可以常吃。喝牛奶时适宜去掉奶油，不加糖，蛋类原则上每日不超过1只，烹调时避免用油炒、油煎。烹调食物用素油，少吃油煎食物。少吃花生，因其中含油甚多，但可以食用核桃肉、瓜子仁、果仁等。

胆固醇过高者应少食蛋黄、肉类(特别是肥肉)、动物内脏、鸡皮、鸭皮、虾皮、鱼子、脑等含胆固醇量高的食物。甘油三酯过高者要忌糖、忌甜食，并限制总食量。饮食治疗应持之以恒，降脂药物应在医师指导下服用。积极参加体育锻炼，并坚持不懈，以利于脂肪的消耗。

痛　风

痛风是一种与遗传有关的，体内的嘌呤代谢紊乱所致的疾病。常常表现为反复发作的急性关节炎，关节僵硬或变形，肾部实质的损害、尿路中出现结石、高尿酸血症等多种慢性症状。痛风并不是一种单一的疾病，而是一种综合症状。

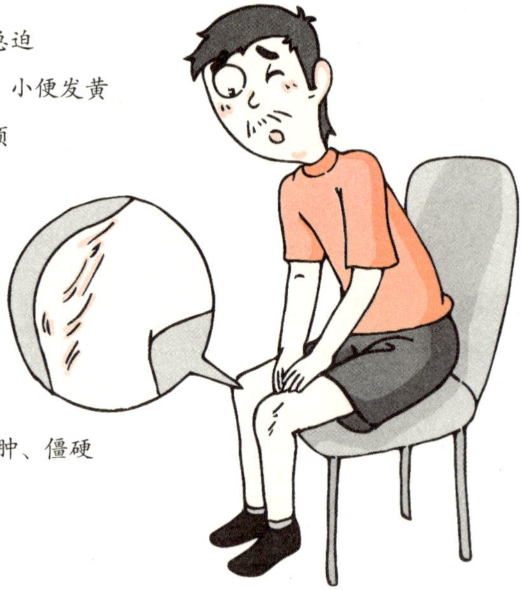
筋脉疼痛急迫
大便秘结、小便发黄
口渴、心烦
红肿、僵硬

西医认为导致痛风的直接原因是血液中的尿酸高出正常的水平，又分为原发性和继发两类。原发性高尿酸血症和痛风的病因不明，一般认为与遗传因素有关，约10%～20%的病人有家族史，由于先天性嘌呤代谢紊乱引起。继发性高尿酸血症和痛风，常继发于其他遗传性代谢紊乱疾病、慢性肾病和某些药物等。此外常见的诱因为暴饮暴食、酗酒、感染、外伤、手术和情绪激动等。

从中医的观点来看，痛风是属于中医“痹证”、“白虎历节风”的范围，而过多的尿酸则是一种不该有的“痰浊”、“湿浊”。因此中医认为原发性痛风的主要原因在于先天性的脾肾功能的失调：脾的运化功能有缺陷，调节体内水液代谢的功能失常，所以导致体内痰浊的产生；肾分清泌浊的功能失调，则湿浊排泄量少并且缓慢，以致加剧了痰浊的产生过程。此时如果又酗酒暴食、过度疲劳或关节遭受外伤，则会促使痰浊流注于关节、肌肉，造成了气血运行的不通畅而形成痹痛的症状，也就是痛风性的关节炎。

分 型	特 征	病 因
关节红肿的痛风（湿热痹阻型）	主要表现为关节部位的红肿，发热并且疼痛，遇到寒凉的刺激就会感觉舒适，疼痛有时比较剧烈，不能够接触，筋脉疼痛比较急迫，白天较轻而到夜里加重，或者有发热的情况，口渴，心烦，情绪烦闷不安，大便秘结，小便发黄	多数是由于先天的脾胃虚弱或饮食不节制，而损伤了脾胃，脾运化水湿的功能不能保持正常，体内产生了湿邪，时间一长湿邪化为了热邪，或者长时间居住在潮湿的环境中，冒雨淋水，使外部的湿邪侵入体内，湿热流注到下肢的关节，痹阻了气血，出现痛风的一系列症状
关节变型的痛风（寒湿入络型）	主要表现为关节僵硬，并发生了畸形的形态改变，同时也伴发有功能的障碍，屈伸动转不灵活，遇到寒冷刺激疼痛会再加重，得到温热刺激之后疼痛会减轻，接触过程中感觉不到皮肤发热，皮肤颜色暗红，怕凉，四肢不温暖	多数是由于感受外界寒湿邪气的刺激，或者湿邪在体内郁集时间过长，损伤了人体的阳气，寒湿在体内产生，流注到关节部位，导致了关节肿胀，筋脉疼痛急迫，形成了痛风的一系列症状
皮下坚硬的痛风（痰瘀互结型）	主要表现为皮下出现较硬的结节状病理产物，按压的时候感觉不到疼痛，皮肤的颜色不发生改变，或者在皮肤的局部形成了溃破，并产生了瘘管，舌质头的颜色会发暗，或者在舌面上出现瘀斑	由于外界和身体内部的多种原引起的湿热邪气停留在体内，热邪使体内的津液大量的丧失，形成痰这种病理产物，流注到关节及其附近的部位，湿邪郁积时间一长，气机变得不通畅，也同时导致了血液循环的瘀阻，湿邪夹杂瘀血形成了痰核等痛风症状
排尿障碍的痛风（膀胱湿热型）	主要表现为尿中时常会有砂石，排小便时感觉困难，或者排尿突然中断，经常性有排尿的感觉，排尿次数增加、每次排尿的感觉都十分急迫，尿道中涩痛，同时腰腹部有刀绞样的疼痛，严重时会出现尿血	主要的原因是感受外界的湿热邪气，或者是体内湿邪化为了湿热，消耗了体内的大量津液，也同时不断地使尿液中的液体部分丧失，日积月累，形成了尿中的沙石，影响膀胱气化功能而出现了尿频、尿急、尿涩痛以及尿血等痛风的症状

湿热痹阻型

中 药 主要应用四妙丸加减，可以清除体内湿热邪气，通畅经络，加强水液的代谢。如果热邪较盛，可以加知母、生石膏、栀子；如果湿邪较重者，可以加车前草、汉防己。关节疼痛比较剧烈的，可以加元胡、全蝎、蜈蚣。如果口渴等津液缺失的症状较重，可以酌情加生地、丹皮、玄参、麦冬、知母等。

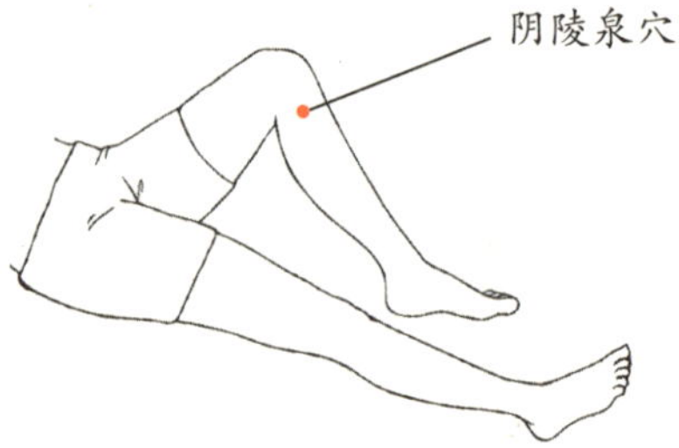

穴位按摩 主要选择阴陵泉穴和肾俞穴。阴陵泉穴位于膝盖外侧小腿部，膝盖骨斜下方，胫骨突出部位下方的凹陷处；脾俞穴位于沿腰线及肩胛骨下端两者中间高度的背骨，往上方找一节背骨后，左右各往外侧二指宽处。按摩时可以用拇指或中指的指端，在穴位局部进行按压，力量由轻到重，直到穴位的局部出现较为强烈的酸胀感觉。

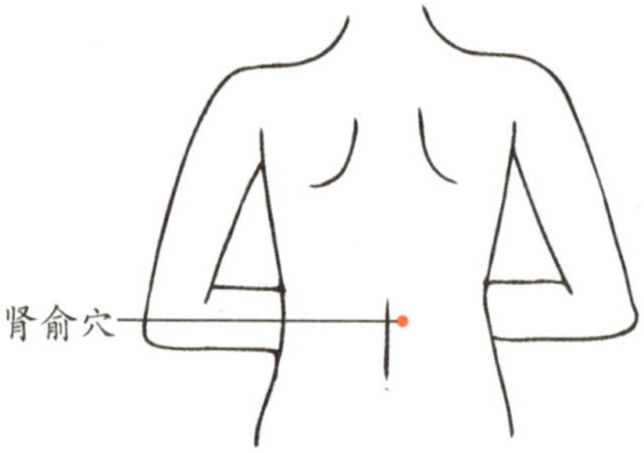

食 疗 富含高嘌呤的食物有动物内脏、鱼子、牛肉、羊肉、猪肉、鸭、鹅等，含有少量嘌呤的食物有：虾、菠菜、蘑菇、金针菇、豆类、豆制品。没有嘌呤的食物有：蔬菜、水果、牛奶、鸡蛋，应该多选择嘌呤含量低的食物进行食疗。

湿热痹阻型 祛湿治痛风

本型的痛风主要是由于感受到了外界的风湿邪气，主要是以热邪为主，直接侵入了身体内部，脾胃的功能受到了损害，体内的水液代谢失常，形成了痰热的病理产物。随着体液的循环流注到了关节的局部，造成了痛风的症状。因此，本型的保健要点是祛除体内的风湿热邪，恢复脾胃的正常功能。

对于痛风病不仅要精心治疗，平常的日常养生、保健也是十分的重要，尤其是中老年人采取合适的预防和饮食、生活习惯，对痛风的治疗效果很重要。首先要控制高嘌呤食物的进食，不要涮火锅，该病患者以肥胖者居多。因此要控制饮食、限制蛋白质的摄取、减轻体重。痛风病人要多喝水，每天要保持一定的喝水量，才可以保持每天正常排尿，才有利于血液中的尿酸随着尿液一起排出。特别在夏季，身体大量出汗，导致尿量减少，更应该多饮水。严禁喝酒，特别是啤酒，被我们比喻成液体面包，虽然对于健康人可能有一定的好处，但是对于痛风病人却很可怕，它不光可以增高血液中的尿酸浓度，还可增加身体的脂肪含量，阻碍尿酸随尿液的排出。因此，一定要禁饮啤酒。此外，还应该针对自身的身体情况，选择性地进行适量的带氧运动，例如游泳、太极拳等，以保持身体的抵抗能力。

❶寒湿入络型

中　药　一般选用可以温通经络，祛除湿邪，并同时活血通络的桂枝附子汤合桃红饮加减。如果关节局部的肿胀比较明显，可以加山慈姑、土茯苓。同时出现气短，乏力等气虚症状的，可加黄芪、党参，疼痛以膝踝为主的加牛膝、独活。

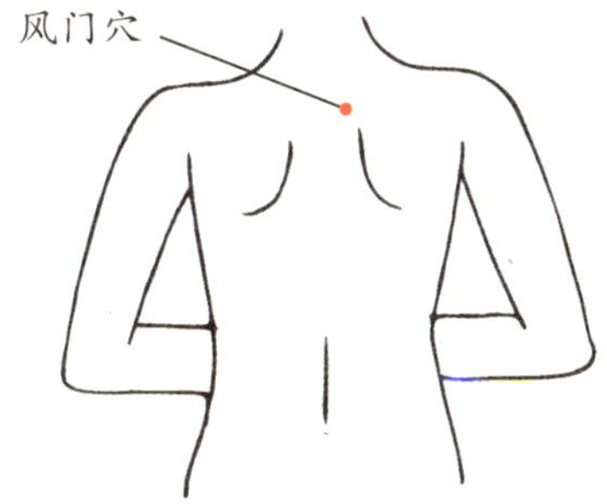

穴位按摩　主要选择风门穴和中脘穴进行治疗。风门穴位于低头时颈椎最突出的脊柱骨下方，向下一个脊椎骨左右侧二横指的横度；中脘穴位于上腹部正中线上，心窝胸骨下端与肚脐连接的中心处。在按摩时可以用点按法，在穴位局位进行由轻到重的按压，也可以用拇指的指腹在穴位处做环状的摩动，以产生热感。

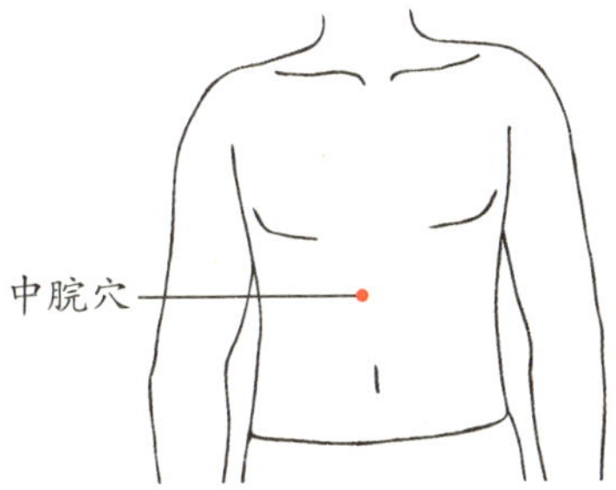

食　疗　可以选择能够祛除外界的风寒邪气，利湿止痛的食物。如取冬瓜300克（不连皮），红枣5～6颗，姜丝少许。先用油将姜丝爆香，然后连同冬瓜切片和红枣一起放入锅中，加水及适量的调味料煮成汤。

寒湿入络型 保暖疗痛风

本型主要是感受了外界的风寒邪气，伴随着体内积聚的痰邪，一起侵入了身体各大关节的络脉之中，寒湿之邪使络脉中血液的运行速度减慢，而瘀积在关节局部就形成了痛风的症状。因此，本型的保健要点是祛散风寒邪气，促进血液的正常循环。

在饮食方面，猪、牛、羊肉、火腿、香肠、鸡、鸭、鹅、兔以及各种动物内脏(肝、肾、心、脑)、骨髓等含嘌呤量高，应尽量不吃。鱼虾类、菠菜、豆类、蘑菇、香菇、香蕈、花生等也有一定量嘌呤，要少吃。大多数蔬菜、各种水果、牛奶和奶制品、鸡蛋、米饭、糖等可以吃。要多饮水，要使每日尿量保持在2000毫升以上，以预防尿路结石的发生。避免暴饮暴食或饥饿。节制烟酒，尤其不能酗酒。不喝浓茶、咖啡等饮料。妥善处理诱发因素，禁用或少用影响尿酸排泄的药物，如青霉素、四环素等利尿剂、维生素B_1和B_2、胰岛素及小剂量阿司匹林(每天小于2克)等。肥胖者要积极减肥，减轻体重，这对于防止痛风发生颇为重要。注意劳逸结合，避免过劳、精神紧张、感染、手术，一般不主张痛风病人参加跑步等较强的体育锻炼，或进行长途步行旅游。

痰瘀互结型

中 药 临床常用的方剂是消瘀汤加减，可以起到消散痰结，活血化瘀的功效。如果出现了血瘀症状明显的，可以加丹参、红花。如果痰核的局部发生破溃的，是气虚比较明显的表现，根据实际情况加黄芪。

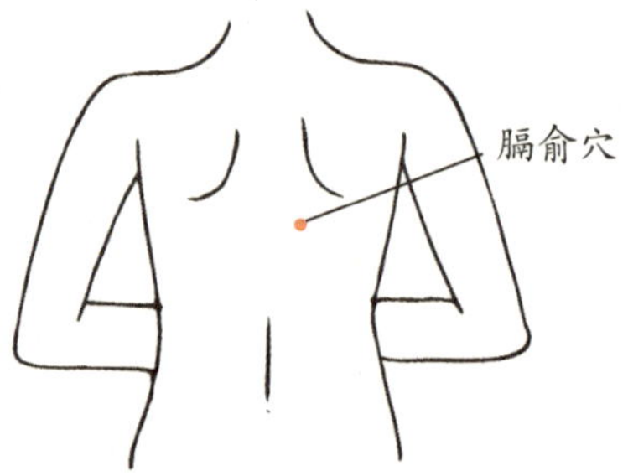

穴位按摩 主要选择膈俞穴和三阴交。膈俞穴在肩胛骨下端突出脊骨的高度，左右各往外侧二指宽度处；三阴交穴在位于胫骨后方，足踝内侧最高点内侧沿小腿向上四横指处，按压时会感到疼痛的位置。可以用较大的力度在穴位的局部进行点压，徐徐用力等到得气时，再缓缓减轻指压的力量，以保证穴位处的感觉。

食 疗 要选择能够促进血液循环，消除瘀血的食物。如可以选大白菜250克，加植物油15克炒将熟，浇入牛奶150毫升直至炒熟后食用，还可以取茄子250克洗净后蒸熟，切成条，稍加酱油、麻油、盐、大蒜泥、味精拌匀后食用。

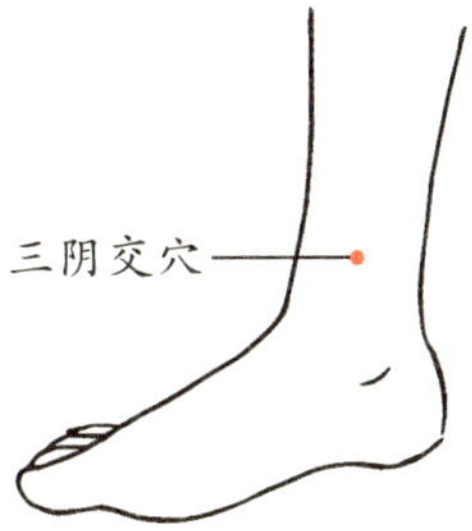

痰瘀互结型 化瘀止痛风

本型的原因主要是由于脾胃的功能失常，体内的水液代谢功能失常，或者是情绪出现了突然的变化，使肝控制体内气机的功能失常，或者是受到了外伤，使瘀血停留在关节的局部，使关节的局部出现形态的变化和疼痛，因此，本型的保健要点是恢复脾胃的正常功能，促进血液的循环，恢复关节的功能。

首先要调节好自己的情绪，生活要有节奏、有规律，要注意劳逸结合，不要过度的勉强自己，适当地在工作压力中缓解自己的紧张情绪，情绪上要开朗一点，活泼一点，多参加社交活动，与朋友进行交流，舒导自身的紧张情绪，恢复人体的正常气机运行。尽量以车代步，多运动，使机体内部多余的热量燃烧掉，燃烧后使机体的燃烧更加完善，多余的能量变成二氧化碳和水，就不可能产生代谢性废物排出去，这样就减少痛风发作的机会。良好的自然环境可以减少痛风，尽量经常到高山上去，或者经常到幽雅的环境里面去，或者可以制造一个小环境，比如说到公园里散散步，到水边去钓钓鱼，协调一下自己的生活，经常开窗透气，多多运动。调节好饮食。动物的脑、心、肝、肾等。内脏当中含嘌呤最多，喜欢吃动物内脏的人就容易患痛风。因此要在平时注意避免饮用。

❗膀胱湿热型

中 药 主要使用的是石苇散加减，用来清除热邪，通利体内的湿邪，排出砂石。如果症状比较严重，出现了尿血的症状者，则可以加白茅根、小蓟。如果腰腹部出现了绞痛，可以加重元胡、白芍的用量，用来缓解疼痛。

穴位按摩 可以选用阴陵泉穴和膀胱俞穴，阴陵泉穴位于膝盖外侧小腿部，膝盖骨斜下方，胫骨突出部位下方的凹陷处；膀胱俞穴位于腰骨与尾椎骨中间高度的脊骨突出处，往左右外侧各二指宽的位置。两个穴位都需要用重手法来进行按摩，可以用较大力量的点按法，在穴位局部由轻到重的缓缓用力，直到局部有较强烈的酸胀感。

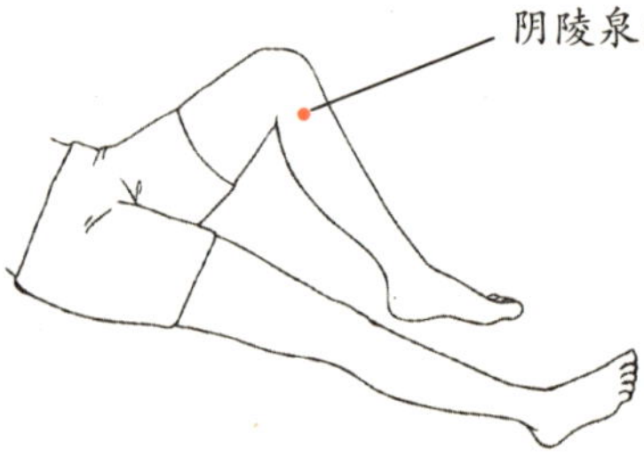

食疗 可以选择能够祛除湿热，利尿的食物，如薏仁粥。取适量的薏仁和白米，两者的比例约为3：1，薏仁先用水浸泡4～5个钟头，白米浸泡30分钟，然后两者混合，加水一起熬煮成粥。

膀胱湿热型 利湿治痛风

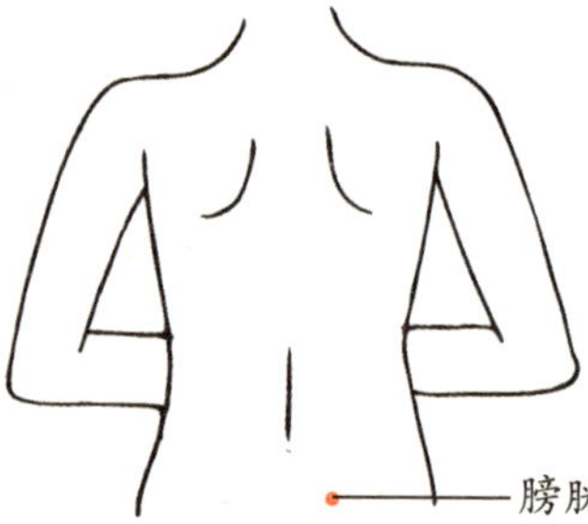

本型主要是由于外邪或者是身体其他脏腑的病变，影响到了膀胱的局部，膀胱调节尿液的排泄的功能失常，过多的尿液积聚在膀胱内，使其中充满了热邪，而过多的尿液也由于热邪的熏蒸，流注到关节的局部，形成了痛风的症状。因此，本型的保健要点是通利尿道，降低膀胱局部的热度，促进尿液的正常排泄。

湿热之邪到了夏季之后，会更容易诱发，因此夏季既要防止燥热，也要防止湿热，随着大气中的湿度就会逐渐增加，湿热也就随之而来，特别是入伏之后，会持续湿热，要注意养生保健，在饮食起居方面，夏季要特别讲究，要多喝水，建议每天最好喝上2000毫升的水，尽量均匀饮水，每小时一杯，必要时可适量用点小苏打帮助排出体内过量的尿酸。饮食清淡，同时要注意摄取低嘌呤饮食，尤其是要少吃火锅，少吃盐，每天应该限制在2～5克，少用强烈刺激的调味品或香料。少饮酒，尤其是啤酒，可喝茶，但不要过浓；不要过于劳累，外出要避免暴晒。

平常注意适当运动，较适合的运动有慢跑、太极拳、气功、广播操、快步走，避免过度劳动、紧张和湿冷，穿鞋要舒适。保持理想体重，避免过度肥胖，体重过重时应慢慢减重，每月以减轻1千克为宜。

第三章

消化系统疾病

营养加工厂遭到破坏

慢性胃炎

慢性胃炎是指各种不同原因引起的胃黏膜慢性炎症或萎缩性病变，其实质是胃黏膜上皮遭受反复损害后，由于黏膜特异的再生能力，最终导致不可逆的固有胃局部组织萎缩，出现胃部疼痛等一系列症状。中医对于本病的认识主要见于“胃脘痛”、“吐酸”。本病非常常见，男性多于女性，随年龄增长发病率逐渐增高。

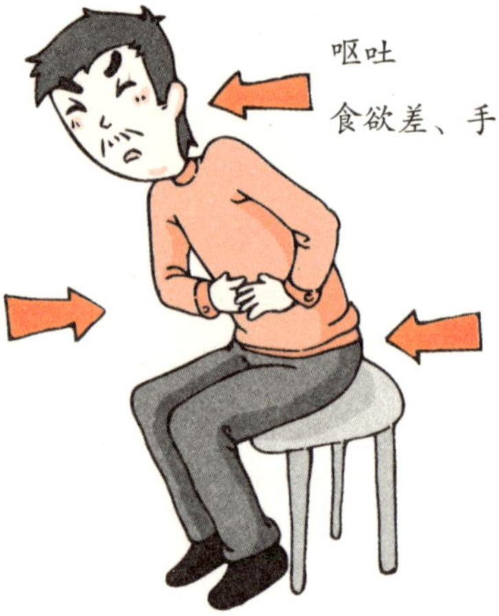

现代医学对于慢性胃炎的病因尚未完全阐明，一般认为与周围环境的有害因素及易感体质有关。物理的、化学的、生物性的有害因素长期反复作用于易感人体即可引起本病。病因持续存在或反复发生就会形成慢性病变。长期饮浓茶、列酒、咖啡，过热、过冷、过于粗糙的食物，可导致胃黏膜的损伤。长期服用不当的药物，也可以破坏黏膜屏障。吸烟，烟草中的尼古丁不仅可影响胃黏膜的血液循环，还会破坏胃黏膜屏障。心力衰竭、营养不良都可引起慢性胃炎，部分遗传因素现在也已受到了人们的重视。

慢性胃炎的发病因素有外感六淫、饮食不当、情志内伤、劳逸失度、脏腑相累等。这些因素互相关联，互相影响，互因互动，或一两种因素，或数种因素相加为病。饮食是人体摄取营养，维持生命，保证健康的基本条件。饮食不当，如饮食不节、不洁、饥饱失去正常的规律，都会直接损伤脾胃，是慢性胃炎的重要致病因素。

分型	特征	病因
腹部胀痛的胃炎（脾胃湿热型）	一般会出现胃部和腹部的胀痛，甚至严重时会出现恶心呕吐等症状，食欲不佳，口苦，大便臭味较大，而且排便时不顺畅，小便发黄而且持续的时间较短，身体发沉，容易产生疲劳的感觉	主要是由于体内的脾、肾、肺等脏腑的功能受损，不能完成正常的进行体内的水液代谢，出现了水液在身体中不能及时排出，而蕴结在某处。时间一长就会形成湿和热相互滋生的情况，使胃气受到阻碍，不能正常的下降，导致了胃部炎症的产生
呕吐食物的胃炎（食滞肠胃型）	胃部疼痛，腹部胀满，如果按压腹部疼痛会加剧，有时会伴发呕吐出没有消化完全的食物，气味非常难闻，但吐出食物残渣后胃部的疼痛就会缓解。食欲不振，大便不通畅	本型的主要原因是由于生活习惯不良，饮食没有形成良好的规律，经常的暴饮暴食或者是先天的消化功能不强，造成了食物在胃部的积聚，不能正常的到达肠内，在胃部阻滞了气机，形成了胃炎的一系列症状
腹部隐隐作痛的胃炎（脾胃虚寒型）	腹部胀满疼痛，胃部长时间的隐隐作痛，疼痛不明显，腹部喜欢温热刺激和揉按，空腹时疼痛会加重，进食以后疼痛会缓解，劳累或者受凉之后疼痛就会发作或者症状加重，有时会吐酸水，容易感觉到疲倦，食欲差，手脚不温暖	主要是由于先天体质较质，或者年龄偏大，造成了脾胃的虚弱，体内阳气的不足会使寒气凝滞在胃部，使胃痛连绵不断的发作，喜欢温暖刺激和揉按。水饮等病理产物会也由于阳气不足，不能及时的运化，而造成停聚，这些都会影响脾胃的正常功能，从而发生了胃炎的相关症状

脾胃湿热型

中 药 常应用清中汤进行治疗。这是一个可以清利人体湿热邪气的有效方剂，如果湿邪较重，恶心呕吐都症状明显，可以加苍术、藿香等中药。如果体内热邪较重，则可以加薄公英、黄芩。如果大便秘结不通，可以加大黄，腹胀严重，加厚朴和枳实。如果消化不良，则可以加神曲、麦芽等帮助消化的功能。

穴位按摩 可以选用阴陵泉穴和曲池穴。阴陵泉穴位于两腿胫骨内侧髁后下方凹陷处，按摩时可以用右手的拇指按揉左腿的阴陵泉穴，再用左手的拇指按揉右腿的阴陵泉穴，至局部有强烈的酸胀感为度；曲池穴位于肘横纹外侧尽头与肱骨外上髁在线中点。

食 疗 应该多选择一些可以祛除湿热的食物，如赤小豆绿豆，冬瓜黄瓜，西红柿西瓜，鲫鱼鸭肉等。还可以选择一些食疗方，如石仙桃炖猪肚汤。每次取新鲜石仙桃90克（干品30克），新鲜猪肚500克。将猪肚切粗件，和石仙桃一起放进炖盅内，加适量清水，隔水炖1小时。调味后饮汤食猪肚，一次食不完可分次食用。

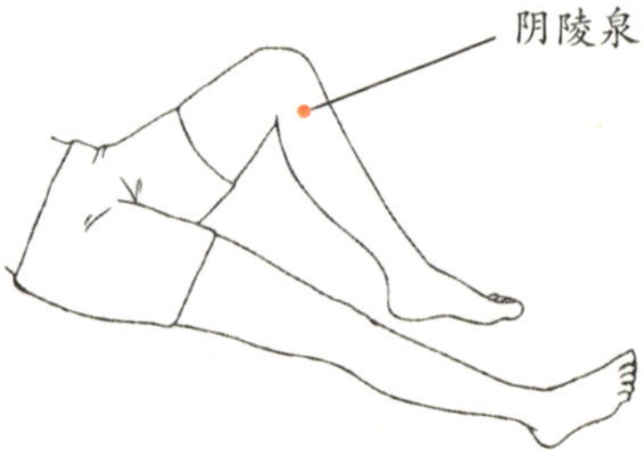

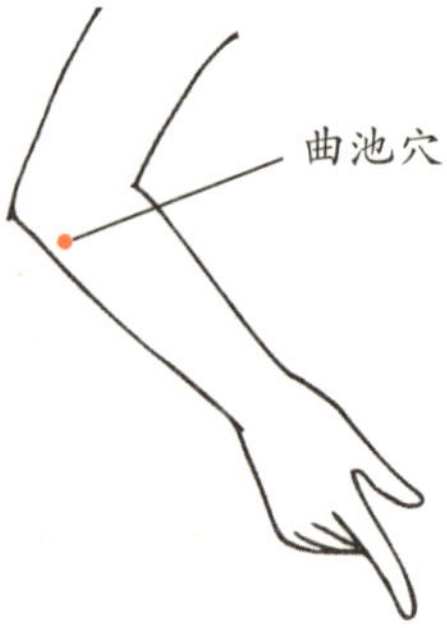

脾胃湿热型 祛湿疗胃炎

本型的胃炎主要是由于人体感受了外界的湿热邪气，导致脾胃受伤，不能保持正常的运化功能，并且损伤了胃部的经脉。湿热邪气不能顺利的通过正常的代谢途径及时排出体外，瘀积在胃的局部，经脉的不通和湿热的聚积，使胃部气机运行不通畅，从而产生了胃痛的病症。因此，祛除胃部积聚的湿热邪气，畅通胃部的经络是保健的关键所在。

首先要格外注重在夏天的保健，因为夏天天气炎热，雨量丰富，容易产生湿热的邪气。因此要格外注意避免淋雨、卧床潮湿等情况的发生，尤其是病人所住的房间应该保持干燥凉爽，注意皮肤清洁干燥，可用银花露、苦参液等外洗。在饮食方面，要注意摄入一些能够祛除湿热的食物，以清淡易消化的食物为主。先服以流质或半流质、如温开水、果汁、米汤、白粥、米糊等。不要过多食用含脂肪比较多的油腻食物，尽量少食用肉汤，鱼、蛋、辛辣的食物，以免粘滞、湿邪积留不容易排出。其次，心理护理也比较重要，向病人详细解释本病的性质，容易并发的一些疾病和症状，以及自我保健的一些注意事项。应该动员病人在力所能及的情况下多进行活动，以利气血运行和脾胃运化功能的恢复。

食滞肠胃型

中 药 一般选用可以帮忙消化食物的保和丸或者是枳实导滞丸，可以使胃部的气血循环恢复正常，缓解疼痛。如果有腹胀的症状，可以还加砂仁、槟榔等中药，行气消食。如果大便不通可以用大承气汤来泄除胃肠内的实热邪气，来达到通便止痛的作用。

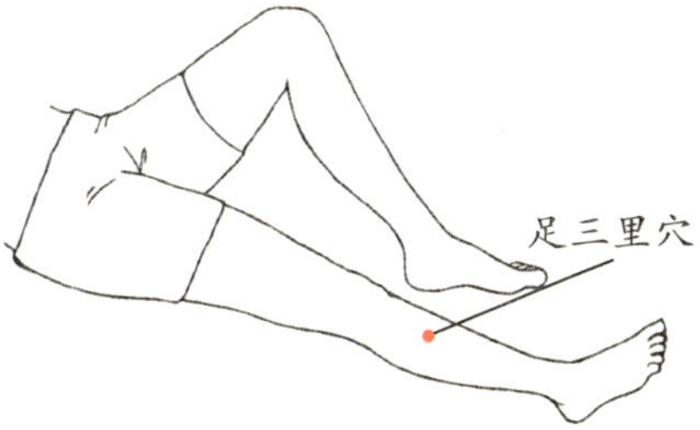

穴位按摩 选择足三里穴和内庭穴。足三里穴位于胫骨的外侧筋肉的起端，膝盖往下四横指，胫骨前缘外侧一中指按压时的凹陷处；内庭穴位于脚底的食指根部，用手弯曲脚食指时指腹会碰到的部分。两个穴位做按摩时要注意力度的掌握，足三里穴宜用较轻柔的手法，而内庭穴要用较重的手法。因此在用点法和按压法时，应该使足三里穴的酸胀感较轻，而内庭穴的酸胀感宜强烈。

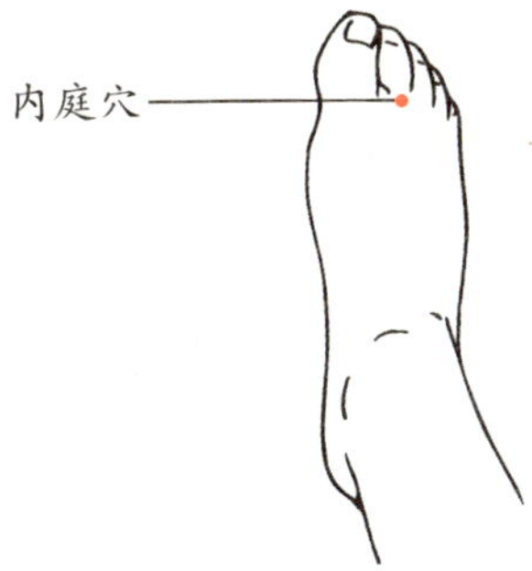

食 疗 可以选择能够帮助消化以及使停滞于胃肠的食物顺利排泄的食物，可以多吃一些白萝卜、山楂、薄荷、芒果等。还可以用白扁豆与粳米一同煮粥或者是用萝卜切成小块来煮粥，既容易消化，又可以调理脾胃的消化功能。

食滞肠胃型 消食疗胃炎

本型的胃炎主要是由于脾胃的功能受到影响，正常的消化和吸收食物出现了障碍，造成了不能及时消化的食物积聚在胃部，胃部气机形成了瘀滞。反过来气机的瘀滞又加剧了食物的堆积，不能顺利的向下排泄，导致了胃部经脉的不通畅，形成了胃炎的各种症状。因此调理脾胃，加快消化功能的恢复，促进气机的通畅是保健的正确思路。

要严格地进行饮食控制，必要的时候可以暂时不让病人进食，等到胃痛的症状有所缓解后，先少量地给予清淡的流质食物，或者是半流质食物，逐渐过渡到正常饮食。指导患者多食萝卜、金桔、苹果、山楂等能够帮助脾胃增加消化功能的食品。控制油腻脂肪丰富的食物，以避免由于饮食的不当再一次的复发。

如果是进食后不久就发生了胃痛，可以选择探吐法，尽量使积聚的食物吐出，使胃痛得以缓解。其具体的方法是可以用手指刺激咽喉部，引起反射性的呕吐，等到呕吐之后，可以让病人缓缓地饮用少量的温水，以补充由于呕吐而损失的胃部的津液。也要做好口腔的护理，用淡盐水漱口，或者在口中含服槟榔、豆蔻、桔饼等既具有芳香气味，又能保健脾胃的食品。

同时应该配合加强对胃部保健知识的宣传和教育，使病人自觉养成饮食有节、定时定量、不暴饮暴食的良好生活习惯。

脾胃虚寒型

中 药 一般可以用黄芪建中汤治疗。如果吐清水量比较大，可以加干姜、制半夏、陈皮、茯苓等。如果胃部发冷，疼痛剧烈，则可以改用理中丸。如果有腰酸腿软的症状，则可以用附子理中汤。如果仅仅是胃部疼痛，手足发凉的症状不明显，则可以使用香砂六君子汤来缓解胃痛的症状。

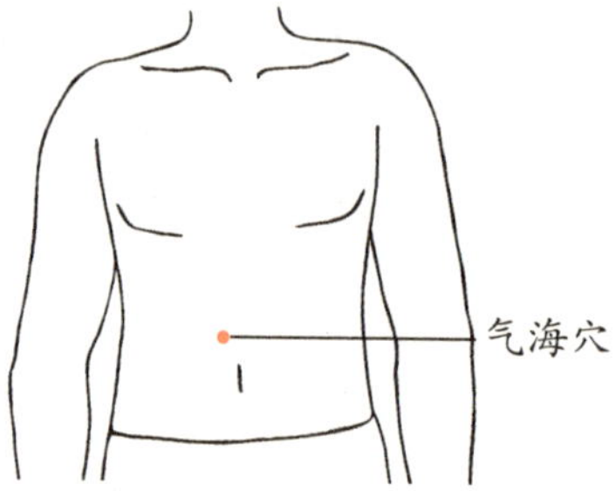

穴位按摩 可以选用气海穴和中脘穴。气海穴在在下腹部正中线上，肚脐下方二横指宽度的位置；中脘穴位于上腹部正中线上，心窝胸骨下端与肚脐连接的中心处。在按摩手法上，应该选择用轻手法，但力度要求有渗透力，可以用拇指或中指的指端，在穴位处用按压法，力量由轻到重，一直到穴位局部感到有酸胀感为度。

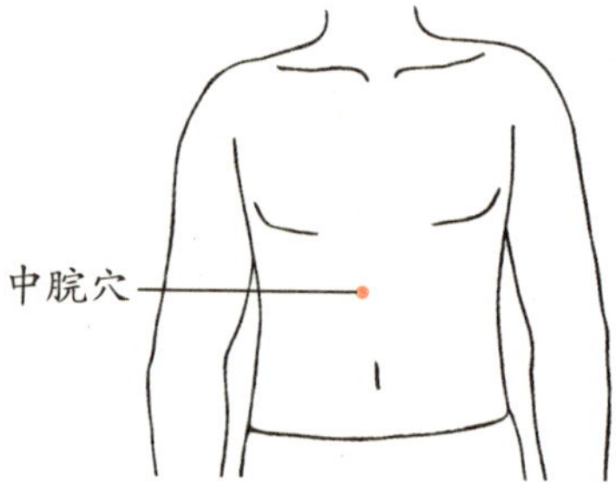

食 疗 可以多吃一些强壮身体，而且可以暖胃的食物。比如可以用鲜姜、白糖治胃虚寒而产生的疼痛，用鲜姜500克（细末），白糖250克，腌在一起。每日3次，饭前吃，每次吃1勺（普通汤匙）。坚持吃一星期，一般都能见效。如没彻底好，再继续吃，直至好为止。

脾胃虚寒型 暖身治胃炎

本型的胃炎主要是因为身体的阳气不足，不能使脏腑维持正常的生理功能。尤其是脾胃的消化功能，使病人形成了虚寒的体质，导致胃部的经脉中的气血运行不通畅，瘀积在局部，导致了胃炎的各种症状。从疾病形成的原因来看，本型的保健关键是增加人体的阳气，用温暖的刺激来使胃部的气血运行趋于正常。

保健的方法应该以温暖腹部为主。在饮食方面，适宜吃容易消化的食物，每次进餐量宜少，每天多次进餐，这样可以减少胃部的负担。在进食的种类方面，应该多吃能够温腹健脾的食物，如牛奶、鸡蛋、龙眼、大枣等。忌吃生冷的蔬菜水果、寒凉及肥腻的食物。平时应该提醒病人注意养成良好的起居习惯，防止寒冷的气候对胃部的侵袭。特别是在冬季天气寒冷的时候，要及时增加衣物。特别是腹部要注意保暖，避免受凉。

此外，还可以采用一些养生方法来预防和治疗虚寒性胃痛的发生。如果胃痛发作时可以用莱服子、生姜、葱白炒热装入衣袋熨贴或以茴香、食盐熨腹部。还可以每天早晚用双手按摩腹部，在脐部周围进行环状的摩动，这样既保持大便通畅，又有助于胃肠消化功能的恢复，同时还能起到温暖胃部的作用。

消化性溃疡

消化性溃疡泛指胃肠道粘膜在某种情况下，被胃酸、胃蛋白酶的消化而造成的溃疡。可发生于胃与空肠吻合口附近。溃疡缺损超过粘膜肌层，不同于糜烂。中医学关于本病的论述，散见于“胃脘痛”、“痞证”、“心痛”。溃疡病可发生不同年龄，但十二指溃疡多发生于青壮年，胃溃疡病则多见于中老年。近年来，消化性溃疡中老年的比率呈增高趋势。男性发病率高于女性。

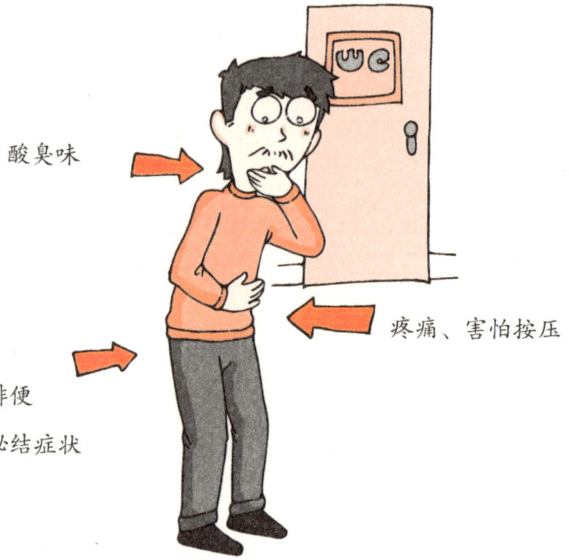

西医认为本病的发生除了胃和十二指肠粘膜经常接触高浓度胃酸外，还受到胃蛋白酶、微生物、胆盐、酒精、药物和其他有害物质的侵袭。但在正常情况下，因为胃十二指肠粘膜具有一系列防御和修复机制，胃十二指肠粘膜能抵御这些侵袭因素的损害作用，维护粘膜的完整性。消化性溃疡的发生是由于对胃十二指肠粘膜有损害作用的因素与粘膜自身防御和修复因素之间失去平衡的结果。

中医认为本病发生的最常见原因有饮食伤胃，肝气犯胃，脾胃虚弱等几个方面。先天的体质不足，后天饮食调养失常，或者暴饮暴食，疲劳过度，长期的情绪抑郁，以及长时间患有慢性的疾病，正气虚弱等等，皆能引起胃和脾运化功能失调，此外长期的忧思恼怒，肝气郁滞，致气机阻滞，时间一久，既可出现瘀血，又可出现化火耗伤阴液等情况，都可导致本病的发生。

分　型	特　征	病　因
腹部胀满不能按压的消化性溃疡（饮食停滞型）	胃部和腹部疼痛而且有胀满的感觉，疼痛剧烈而且害怕按压腹部，胃部不舒服，时常有酸腐的味道向上影响口里的味道，食欲不振，腹部疼痛想要排大便，排便之后会感觉疼痛可以缓解，或者有时还人有大便秘结的症状	主要是由于外界邪气的侵袭和脏腑功能的失调，使脾胃运化食物功能受到了影响，影响了正常的气机运行。食物堆积在胃肠的局部，造成了腹部气机的瘀滞，从而使脾胃不和，产生了一系列的症状
随着情绪变化而加重的消化性溃疡（肝气犯胃型）	腹痛，这种疼痛的性质是胀痛并伴有烦闷的感觉，而且疼痛没有固定的部位，并向小腹的两边窜痛，或者疼痛向胁肋部窜痛，时而发作时而缓解，有时长出气或者是排气之后，疼痛会有所缓解。如果发怒或者心情不佳的时候疼痛会加剧	主要是情绪急躁、发怒或者是压力过大，使肝的功能受到了抑制，体内的气机不畅，气血的运行发生了障碍，使腹部局部产生了气血瘀滞，影响了局部脏腑器官的营养，经脉不通，产生了消化性溃疡的一系列症状
腹痛像针刺一样的消化性溃疡（瘀血停滞型）	腹痛比较剧烈，有一种像针扎样的感觉，疼痛有固定的部位，拒绝按压，进食后症状会逐渐加重。一般会持续很长一段时间，不会缓解，还会出现舌头发紫的症状	这是由于气血不足，或者是外伤造成了血液不能正常地在经脉中运行，溢出脉的血就成了病理性的产物，即瘀血，而瘀血又进一步阻碍了气血的运行，使体内的气机出现了消化溃疡的一系列症状
手脚不温暖的消化性溃疡（脾胃虚寒型）	表现为胃部的隐隐疼痛，喜欢温暖刺激，喜欢用手揉按，没有吃东西空腹则会疼痛加剧，进食之后疼痛就会有所缓解，有时会伴发有呕吐出清水，消化不良，精神疲惫，没有力气，严重时手足不温暖，大便稀溏	主要是由于年老体衰，身体的阳气不足，气血的生发和运化也发生了障碍，导致了胃腑和其他腹部脏器不能够受到足够的营养，气机运行不畅，形成了局部的气血瘀滞，从而产生了溃疡的各种临床表现

饮食停滞型

中　药 一般选用可以消食导滞的方剂，保和丸加减。如果胃脘部疼痛而胀满，并且伴发有便闭者，可和小承气汤加木香、香附等。如果胃痛急剧而不能按压，还伴见舌苔黄便秘者，应合用大承气汤。

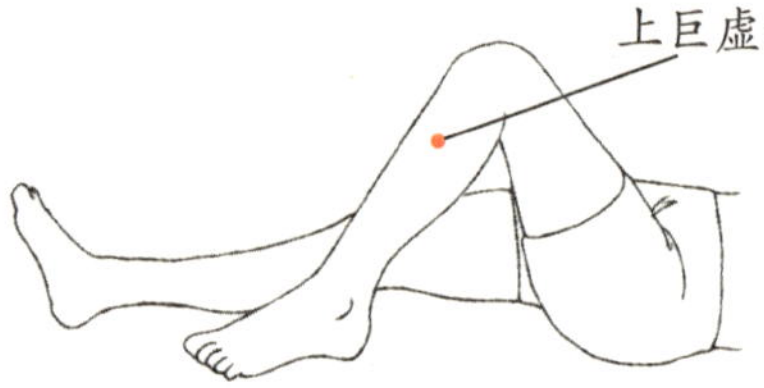

穴位按摩 可以选用上巨虚穴和天枢穴。上巨虚穴位于胫骨的外侧筋肉的起端，膝盖往下两手掌宽度，胫骨前缘外侧一中指按压时的凹陷处；天枢穴位于肚脐中间左右旁开二横指处。按摩时可以用拇指指端在穴位上按压，力度由轻到重，逐渐加力，直到局部感觉酸胀感为止，可以用较大的力量进行点按。

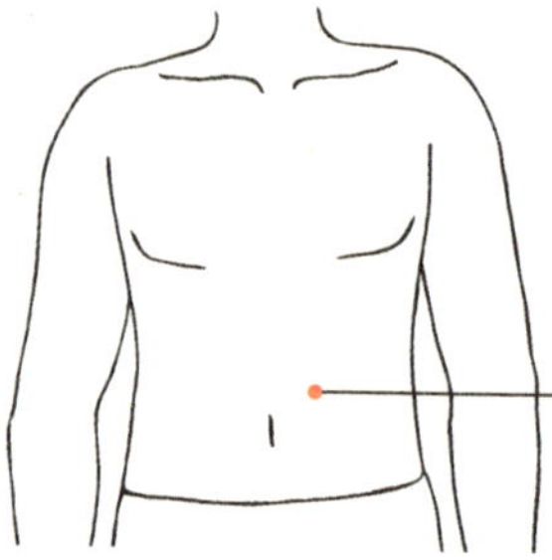

食　疗 主要是宜吃一些能够帮助脾胃消化的食物，如香菜、大麦、麦芽、锅巴、大蒜、蜂蜜、猪脾、麦芽、谷芽、萝卜、山楂、鸡肫、猪肚、茶等食物。还可以吃桔子、苹果等水果，同时避免吃过硬、过酸、过辣、过咸、过冷、过热及过分粗糙的食物。

饮食停滞型 消食治溃疡

本型的消化性溃疡主要是由于脾胃的功能受到影响，正常的消化和吸收食物出现了异常，造成不能及时消化食物，因而食物积聚在胃肠部，阻碍了气机的正常运行。反过来气机的瘀滞又加剧了食物的堆积，不能顺利的向下排泄，导致了胃部经脉的不通畅，导致了恶性循环，发生腹痛等消化性溃疡的症状。因此调理脾胃，加快消化功能的恢复，促进气机的通畅和胃肠的蠕动是保健的正确思路。

应该从饮食的调理出发，饮食上应该吃容易消化又有健脾益胃作用的食物，发作期宜每次少吃东西，而每天多次用餐。以软食为主，如软饭、面食、稀粥、藕粉、豆浆、橘子等。平时饮食应有规律，不要吃生冷、干硬和煎炒油炸的食物，如：生萝卜、柿子、油炸花生米、炸焦鱼、烧鸡等。也不宜饮酒、浓茶和咖啡，这些可使胃酸增多，影响溃疡愈合。胃酸过多者，不宜食过酸的食物，如醋、话梅、柠檬、酸苹果、辣椒、芥末、胡椒等刺激性食物也不宜食之，它们可刺激溃疡病，引起上腹痛。

过去认为牛奶餐可缓冲胃酸，曾经作为一种治疗的方法，但目前认为牛奶的缓冲作用不强，而且由于其含蛋白质多，可刺激胃增加胃泌素的分泌，餐后反而使胃酸的分泌增加，故牛奶餐或高蛋白质饮食对消化性溃疡是不适宜的。此外，生活要有规律，避免过劳和精神紧张。

❶肝气犯胃型

中　药　可以选用可以疏理肝气，调节整个人体气机的六郁汤加减来治疗。如果疼痛比较严重者，可以加川楝子、延胡索。如果由胃部向上返气比较频繁者，可以加沉香、旋覆花等中药来配合治疗。

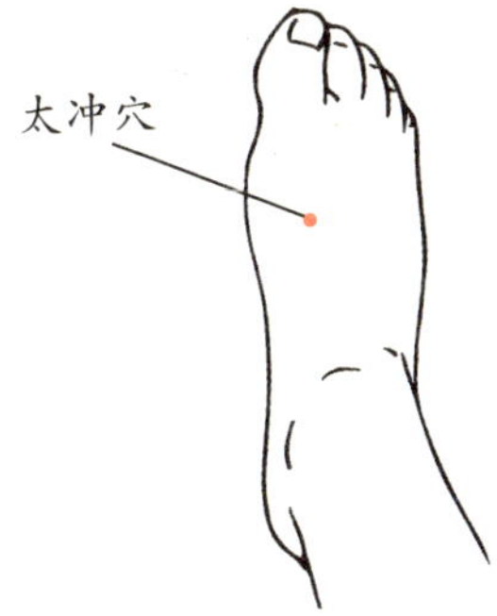

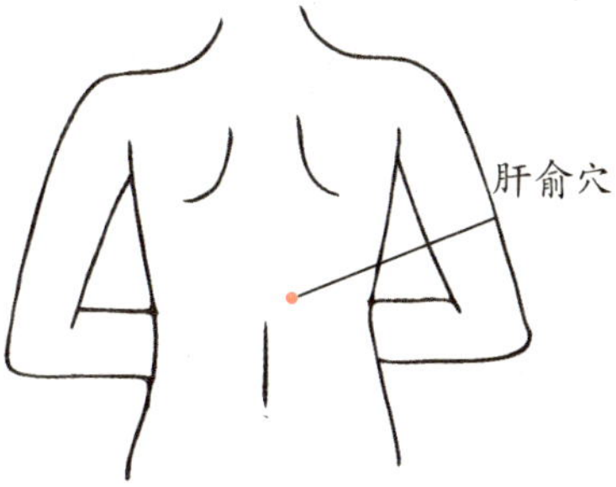

穴位按摩　可以选择太冲穴和肝俞穴。太冲穴在沿着脚拇指与食指往上，在碰到骨骼突出部分前的凹陷处；肝俞穴是从肩胛骨下端的背骨高度起，往下找两节背脊骨后，各在其左右外侧二指宽处。按摩时可以用拇指指端在穴位上按压，力度由轻到重，逐渐加力，直到局部有较强烈的酸胀感为止。

食　疗　气滞腹痛或腹胀严重的病人应该忌食南瓜、土豆及过甜的容易壅塞气机运行的的食物。可选用等玫瑰花、玫瑰花露，茉莉花、白梅花、茉莉茶、豌豆、刀豆、荔枝、橘子、橘饼、槟榔、刀豆、橘皮、小独蒜（薤白）、大头菜、芥菜、甘蓝、荞麦、胡萝卜、砂仁、白蔻等具有行气，温暖作用的食物。

肝气犯胃型 疏肝疗溃疡

气滞型腹痛主要是由于肝的功能低下，调节气机的能力减弱，导致气机的运行受到了阻碍，阻滞了经络，消化道的气机出现了紊乱，腹腔内各个脏腑气机的正常运行规律被破坏。因此在保健过程中注意调理情绪，抑制肝的功能，调节腹部各个脏腑的正常气机是保健的关键所在。

紧张疲劳最容易诱发本病。一般而言，工作过于紧张疲劳，生活饮食没有规律的人容易发生消化道溃疡，并引起并发症。每天定时定量饮食、不要过饥过饱、注意休息是避免消化道溃疡的最重要法则。同时，心理的压力过大也会引起病症，研究发现高度紧张和高度的工作压力也会导致消化道疾病的发生。因此不管工作任务多么繁重，一定要注意保持乐观心情。

此外，喝酒、吸烟和浓茶咖啡这些都是刺激消化道的“天敌”，不要依赖这些食物来提神。也不要食用过多干硬、辛辣的食物，以免对消化道造成长期的刺激。在进食时一定要坚持细嚼慢咽的原则，切忌不要因为过于着急而加快进餐的速度，甚至边吃边工作，这样即使保证定时定量的进食也会对消化道不利。也给自己埋下了消化道溃疡的病根。

如果身体受到了寒邪的侵袭，那么气机的运行就会变得缓慢下来，气血的循环也会相对减慢，温热的刺激会加快气血的运行，所以要注意保温，不要使腹部受凉，保证气机运行顺畅，使症状减轻。

!瘀血停滞型

中药 一般在临床中选用的是能够活血化瘀的方剂，可以用失笑散合丹参饮加大黄、甘草。如果还出现脾胃虚寒的症状，还可以配合黄土汤治疗。如果还出现舌质红，口咽干燥的患者，是阴虚血热的症状，应该加沙参、生地、麦冬、丹皮等。

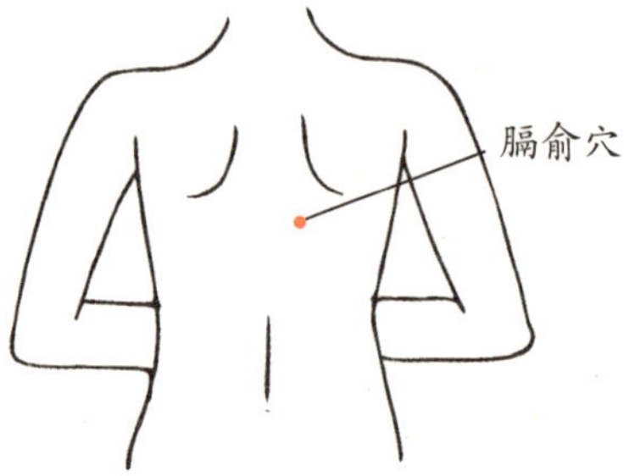

穴位按摩 取膈俞穴和合谷穴。膈俞穴在肩胛骨下端突出脊骨的高度，左右各往外侧二指宽度处；合谷穴在拇指

与食指中间，骨头根部前的位置。用拇指或中指的指端按压，力量由轻到重，缓缓用力，要用较大的力量按压，一定要保证穴位处有较强的感觉。

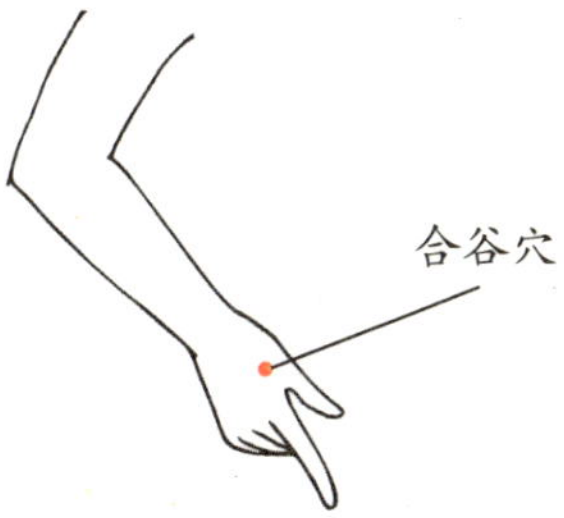

食 疗 适宜吃一些有活血化瘀作用的食物，如柠檬、菠萝、葡萄、柚、橄榄、山楂、大白菜、芹菜、韭菜、洋葱、山药、大蒜、葱、姜、番薯、西红柿、茄子、白花椰菜、香菇、蘑菇等。

瘀血停滞型 活血治溃疡

本型的消化性溃疡多数都是由于外伤，或者体内的气血不足，引起了腹部局部的血液循环和流动不畅，所以典型的症状表现为刺痛，并且总是固定在一个地方。在运动的时候或者是夜间，这种刺痛会进一步加重。因此，促进身体内血液循环，使之畅通对于保健十分的重要。

由于腹部多数为刺痛，病人常常喜欢采取仰卧的姿势，主要是由于怕触及腹部而加重疼痛，所以在照顾病人的时候，要尽量避免动作过大，碰到病人的腹部。此时病人多伴有恐惧、忧伤、悲观、失望的情绪，需要耐心的劝说和安慰，多是由情绪的波动，工作生活压力过大而引起的气机郁滞。因此一定要向病人耐心讲解说明情绪对于病情的影响，使其知道保持心情舒畅，可以减轻疼痛，烦躁恼怒只能加重病情的重要性，这样可以更好的配合治疗，并在治疗过程中保持情绪的稳定。病人居住的房间的温度和湿度应该适宜，由于病人容易急躁恼怒，不愿意受到打扰，所以应注意室内的安静。

饮食要以容易消化的温热性质食品为主，山楂、酒有行气活血功能，可用于食疗。经常性食用。但是饮酒一定要适量，不宜过多，同时要做好口腔的清洁和护理，可以用淡盐汤漱口。

❶脾胃虚寒型

中 药 可以选用能够温暖腹部脏腑的小建中汤来治疗。如果腹中感觉很凉，而且有呕吐的症状出现，可用大建中汤，而腹痛伴有排便，是脾肾阳虚引起的，就要用附子理中丸。如果便秘则需要改用温脾汤治疗。

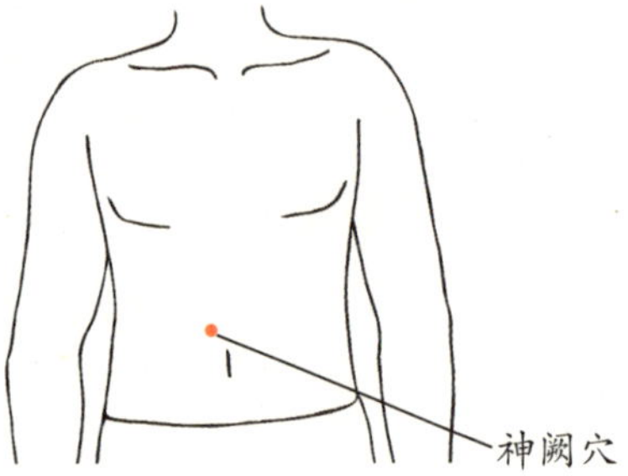

穴位按摩 可以选用神阙穴和足三里穴。神阙穴在肚脐正中的位置；足三里穴位于胫骨的外侧筋肉的起端，膝盖往下四横指，胫骨前缘外侧一中指按压时的凹陷处。虚寒型腹痛属于虚证，因此在做按摩时要用较轻柔的手法，可以双手重叠，以掌心放在神阙穴处，然后做回旋状的摩动，先做顺时针摩动，再做逆时针摩动，直到穴位局部有温热的感觉为度。足三里穴可以用按压法，至局部有较轻微的酸胀感为度。

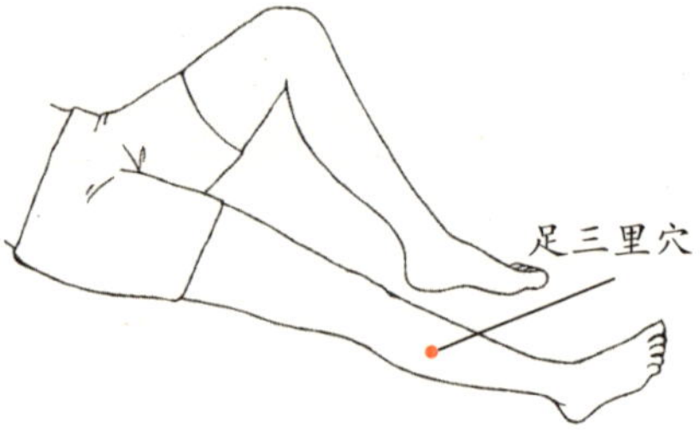

食　疗 宜于吃一些温暖腹部，补充阳气的食物，如狗肉、羊肉、鸡肉、虾、海参等蛋白质食物，以及葱、蒜、姜、韭菜、香菜、胡椒、辣椒、红糖、糯米、羊乳、松子、栗子、大枣、杏脯、茴香等。

脾胃虚寒型 暖身治溃疡

本型的消化性溃疡的主要原因就是由于体内脏腑的功能失调，或者是年龄逐渐增大，人体的阳气不足，形成了虚寒的体质，使血液运行减慢致使腹腔内的营养供应都相应的减少，脏腑的功能因而会受到影响，局部的经脉因为瘀血、痰等病理产物而阻滞不通，导致了消化性溃疡的相关症状。因此，温暖腹部，疏通腹部的经脉，促进气血的运行，是保健的关键。

虚寒型的腹痛容易因为身体遇到寒冷而发作，所以病人居住的房间应尽量温暖向阳，平时睡觉时尤其要注意多加衣被，特别是在天气较热的夏天，很容易因为夜里不盖被子而使腹部受冷而疼痛，病人多以慢性的疼痛为主要表现，多喜欢抱着被子，或者是爬在床上，以缓解疼痛。所以被子和衣服宜柔软舒适，本证的病人还应该多用温热的辅助疗法，注意腹部保暖，必要时可以用腹带，护腹保健品或在腹部放置热水袋进行热敷、口服生姜红糖水等，保持腹部的温度，缓解疼痛。

此外还应该注意饮食的卫生和用餐的规律，防止饥饱无度，暴饮暴食等影响正常的消化功能，加剧腹部的疼痛。如果腹痛刚刚有所缓解，则不宜马上就吃生冷和油腻过大的食物，尽量做到定时定量的用餐，食后不作剧烈活动，形成良好的饮食习惯。

慢性腹泻

慢性腹泻是指腹泻反复发作，发作时大便稀，或呈水样，或大便中夹杂着未消化完全的食物残渣，每天1次，或者数次，持续时间为3个月至数年不等，属于中医中的“泄泻”的范畴。

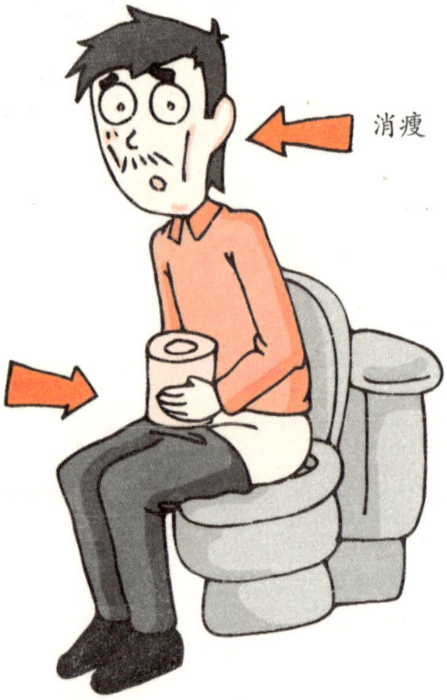

慢性腹泻是消化系统疾病中的一种常见的症状，西医认为多是由于胃肠道的分泌、消化吸收及运动功能障碍，导致粪便稀薄，次数增加。而中医则认为如果负责消化功能的脾胃功能减退，则会增加排出含水量大的粪便。而且消化功能也与肝、肾的功能密切相关，如果人的情绪受到了突然的影响，则可以使脾胃的功能紊乱，而导致长期地慢性腹泻；另一方面，如果着凉或是吃了生冷的饮食之后而造成腹泻的，是因为肾阳不足，使脾胃受不到足够的温暖，从而消化功能减退，食物不能完全消化而混杂在粪便当中。此外，老年人由于气血不足，肾与脾胃的功能逐渐衰退，容易造成肾阳虚引起的“五更泄”，就是每天清晨起床时出现腹泻的症状，腹泻后还容易出现气短乏力，心慌心跳的其他症状。

慢性腹泻是临床常见病、多发病，一般病程较长，而且容易反复发作，难以治愈。在预防和治疗过程中应该认真地辨别症状的性质，找准病因，同时特别应该注意配合饮食的调理，才能收到事半功倍的效果。

分型	特征	病因
情绪引起的腹泻（肝脾不和型）	腹泻经常是伴随着情绪的变化而发生，如果情绪急躁、发恼或者是忧郁的时候容易发生，同时排便之前会有腹部的疼痛，疼痛的部位多发生在身体的侧面，排便之后有时会有没有排净的感觉	主要是情绪的原因使肝的功能相对亢盛，人体内的气不能得到有效的控制，并在脾的部位瘀积，对脾的消化功能造成了不良的影响，破坏了食物的正常消化和吸引，加快了胃肠的蠕动，缩短了食物在体内停留的时间，造成了慢性腹泻
油腻食物引起的腹泻（脾虚型）	腹泻的时间持续比较长，次数较多，或者有时发作，有时停止，病人多数形体消瘦，精神萎靡不振，面色萎黄，没有光泽，浑身乏力，四肢没有力量，腹部经常感觉又胀又闷，往往腹泻发生在进食之后，大便中有没有完全消化的食物残渣	这种类型腹泻的病人多是由于先天身体素质较弱，或者是因为饮食习惯不良，造成了脾胃的功能受到损害，脾消化食物的能力降低，消化的中的吸收能力较差，不能将食物都有效进行消化吸收，有些食物还来不及消化就随着粪便排出了体外，形成了慢性的腹泻
受寒引起的腹泻（肾阳虚型）	病人的突出表现为在天将要亮之时，出现腹泻的症状，排便时伴有腹部急性地疼痛，排便后疼痛减轻，大便的质地较稀，同时平时腹部怕冷，手脚时常会感觉很凉	肾阳虚型的腹泻多是因为腹泻持续很长时间没有得到有效的治疗，使肾阳虚弱，体内的阳气足，而黎明的时候，阳气还没有达到振奋的程度，同时阴寒之气较旺盛，所以腹部会出现疼痛的感觉，腹泻经常是伴随着腹部发出响声而发生的，这种症状也叫做“五更泻”

❶肝脾不和型

中　药 治疗肝脾不和型慢性的腹泻最合适的方剂是加味逍遥散，方剂中的药物多数都有疏肝的功能，使肝的功能相对平稳，提高脾的消化功能，如果脾的消化功能恢复的较慢还可以配合健脾丸进行治疗。

穴位按摩 可以选用太冲穴和足三里穴来进行治疗。取太冲穴时，可以沿着脚拇指与食指之间往脚背的方向推动，在遇到骨骼突出部分时，前方的凹陷处；足三里穴在胫骨的外侧筋肉的起端，膝盖往下四横指，胫骨前缘外侧一中指按压时的凹陷处。在做穴位按摩时两个穴位都可以用拇指或中指指端在穴位的局部进行按压，力量由轻到重，缓缓加力，直到穴位局部有较为强烈的酸胀感为止。

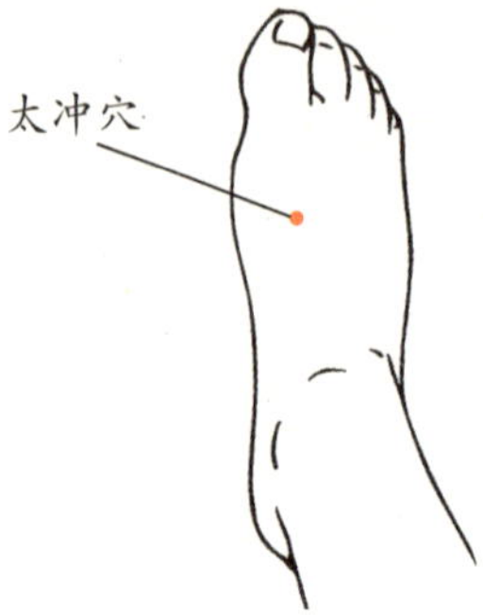

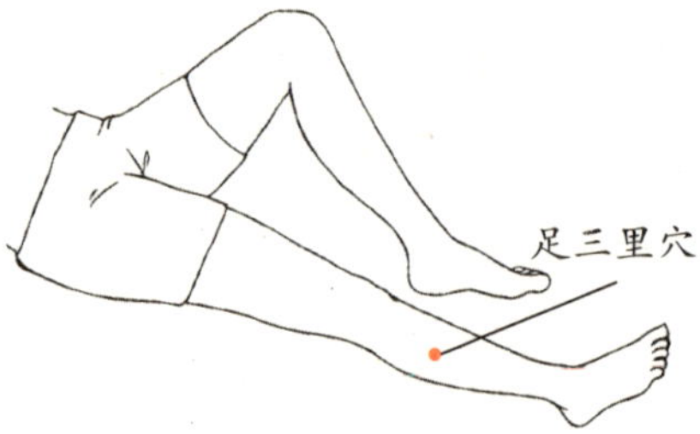

食 疗 饮食以清淡为主，可指导病人多食用番茄、茭白、苦瓜、冬瓜、萝卜、雪梨、苹果、西瓜、金橘等有疏利行气作用的食物，少吃油腻的食物，忌辛辣、烟、酒及粘滞，容易造成上火的食物。

肝脾不和型 调和止腹泻

肝的功能过于旺盛，影响脾的消化功能是肝脾不和型慢性腹泻的发病原因。因此在保健过程中注意调理情绪，抑制肝的功能，而补益脾胃，扶助脾的消化功能是合理的思路。

对于肝气较旺的病人，情绪多数都很急躁，遇事很容易发怒，愿意与他人发生争吵，有时自己不能控制。因此在护理和保健的过程中，做好心理工作，及时疏导和控制病人的不良情绪是保健与养生非常重要的一个方面。要做到经常与病人进行谈话交流，态度尽可能和缓，帮助病人解决一些生活中的实际困难，并指出保持良好情绪对疾病康复的重要意义，帮助病人保持一个良好的心态，增强战胜疾病的信心，同时也使病人能够更好的配合相应的治疗。

脾的消化功能的恢复和保养，重要的是养成良好的生活习惯和饮食习惯，规律的饮食会使脾的功能趋于正常。特别是在现在社会工作和生活压力较大的时候，这一点尤为重要，也直接关系到治疗效果的好坏，应该在平时的生活形成规律的作息时间，按时睡觉和起床，不熬夜娱乐，注意保证睡眠的时间，在饮食上要按时吃饭，特别是不能不吃早饭，三餐食量相当，不要暴饮暴食，多吃一些面食或者是粗粮，如小米、高粱等，这些食物都有助于调理饮食结构，帮助脾胃功能的恢复。

脾虚型

中　药 在临床中经常应用的是参苓白术散来治疗脾虚型的慢性腹泻。方剂中的白术、茯苓等药物都是用来增加脾的消化功能的有效中药。同时还配合了补益人体正气的人参等药物，一方面辅助提高脾的功能，另一方面也是为了提高人体的对疾病的抵抗能力。

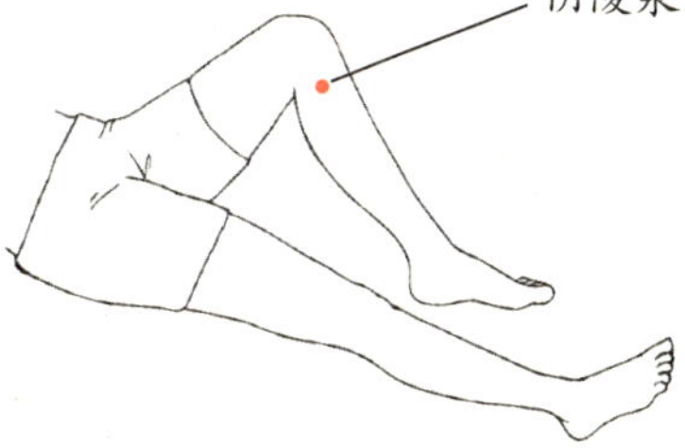

穴位按摩 可以选用阴陵泉穴和足三里穴进行治疗。阴陵泉穴位于膝盖外侧小腿部，膝盖骨斜下方，胫骨突出部位下方的凹陷处；足三里穴在胫骨的外侧筋肉的起端，膝盖往下四横指，胫骨前缘外侧一中指按压时的凹陷处。在做穴位按摩时两个穴位都可以用拇指或中指指端在穴位的局部进行按压，力量由轻到重，缓缓加力，直到穴位局部有较为强烈的酸胀感为止。

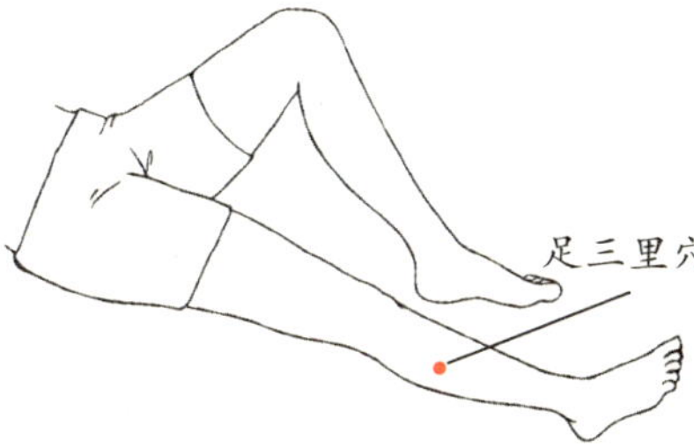

食　疗 脾虚宜食物品主要有粳米、糯米、番薯、白扁豆、牛肉、大枣、莲子肉，可以同时配合几种食物进行食疗，如百合、莲子、薏米各适量，一起煮粥，加冰糖或白糖调味食用。栗子肉20～30克，大米100克，一起煮熟加白糖或油盐调味食用。

脾虚型　健脾止腹泻

脾虚型脾泻的病人多数已经腹泻持续了比较长的一段时间，由于长时间脾的消化不良，吸收功能不正常，就会导致形体消瘦，面色萎黄，饮食减少，腹痛等，这些都是体内的气血和抵抗力下降的表现。因此从根本恢复脾的消化功能是保健的关键所在。

要注意饮食调理，做到饮食有节，不要吃寒凉的食物，要做到温热适宜，多吃一些清淡而且容易消化并富有营养的食物。脾虚的慢性腹泻多数可能与饮食习惯不良有关，平时喜欢吃零食，特别是糖类食品，或是进餐前吃东西，如果汁等饮料，都会影响正餐的食欲，从而引进消化不良。经过一段时间，就会损伤脾胃。注意脐部的保暖，特别是脐周的部位，以防受凉，避免脾胃受到寒邪的侵袭而加重病情，可以采用热敷的方法或用艾条在脐部周围进行熏烤，每次烤到腹部感到温暖为适宜。

同时可以做有益于保健脾胃，帮助消化功能恢复的体育锻炼，如太极拳，气功等。还可以做腹部的简易保健体操，具体方法是身体平躺在床上，双手重叠，以下面手的掌心的位置放在肚脐部，双手带动腹部的皮肤做环转运动，先顺时针环转，再换逆时针方向，每个方向做五分钟左右，一直到腹部感到温暖，或者腹内有流水样的响声为止。持之以恒，会对脾胃功能有良好的锻炼作用。

肾阳虚型

中　药 四神丸是治疗肾阳虚型慢性腹泻的最佳方剂，可以达到温暖肾阳的作用，大量补益人体的阳气，恢复脾的消化功能，但是在服药的过程中应该特别注意吃药的时间，最好是选在前一天晚上睡觉之前趁热服用，效果会更好。

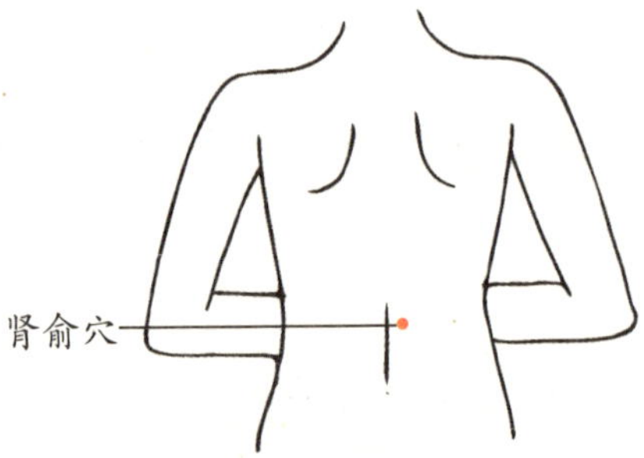

穴位按摩 选用肾俞穴和关元穴。肾俞穴位于后腰部，腰线高度的脊柱骨突出处下方，左右各二横指宽度处；关元穴位于下腹部正中线上，肚脐下方一手掌宽度的位置。两个穴位均可以采用两种方法进行按摩，即将双手搓热后，置于穴位处，使手心的热度透过穴位局部皮肤向身体内部传导，还可在穴位局部进行来回的擦动，使穴位局部皮肤直接产生一定的热度。

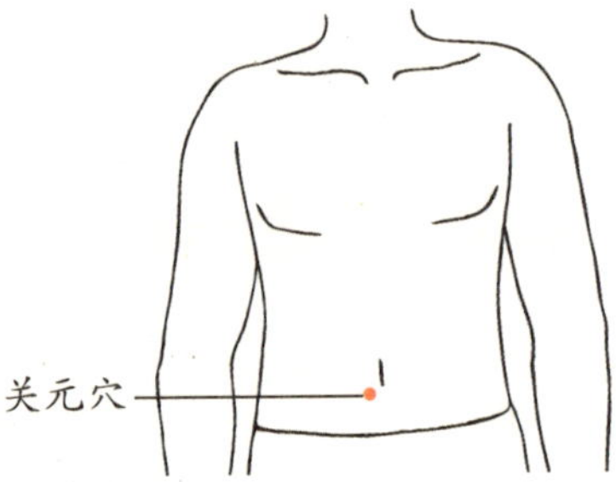

食　疗 在饮食方面要注意不要吃生冷的食物，可以多吃韭菜，大蒜等补阳的蔬菜，也可以多吃用羊肉、狗肉等肉类来补助阳气，还可以用杜仲、巴戟天、锁阳等补阳药褒汤，药物加食疗增强治疗效果。核桃、枸杞、狗肉、羊肉、

黑芝麻、龙眼肉等温性食物也可以配合食用。

肾阳虚型 补肾治腹泻

肾的温暖作用的减退，造成脾的消化功能得不到相应的支持，就会形成腹泻，在时间上表现就是在黎明阳气不足，而阴寒之气旺盛的时候发生腹泻，因此补益肾阳，增加肾对脾的温暖能力，是肾阳虚型慢型腹泻的保健关键。

肾阳虚的病人多数都是年龄较大的老年人，因此要注意适当的进补，不仅要注意在饮食上调理，还要应用一些药物治疗和物理疗法来达到补充阳气的目的。在饮食上要多注意吃一些高热量，补充营养的食物，如可以食用韭菜、羊肉等补益肾阳较好的食物，还可以配合金匮肾气丸等补肾的中成药物。同时还要注意情绪的乐观和稳定，因为如果急躁易怒、忧思过度会使肝的功能亢盛，导致体内的阳气受到进一步耗损，使肾阳虚的症状加重，所以保持良好的心态也是保健的一个重要方面。

此外，要注重配合体育锻炼，通过活动使脾胃功能增强，使吸收功能得到提高，有助于食物和药物发挥作用。也可以配合小动作的保健体操，如按摩两肾区，在两侧肾俞穴位处，进行擦动，用力不要过度，但要保证感觉到热感沿皮肤向体内传导，一直到局部或全身发热，同时呼吸保持平稳均匀，呼气时稍用力。这种保健方法可以促进肾区血液循环，尤其对于改善局部微循环有很大的帮助，对改善肾的功能大有好处。

慢性胆囊炎

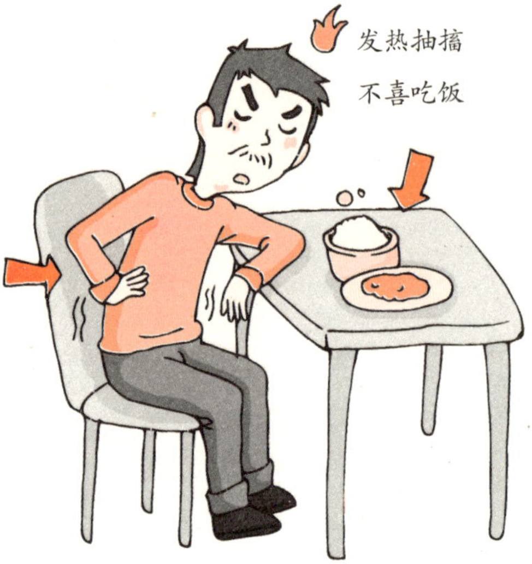
发热抽搐
不喜吃饭
心中顺热
舌头发紫
胁肋部疼痛

胆囊炎是最为常见的胆囊疾病，常与胆石症同时存在。女性多于男性。胆囊炎还分为急性和慢性两种。属于中医学中的“胁痛”的范畴。急性胆囊炎一般表现为上腹部或右上腹剧烈绞痛，可以放射至右肩背部甚至可诱发心绞痛，同时可以有不同程度的发热，常有恶心、呕吐、腹胀和食欲下降等。慢性胆囊炎表现多不典型，多数是右上腹或上腹不同程度的隐隐作痛，或者是刺痛，进食油腻食物或劳累后症状会加重。急性胆囊炎多数要进行外科治疗，因此，我们在这里主要讨论慢性胆囊炎。

本病主要与肝胆的功能失调有关，同时也与其他脏腑的病变也有密切的联系。其病因主要有这样几个方面。肝的功能受到情绪的影响，导致了人体气机运行的异常，使气在肝胆部的经脉中瘀滞，或者是暴怒以及其他强烈的精神刺激，伤及了肝部的经脉，使肝的疏泄功能出现了异常，使水液代谢不利而导致发病。气血虚弱，或者外伤都能引起血液的运行受阻，气机郁滞时间过久，血流不通畅，都会形成瘀血，停留在局部，不通则痛，也能产生疼痛。或者肝胆由于外界的湿邪，向内侵袭肝胆，或者是脾胃的消化功能受损，也会导致胆囊炎。另外一个原因就是患慢性病、劳累过度导致了肝的阴液不足，精血亏损，肝得不到滋养，形成了胆囊炎的一系列症状。

分　型	特　征	病　因
易怒疼痛剧烈的胆囊炎（湿热证）	胁肋部疼痛，口里有苦味，或者疼痛的性质为绞痛，心烦意乱，容易急躁，胸闷没有食欲，恶心呕吐，或者眼睛和身上都发黄，浑身发热并感觉闷胀，小便发黄	主要是由于体内的水液代谢异常，水分不能及时的进行排泄，过多的水分积聚在身体的局部，经过一段时间之后就会形成热邪。湿热夹杂，使肝胆的经脉阻塞不通，不通则通，产生了局部的炎症和疼痛
胁肋胀痛的胆囊炎（肝郁证）	胸胁满闷疼痛，疼痛的性质是胀痛，疼痛多数与情绪的关系比较密切，随着情志变化加重或减轻，或者疼痛连及到小腹，精神抑郁，喜欢长出气，食欲不佳，进食量减少	主要是由于肝的功能受到了外界的刺激，功能失调，气机的运行不规律，使气血流通不畅，同时肝胆部的经脉中也积满了瘀血和痰浊等病理产物，使胆的功能也受到了影响，导致了炎症和疼痛的症状
局部有刺痛的胆囊炎（瘀血证）	胁肋部感觉刺痛，并且疼痛固定不移动，白天的时候疼痛减轻，到夜里加重，疼痛的地方拒绝揉按，或者感觉到胁下的地方有硬块，推动时还不能移动，舌头发紫并且有斑点	主要是由于年老体衰，或者长期压力过大的工作和生活中过于劳累，使身体内的气血消耗过大。或者是局部的外伤等，都可以引起体内的气机运行没有足够的动力，而在肝胆部的经脉中产生了瘀血，而导致了疼痛的产生
眼睛干涩的胆囊炎（肝阴不足证）	胁肋部有隐隐作痛的感觉，而且往往疼痛都会持续很长的时间，两眼发干缺少津液，指甲没有血色，口干咽躁，心中感到烦热，每天到下午的时间都会有规律性的发热，严重的时间会有抽搐的症状	主要是由于外界邪气的侵袭，或者身体内的有热邪的消耗，整个身体的机能减退，肝部的阴液也相对地减少，不能满足维持正常功能的需要，因此出现了一系列阴虚引起的症状，以身体的虚热为主要特征

湿热证

中　药 可以选用具有清利肝胆热邪、止痛的龙胆泻肝丸来治疗。如果有发热、皮肤发黄的症状，可以再加茵陈蒿、黄柏等中药。如果出现大便不通畅，腹部胀满等则可以配合大黄、芒硝等通利大便。

穴位按摩 可以选择阴陵泉穴和胆囊穴。阴陵泉穴位于膝盖外侧小腿部，膝盖骨斜下方，胫骨突出部位下方的凹陷处；胆囊穴在阳陵泉穴位于小腿部，膝盖外侧，膝盖骨斜下方，腓骨小头突出部位下方的凹陷向下两横指的位置。按摩时可以用拇指指端及指腹按压在穴位处，其他四指自然贴附在第五指上，由轻到重，逐渐用力，直到穴位局部有较为明显的酸胀感为度。

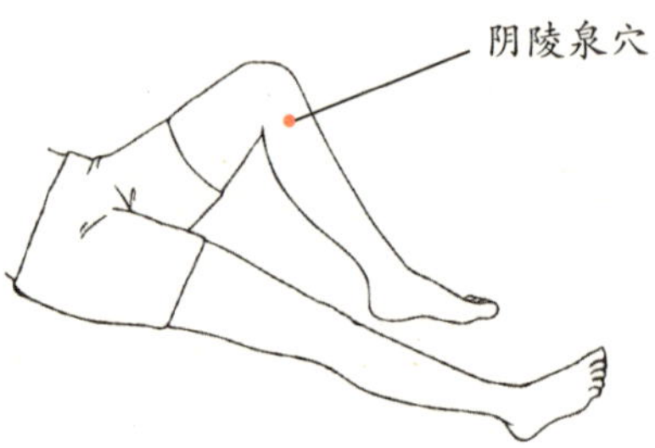

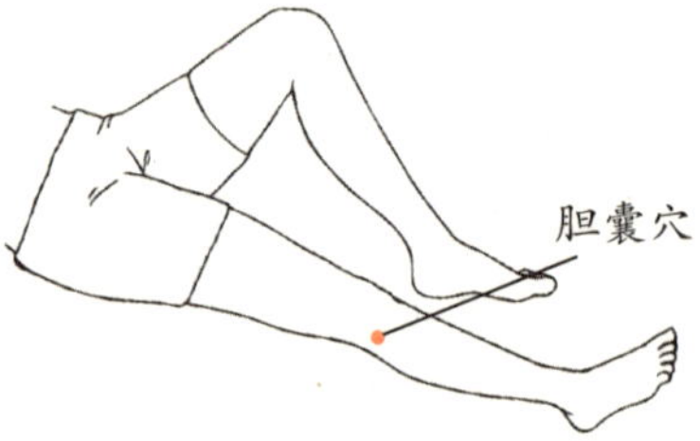

食　疗 可以食用低脂肪，高碳水化合物的流质食品，如藕粉、米汤、果子水、蔬菜水、蜂蜜水等。最好不吃动物的脑、肝、肾及蛋黄、鱼籽等，不宜吃油炸食物、肥肉等，同时也不宜饮酒、浓茶、咖啡及食用含粗纤维素多的蔬菜和水果。

湿热证 除湿止胁痛

湿热型胆囊炎主要是由于湿热邪气侵入了人体，郁积在体内胆的经脉循行部位，阻碍了体内的气血循环和水液的代谢，使胆汁的生成和代谢功能出现异常。同时胆汁的循环障碍又加剧了体内的水液的瘀阻，从而形成了病理性的恶性循环。胁肋部的经脉不通，不通则痛，导致了以胁部的疼痛为主的一系列胆囊炎症状。

慢性胆囊炎与饮食的关系尤为密切，因此要先从饮食入手进行调理，应按以下原则处理。首先最好能大量饮水，以便稀释胆汁，减少浓胆汁对胆囊壁的刺激，尽量注意摄入低脂肪、低胆固醇的食物，避免食用动物的内脏及蛋黄、鱼籽等，也不宜吃油炸的食物及肥肉。要杜绝食用刺激性的食物。食物以清淡为宜，并注意每餐少食，但每天多餐。养成良好的排便习惯，保持大便畅通。

到了夏季之后，特别是入伏之后，随着大气中的湿度逐渐增加，湿热之邪会随着气候的变化而变得旺盛，会更容易诱发胆囊炎的产生。此外要多注意运动养生保健，平时多走动，并且适当地进行一些体育锻炼，如散步、慢跑、打太极拳等，并且尽量保持心胸宽阔，心情舒畅，避免情绪过于激动，从而影响肝的疏泄功能。

肝郁证

中 药 主要选用可以疏理肝气，解郁止痛的柴胡疏肝散来治疗。如果胁肋部疼痛比较剧烈，则可以加青皮、延胡索等加强理气的功效。如果烦燥易怒，则适合加牡丹皮、黄芩、夏枯草等中药配合使用。

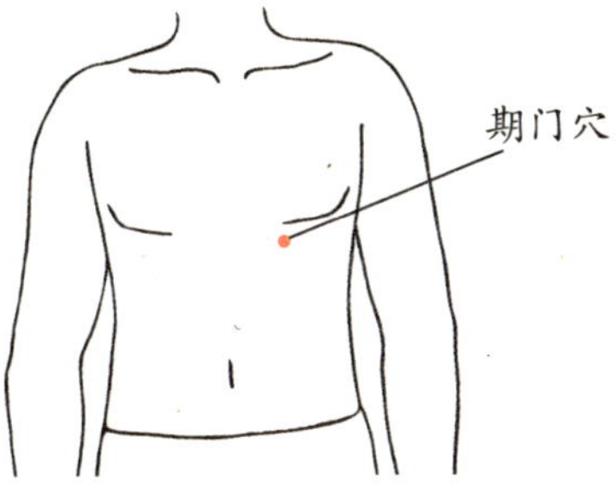

穴位按摩 可以取期门穴和太冲穴进行按摩。期门穴在乳中线上，乳头下二个肋间隙，即在第六肋间隙处；太冲穴在沿着脚拇指与食指往上，在碰到骨骼突出部分前的凹陷处。按摩时可以用拇指指端在穴位上按压，力度由轻到重，逐渐加力，直到局部感觉有较为强烈的酸胀感为止。

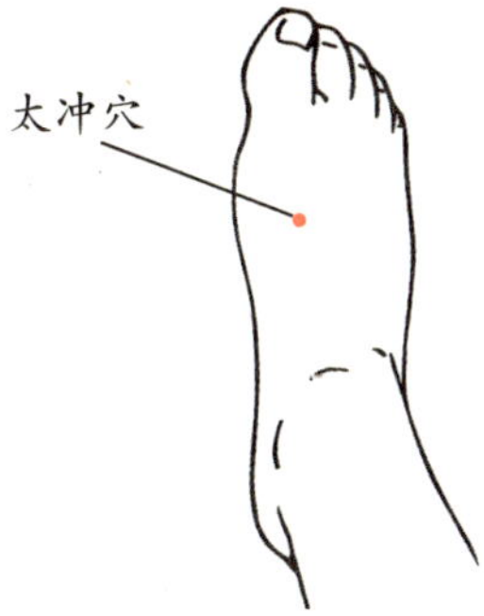

食 疗 一般认为青色的食物益肝气循环和代谢，有能消除疲劳、舒缓肝郁的作用。所以适合多吃一些青色的食物，例如绿豆、大小黄瓜、花椰菜、毛豆、芹菜、菠菜、竹笋、番石榴等。此外金针菜、佛手柑、金橘、槟榔等也都能舒肝行气，缓解胆囊炎产生的疼痛。

肝郁证 疏肝止胁痛

肝郁型的胆囊炎主要是由于心情郁闷、精神受到刺激或者以往情感受到过伤害，使肝控制身体内水液代谢的功能受到影响，导致胆汁分泌与传导出现障碍，经络的气机也由于情绪的影响而瘀滞在局部，从而形成了疼痛为主的一组症状，因此保健的关键是保持情绪的舒畅，促进体内气机正常的运行。

一般调理情绪应该从缓解心理压力入手，随着社会竞争的日趋激烈，人们的生活节奏越来越快，工作的压力使心情一直处于高度紧张的状态，这种持续紧张的情绪会使肝的疏泄功能就会因此而受到影响，气机的运行也会出现阻碍。当承受强大心理压力时，应该尽可能多地摄取富含维生素C的食物，如清炒菜花、甘蓝菜、菠菜色拉、芝麻、水果等。

在平时的生活中还应该注意控制情绪，避免发怒或者情绪的郁闷，可以采用比较积极的方法来处理过激的情绪，如情境转移法，用转移注意力的方法来抵消怒气，发火的时候不妨迅速离开使你发怒的场合，最好再能和谈得来的朋友一起听听音乐、散散步，情绪就会渐渐地平静下来。

还可以通过一些物理疗法和体育锻炼来使肝的功能得到恢复，鼓励病人适当进行体育锻炼，如散步、做保健操、练气功等，并指导病人多参加集体活动，帮助陶冶情操，保持稳定的情绪。

瘀血证

中 药 一般使用可以活血化瘀，并调理瘀血局部气血再生的方剂，血府逐瘀汤配合复元活血汤是最为常用的。如果局部有硬块，可以加三棱、莪术、地鳖虫等，以尽快消除腹部由于瘀血产生的肿块。

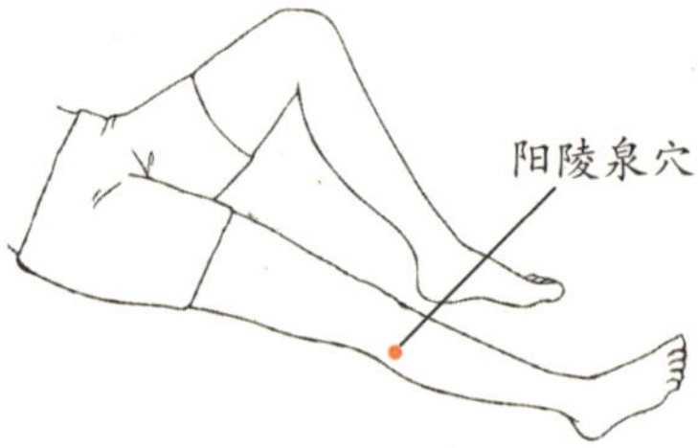

穴位按摩 可以选阳陵泉穴和三阴交穴。阳陵泉穴位于小腿部，膝盖外侧，膝盖骨斜下方，腓骨小头突出部位下方的凹陷处；三阴交穴在位于胫骨后方，足踝内侧最高点内侧沿小腿向上四横指处，按压时会感到疼痛的位置。可以用拇指或中指的指端，或者是拇指罗纹面着力于穴位处，缓慢揉动2～3分钟。

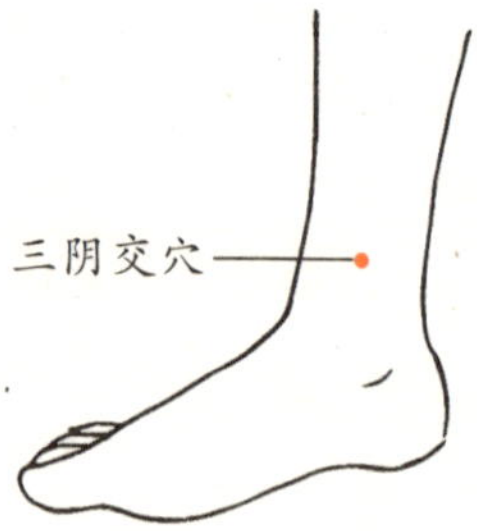

食 疗 可以多选用一些具有活血化瘀功效的食物，如一般认为桃仁、油菜、慈菇、茄子、山楂、酒、醋、蚯蚓、蚶肉等食物，可以加快体内的血液循环，并且能够促进瘀血的吸收和瘀血局部气血的重新调理。

瘀血证 活血止胁痛

瘀血型的胆囊炎主要是由于跌伤或者撞击胁肋部引起的外伤，或者由于举物负重等过大的动作，引起了胁部的经络受到损伤，使血管破裂而出现了局部的瘀血，阻滞了胁肋部的气血运行，产生了疼痛。另外还会因为体内的气血运行动力不足，使部分血液因为流行过慢而积聚在胁肋部，从而产生疼痛。因此保健的关键在于促进血液的循环，使经络通畅。

首先，可以增加身体的热量，使体内的血液加快，新陈代谢旺盛起来，就能促进瘀血的重新吸收和循环，可以吃一些温热性质的食物，或者在饮食中多加一些热性的调料，如姜、蒜、胡椒等，都可以温暖身体。同时还可以配合做腹部的按摩，恢复人体的原气，促进体内的血液循环。具体的方法是用两手掌交替在脐周围擦动，左手由左至右，右手由右至左，直到腹部有温热感产生。

要注意情绪对气机的影响，因为激动、紧张、烦躁、发怒等不良的情绪变化，均可使肝的疏泄功能，正常体内水液代谢循环受到破坏。因此对脾气暴躁、紧张、恐惧的病人，应耐心做好病人的工作，说明情绪变化对本病的影响，消除紧张的情绪，保持内心的平静，对本病的恢复十分重要。同时要注意少吃油腻而富有脂肪的食物，养成按时进餐习惯，避免暴饮暴食。

肝阴不足证

中　药　一般选用一贯煎来进行治疗，主要是用于补充肝部的阴液，并可以同时滋养肾的阴液，补充身体阴的源泉。如果心神不宁，有睡眠不佳的症状，可以加酸枣仁、炒栀子、合欢皮等帮助入眠。

穴位按摩　选择足三里穴和太溪穴。足三里穴位于胫骨的外侧筋肉的起端，膝盖往下四横指，胫骨前缘外侧一中指按压时的凹陷处；太溪穴位于足踝内侧，足内踝尖的最高点与跟腱连线中间的凹陷中。按摩时手握空拳，拇指伸直并紧靠于食指中部，用拇指端着力于穴位上，前臂与拇指主动发力，进行持

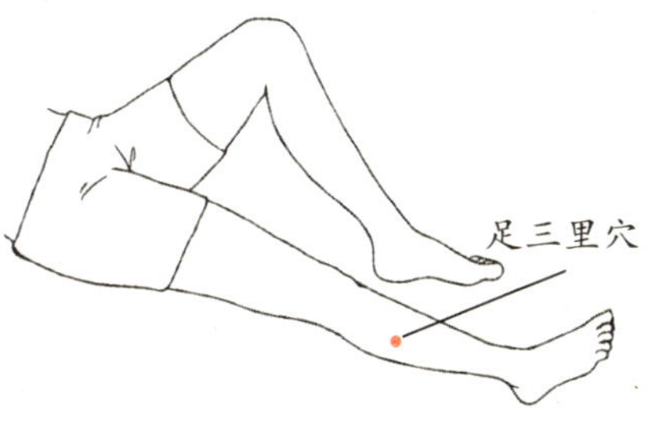

续点压，保证持续的酸胀感2～3分钟。

食 疗 肝阴不足的病人特别要注意在冬天养护肝的阴液，可以养肝阴的水果有橙、柑、李子、桃子，水产品有蜗牛、海带，还有陈醋、枸杞子、白菊花、黄瓜。一些容易让身体燥热的食物不适合肝阴不足的人食用，例如各种酒、羊肉、红茶、咖啡、奶酪、橘子等。

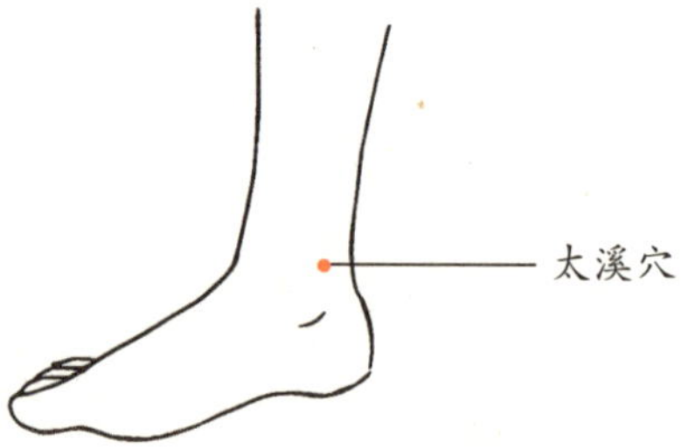

肝阴不足证 补阴止胁痛

肝阴不足型的胆囊炎主要是由于长期患慢性疾病，身体变得非常虚弱，阴液得不到及时的补充，或者是平时性生活中不注重节制，或者由于各种原因引起的失血，均能导致体内的精气和血液亏损，造成了肝阴不足，血虚不能营养肝脏，使经脉失去营养而发生疼痛。因此，补充肝部的阴液和有效的防止阴液的流失是保健的关键。

首先要注意饮食卫生，饮食中不必绝对禁油腻，但控制脂肪和胆固醇的摄入是非常有必要的。不能吃得过饱，以低脂肪、低胆固醇食物为主，平时饮食亦应进食易消化、少渣滓食物，以避免产生气体，宜吃植物油，因为植物油有一定的利胆作用，多饮果汁等清凉饮料，严格控制食用肥肉、油炸食品、含油、脂多的干果、子仁类(核桃、花生仁、腰果等)及蛋黄、动物内脏、鱼子等，一切酒类及刺激性食物或浓烈的调味均可能导致胆囊炎的急性发作，所以要禁酒忌烟。

其次要注意休息，生活起居要有规律，养成早起早睡的习惯，避免因为过于劳累，或者熬夜工作娱乐，损伤身体内的阴液。保证每天水分的摄入量，保持大便通畅。更应避免情绪激动和精神紧张，以防诱发。保持心情舒畅和放松，适当进行体力劳动与体育锻炼。

胆石症

胆石症是指胆道系统包括胆囊与胆管的任何部位发生结石的疾病，为腹外科的常见病变。胆结石根据其化学成分分为胆固醇结石、胆色素结石及混合性结石三大类。本病属于中医学“胆心痛”、“胁痛”、“腹痛”、“黄疸”、“结胸”等范畴。

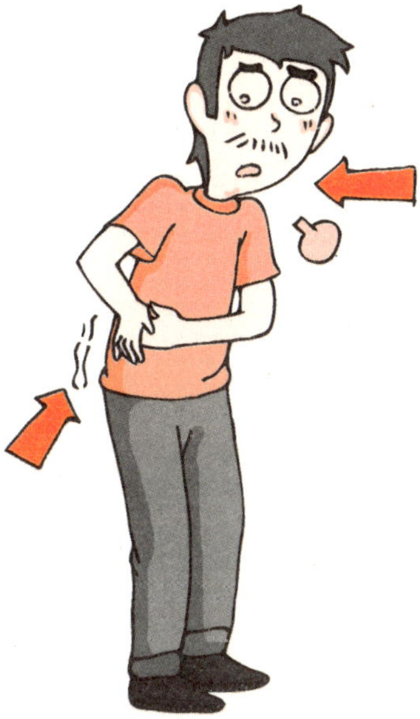

西医学认为形成胆结石的机理尚不十分清楚，但因素很多，可以是单一的因素，但多为综合因素所引起。主要与胆汁成分的改变、胆道感染、胆道梗阻、溶血、寄生虫、肝胆疾病、胆囊本身的因素、年龄、性别、饮食习惯及地理环境等因素有关。这些因素导致胆汁中胆固醇或非结合胆红素的含量增加，最终形成胆固醇结晶或胆红素钙等，进而沉淀积聚，形成胆石。由于结石存在的部位不同而临床表现各异，取决于结石的部位、是否造成梗阻和感染等因素。

中医认为，本病多因饮食失调，过食营养过于丰富的食物，或者大量饮酒。各种不良情况造成的情绪伤害，肝气郁结，疏泄失常，脾的运化功能失常，或者外感湿浊邪气，中毒所导致的。暴饮暴食，会使胃的承纳过盛，肥脂湿浊停留在身体的局部。七情所伤，气机不畅，或者感受外界的湿浊，或者湿浊内蕴，气郁湿阻，时间一久形成了病理的产物而发病。外伤或者长时间患病，瘀血内停，阻塞于肝部的经脉，气机不畅，与瘀血互相影响，变成了有形的邪气，发生了本病。

分型	特征	病因
伴发有情绪变化的胆石症（肝胆郁滞型）	主要表现为右侧的胁肋胀痛，牵连到后背部，性情抑郁或者情绪非常急躁易怒，胸部和腹部都有烦闷的感觉，喜欢叹息，并且经常感觉有气体从胃部升起，食欲不振	主要是由于情绪的突然改变，或者是外邪和人体内其他脏腑的疾病，导致了肝胆的气机不畅，从而影响了整个身体内水液的排泄和流通功能，在肝胆部经过一段时间的积累，就产生了砂石样的病理沉积产物，形成了胆石症的症状
伴发有绞痛的胆石症（肝胆湿热型）	主要表现为右上腹部的持续性胀痛或绞痛，疼痛一直引申到肩背部，如果按压触碰就会表现尤其严重，口苦咽干，恶心呕吐，腹部有满胀的感觉，不想饮食，怕冷发热，或者一阵发凉和一阵发热，身体和眼睛都会发黄，小便时间短，颜色发黄，大便不通	原因主要是由于外邪，尤其是湿邪的不断侵袭，或者是脾、肾的功能失调，使体内的水液代谢受阻，长时间停留在身体的局部而产生了热邪，与湿邪相掺杂，一起作用在肝胆的局部，产生了砂石样的病理改变
伴有神智不清的胆石症（热毒炽盛型）	主要表现为右上腹持续的剧烈疼痛，腹内发硬，满闷，拒绝按压，发热很严重，烦躁口渴，身体和眼睛都会发黄，有时会伴发有神智不清的症状，大便不通，小便持续时间短，而且颜色发黄	主要是由于外部的流行热性的毒物侵袭入人体，使体内的正常的免疫力减弱，肝胆局部的气血受到热毒的影响，使调控人体水液代谢的功能失常，热毒旺盛，使肝胆部的阴液不断消耗，从而形成了胆石病的各种严重症状

❶肝胆郁滞型

中　药 主要选择能够疏利肝胆气机，祛除积滞，排出砂石的方剂，柴青三金汤加减。如果胁部疼痛不能停止，可以加川楝子、延胡索；恶心想呕吐者，可以加半夏、陈皮。口苦咽干者加龙胆草，芦根；腹部胀满者加厚朴、陈皮。大便稀薄者加白术，山药。

穴位按摩 一般取阴陵泉穴和肝俞穴。阴陵泉穴位于膝盖外侧小腿部，膝盖骨斜下方，胫骨突出部位下方的凹陷处；肝俞穴是从肩胛骨下端的背骨高度起，往下找两节背脊骨后，各在其左右外侧二指宽处。在按摩时可以用拇指指端在穴位上按压，力度由轻到重，逐渐加力，直到局部感觉酸胀感为止。

食 疗 可以选择能够疏理肝气，促进排石的食物，如大金钱草蒸猪肝。取大金钱草60克，猪肝250克，狗宝1.5克，将金钱草、狗宝洗净，捣碎研成细末，猪肝洗净，放入沸水中煮透，用凉水冲洗干净，沥去水分，切成片，放在碗内，撒上药末，拌匀，加葱节、姜片、清汤，入笼中蒸30分钟左右，取出，泌出汤汁，加食盐、味精调味，可以当做是佐料食用。

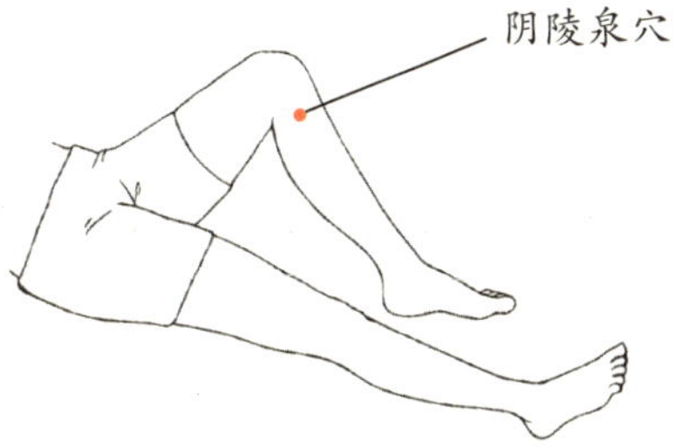

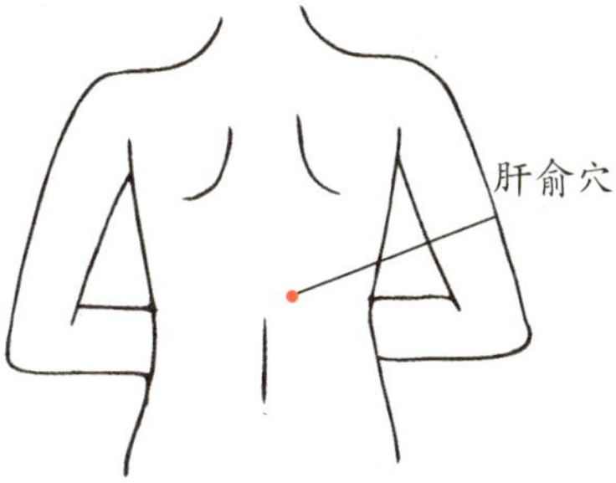

肝胆郁滞型 疏肝利胆排结石

本型的原因是由于外邪的侵袭，或者是情绪受到了刺激，肝胆局部的气机受到了影响，而阻滞在经脉之中，导致了体内水液代谢的失常，时间一久，就在胆道之中产生了砂石等有形的病理产物。因此，本型的保健要点是疏理肝部的气机，促进结石的排出。

首先要注意不能受凉，注意及时保暖，居住的房间里温度要适宜，因为受寒可使全身机体抵抗力降低诱致急性发作，同时不宜饮食过饱，尤其不可暴饮暴食，因为这样容易促使胆汁大量分泌，胆囊强烈收缩，引起发炎、绞痛等。烟、酒、浓茶与咖啡均属刺激性物品，它可刺激胃酸分泌过多而致胆囊收缩素发出胆绞痛，故平日应少吸烟、少饮酒，少喝咖啡、浓茶，宜多饮开水，多食米汤、稀粥、藕粉、豆浆、杏仁茶等清淡的饮料和食品，以减低胆汁粘滞度，促进胆汁分泌和顺利排泄。少食醋、杨梅、葡萄、苹果、山楂、话梅及其他过酸食物，因酸性食物可刺激十二指肠分泌胆囊收缩素，引起胆囊收缩而致胆胶痛的发作。

少食油腻的食品。高脂饮食是胆结石患者的大敌。因为高脂饮食也可以引起胆囊收缩、胆囊结石更易嵌顿，故肥肉、猪油、花生米也宜少吃。严格控制食用动物的肝、脑、肾及鱼子、蛋黄等含胆固醇较高的食物。常食米面及瘦肉、鱼、豆类等制品与含B族维生素和维生素A、C较多的蔬菜、瓜果等，要注意保持大便通畅。

肝胆湿热型

中 药 主要选择能够清泻肝胆湿热，排出砂石的茵黄三金汤加减治疗。如果身体烦热不能缓解者，加金银花、蒲公英；身体发黄不消退者，加青黛（包煎）、皂角刺。呕吐比较严重者加竹茹、陈皮。

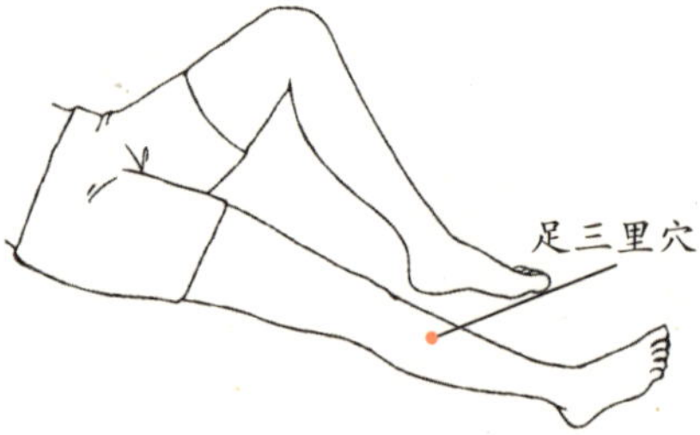

穴位按摩 选用足三里穴和阴陵泉穴。足三里穴位于胫骨的外侧筋肉的起端，膝盖往下四横指，胫骨前缘外侧一中指按压时的凹陷处；阳陵泉穴位于小腿部，膝盖外侧，膝盖骨斜下方，腓骨小头突出部位下方的凹陷处。按摩时可以用拇指指端在穴位上按压，力度由轻到重，逐渐加力，直到局部感觉酸胀感为止。

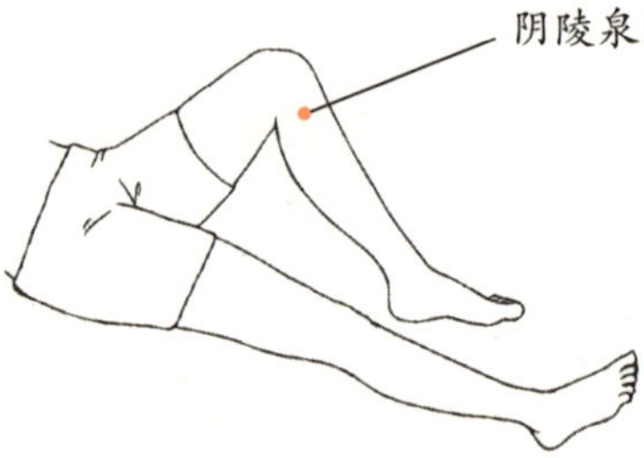

食 疗 要选择能够祛除湿热的食物，如玉米须茶，取玉米须50克，将玉米须洗净，晒干，剪成小段，开水冲泡，代茶饮用。或者用白茅根炖肉，取鲜白茅根50克，猪精肉500克，白茅根、猪肉洗净，肉切片，白茅根切成小段，一同入砂锅中，加葱、姜、清水适量，先用大火烧沸，再用小火婉至肉熟烂，除去葱、姜、白茅根，加入精盐、味精，吃肉喝汤。

肝胆湿热型 利湿除热助排石

本型胆石症主要是由于湿热邪气侵入了人体，郁积在体内胆的经脉循行部位，阻碍了了体内的气血循环和水液的代谢，使胆汁的生成和代谢功能出现异常，同时胆汁的循环障碍又加剧了体内的水液的瘀阻，从而形成了病理性的恶性循环，阴液大量的损失，胆汁中的杂质逐渐形成了有形的病理产物。因此，本型的保健关键促进水液的正常代谢，加快结石的排出。

要养成良好的饮食生活规律，一日三餐均匀进食，可使胆汁分泌有规律，防止胆汁浓缩淤积。有的人不吃早饭，这样容易使胆汁浓缩，导致结石再生。多饮水可以不使胆汁过分浓缩，不过度食用高蛋白高脂肪饮食，不要使脂肪和胆固醇摄入多，身体肥胖，容易生成胆固醇结石。要适当运动久坐久卧不动，会使胆汁在胆道内运行缓慢，而胆汁的滞留就会为结石的产生创造条件。保持乐观开朗的情绪，我国医学认为胆结石的产生与肝郁气滞有关，现代医学认为乐观开朗的情绪会调整身体的新陈代谢，使各脏器正常运行，由此对预防胆结石的发生有许多益处。

积极防止胆道感染尤其要讲究饮食卫生，预防蛔虫等寄生虫感染，可防结石发生。因为不少胆结石的成因是以逆行到胆道的蛔虫卵和蛔虫残体为核心形成的。有急性或慢性胆囊炎者宜在医师指导下积极治疗，适当应用利胆消炎药物，以避免胆汁淤积，利于胆汁流通和排泄，有预防胆结石形成的作用，对已发生的小结石也有溶石排石作用。

热毒炽盛型

中　药　主要选择能够清热解毒，通利脏腑，排出砂石的三黄三金汤加减进行治疗，如果神志昏迷者加服安宫牛黄丸（鼻饲或灌服）1粒。精神疲惫，出汗严重者，可以加五味子、西洋参。四肢发冷，不能温暖，脉搏跳动弱的，加红参、制附子。

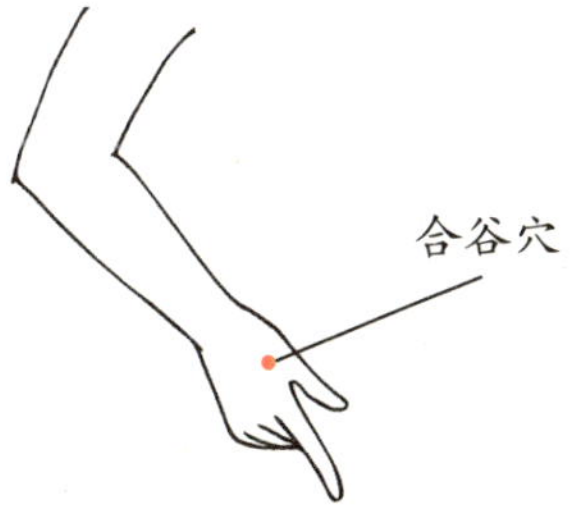

穴位按摩　选用合谷穴和丰隆穴。合谷穴在拇指与食指中间，骨头根部前的位置；丰隆穴位于膝盖外侧下方突出的骨头与外脚踝最高点连线中点处。按摩时可以用拇指的指端在穴位上按压，力量由轻到重，缓缓加力，直到穴位局部有较为强烈的酸胀感为止。

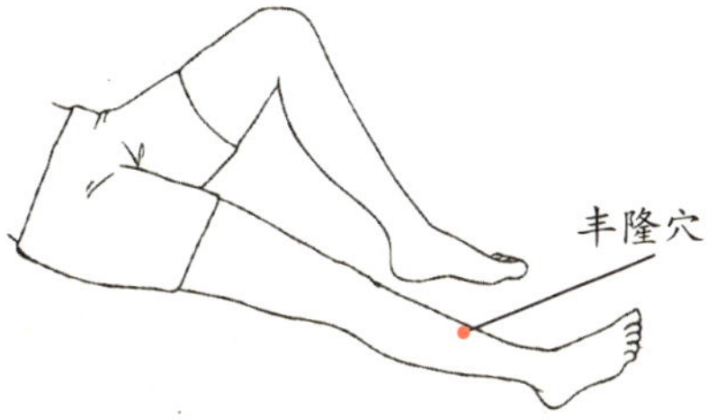

食　疗　选择金钱草粥，取新鲜金钱草60克，粳米50克，冰糖15克，金钱草洗净，水煎取汁，粳米淘洗干净，倒入药汁，加水适量，煨煮成粥，入冰

糖搅拌溶化，随宜服食。或者用胆石通糖浆，取郁金15克，广木香15克，黄芩15克，茵陈25克，川楝子9克，虎杖30克，玉米须20克，白糖适量。以上七味药物共入砂锅中，加清水煎，滤取药液，浓缩，白糖溶化倒入即成，时时服饮。

热毒炽盛型 清热解毒排结石

热毒型的胆石症主要是由于在体表的温热邪气，进一步向人体的内部侵袭，长时间郁积在经脉之中，形成了经脉中温热毒邪亢盛的状态。气血凝滞不能通畅，邪热在体内扰乱了心神，也影响了脾胃的消化功能，损伤了身体内的津液，形成了较为严重的热毒症状，是较为严重的阶段。需要及时地进行控制病情，因此本型的保健关键就是尽快清除毒热，降低体温。

病人不要过于劳累，因劳累出汗及紧张，均可引起全身机体失调，体液的丢失，内分泌的增加可能诱发胆绞痛的发生。适当增加进餐次数。应注意每餐不宜多吃，每天以4餐为好，少吃多餐可减轻消化系统的负担，有利于胆石症的恢复。选择鱼、瘦肉、奶类、豆制品等含优质蛋白质且胆固醇含量相对不太高的食物，控制动物肝、肾、脑或鱼于等食品摄入。保证新鲜蔬菜、水果的供给。绿叶蔬菜，可提供必要的维生素和适量纤维素，更应保证。酸奶、山楂、糙米等食物也对病人有利。减少动物性脂肪摄入，如肥肉及动物油脂，适量增加玉米油、葵花子油、花生油、豆油等植物油摄入比例。不要吃辣椒、咖喱、芥菜等具有强烈刺激性的食物，忌酒及咖啡、浓茶。

脂肪肝

脂肪肝是指由多种疾病引起的肝脏脂肪性变，它不是一种独立的疾病，而是脂肪在肝脏细胞内蓄积过多所导致的一种病理状态。临床中常常因没有明显症状而被忽视，多于体检时被发现。少数患者表现为肝部区域的闷胀，甚至是疼痛，疲乏无力，消化不良等症状。脂肪肝应属于中医积聚，胁痛，癥瘕，黄疸，肥气等范畴。肥胖者，酗酒者，营养不良者多为好发人群。

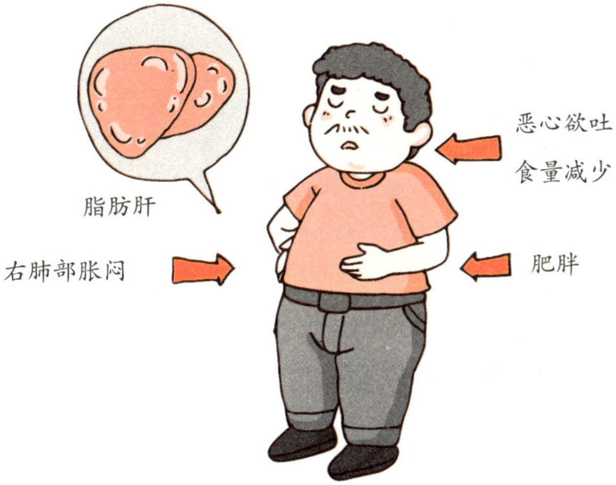

西医认为，脂肪肝是甘油三酯合成和分解不平衡所致。食物中供应脂肪过多；糖类及氨基酸合成脂肪过多。从而使脂肪组织移入肝内的脂肪过多；肝摄取未酯化的脂肪酸过多；肝中合成脂肪酸过多；肝中脂肪酸氧化分解过少；肝中脂肪酸酯化甘油三酯过多；脂蛋白从肝内移出过少；脂肪酸酯化成磷脂及胆固醇过少。引起脂肪肝的原因有酒精中毒，摄入脂肪过多，营养不良，肥胖，糖尿病，小肠旁路手术，妊娠性脂肪肝，皮质激素治疗后，药物或毒物损害，某些先天或获得性代谢异常等都可以成为致病的原因。

中医学认为，本病多因饮食失调，暴饮暴食，喜欢食用脂肪较多、油腻食物及酒酪食品，以至胃部承纳过盛，肥脂湿浊停留在肝部而发病。情绪的不舒畅导致了气机不通畅，或者感受外界的湿浊邪气，正常肥脂转运不佳而发病。此外，瘀血、脏腑的虚衰也都是发病的主要诱因。

分型	特征	病因
肢体沉重的脂肪肝（湿热蕴结型）	表现为右胁肋部的胀痛，或者胀满不舒服，口苦，咽喉部位发干，形体肥胖，肢体发沉发重，腹部胀满，口渴却不欲饮水，厌油腻，食欲不振，消化不良，烦热，小便发黄，大便粘腻，排泄不爽	主要是由于先天的身体素质不佳，呈现一种体虚的状态。后天不注意饮食的调节，或者患有慢性的疾病，都会引起脏腑气血的亏虚。尤其是脾和肾两脏更加明显，脾虚会引起水湿的运化能力低于正常，湿邪聚积成痰。肾虚会引起水湿蓄积，气机不畅，产生的热邪影响肝的功能而发生了本病
情绪不佳的脂肪肝（气滞郁阻型）	表现为胁肋部的胀痛，胸闷，腹胀，心烦，容易发怒，食欲不佳，进食量很少，吃过东西之后消化不良，经常会感觉到有气体从胃部向上升，从食道返出，叹气不舒服，经常会因为情志的刺激而会使症状加重	主要是由于长期处于精神压力过大的生活环境，或者是突然受到了强烈的情绪刺激等情绪的因素，致使了全身气机的不通畅，或者感受外界的湿浊邪气，使湿浊邪气蕴积在体内，致使了气郁，湿邪阻滞，正常的肥脂转运不佳，积聚在肝部形成了本病
肝脏局部稳稳作痛的脂肪肝（肝脾气虚型）	表现为肝脏区域的隐隐疼痛，或者有隐隐的不适感，经常会感觉到全身倦怠，没有力气，头晕，大便溏稀，口中发粘，唾液量减少，进食量减少，腹部胀满疼痛，舌头变得比平时胖大	主要原因是长时间地从事重体力劳动，或者是其他原因引起的身体能量大量丧失，或者是先天的体质虚弱，正气不足，或者是后天的脾胃受伤，导致气血的产生不足，都会引起各个脏腑的的气虚情况，其中尤其是肝和脾的症状较为明显，气虚不能维持正常的生理功能，导致了脂肪肝的发生
乏力怕冷的脂肪肝（肝肾阳虚型）	表现为身体肥胖，全身没有力量，胁肋部隐隐疼痛，持续很长时间，有时发作有时缓解，还可以伴发出现腰酸腿软，或者出现头晕目眩，胸闷，愿意长出气，看物体时模糊不清，男性患者出现阳萎，女性患者出现阴部寒冷等症状	主要是由于先天的身体素质较差，脏腑的功能相对低下，或者是长时间从事重体力劳动，损伤了人体的正气，肝和肾的不能维持自身的正常功能，不能温暖其他的脏腑，使消化功能失常，肥脂不能正常排泄，积聚在肝部形成本病

湿热蕴结型

中　药　一般选用龙胆泻肝汤加减，可以起到清除热邪，通利排泄，祛除湿邪的作用。如果出现口苦，肋胁部疼痛比较严甚者，可以加柴胡、茵陈、虎杖等；如果食欲减退，腹胀者，可配合厚朴、生山楂、莱菔子。胸胁有针刺样疼痛的，可加丹参、赤芍、当归、红花。

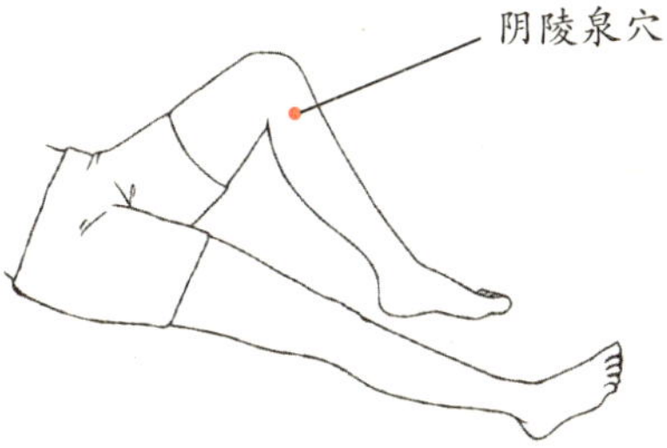

穴位按摩　可以选用阴陵泉穴和膀胱俞穴，阴陵泉穴位于膝盖外侧小腿部，膝盖骨斜下方，胫骨突出部位下方的凹陷处；膀胱俞穴位于腰骨与尾椎骨中间高度的脊骨突出处，往左右外侧各二指宽的位置。两个穴位都需要用重手法来进行按摩，可以用较大力量的点按法，在穴位局部由轻到重的缓缓用力，直到局部有较强烈的酸胀感。

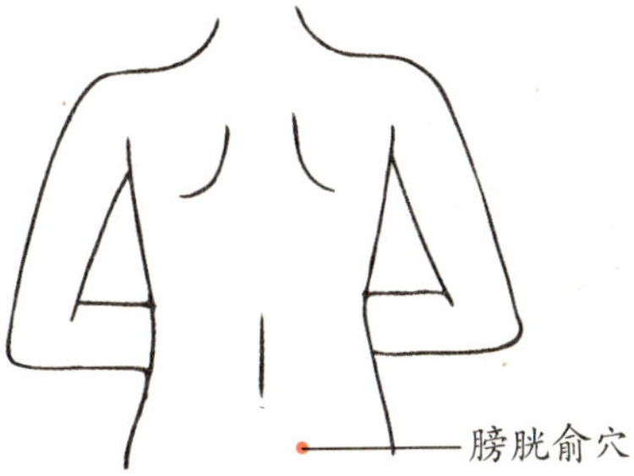

食　疗　应该选用可以清利体内湿热的食物或者进食配餐，可选猪膀胱1个，益智仁9～15克（或薏米100克，或糯米100克，或莲子100克）。将猪膀胱切开洗净，装入上述任何一种药，放锅内炖熟后服食。每天1次，连服5～6天。简单的方法还可取益智仁9克，醋炒研细末，分3次开水冲服，连服6～7天。

湿热蕴结型　解热祛湿治脂肝

本型脂肪肝的病因主要是由于外界的湿热邪气侵入人体，或者是体内的肺、脾、肾等脏腑出现了功能的异常，导致体内的水液代谢失常，产生了一些不能及时排泄的水液聚积成痰邪，瘀积在肝的局部，形成了脂肪肝的一系列症状。因此，本型的保健关键是解除体内的湿热邪气，促进肝部多余脂肪的代谢。

可以针对病因，并根据病人的具体病情进行综合调护和治疗，才能奏效。饮食治疗是大多数脂肪肝病人治疗的基本方法，也是预防和控制脂肪肝病情进展的重要措施。众所周知，热能的来源为食物中的蛋白质、脂肪和糖类，其需要量与年龄、性别和工种等因素有关。过高的热能摄入可使人的体重增加、脂肪合成增多，从而加速肝脏细胞脂肪变性。因此，应该制定并坚持合理的饮食制度，瘦肉、鱼类，蛋清及新鲜蔬菜等富含亲脂性物质的膳食，有助于促进肝内脂肪消退，高纤维类的食物有助于增加饱腹感及控制血糖和血脂，这对于因营养过剩引起的脂肪肝尤其重要。

高纤维类的食物有玉米麸、粗麦粉、糙米、硬果、豆类、香菇、海带、木耳、鸭梨、魔芋等。同时，应注意充分合理饮水，一般地，成人每日需饮水2000毫升，老年人1500毫升，肥胖者因体内水分比正常人少15％～20％，故每日饮水量需2200～2700毫升，平均每3小时摄入300～500毫升。饮用水的最佳选择是白开水、矿泉水，净化水以及清淡的茶水等，切不可以各种饮料、牛奶，咖啡代替饮水。如果是营养过剩性脂肪肝的人，饭前20分钟饮水，使胃有一定的饱胀感，可降低食欲、减少进食量，有助于减肥。

❶气滞郁阻型

中药 一般选择能够促进气机运行，消除积滞的柴胡疏肝散加减。如果进食少，食欲不佳的，加大白、内金；胁肋部疼痛，加威灵仙、元胡，或选用大柴胡汤加减。如果热邪比较明显，可加入川军、茵陈等。如果胸部发闷，恶心，可去黄芩、大黄、海藻，加入苍术、厚朴、白术。

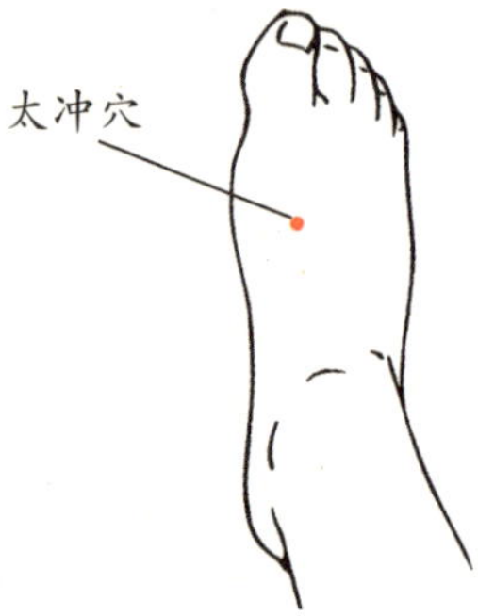

穴位按摩 可以选用太冲穴和肝俞穴。太冲穴在沿着脚拇指与食指往上，在碰到骨骼突出部分前的凹陷处，肝俞穴是从肩胛骨下端的背骨高度起，往下找两节背脊骨后，各在其左右外侧二指宽处。按摩时可以用拇指指端在穴位上按压，力度由轻到重，逐渐加力，直到局部感觉酸胀感为止。

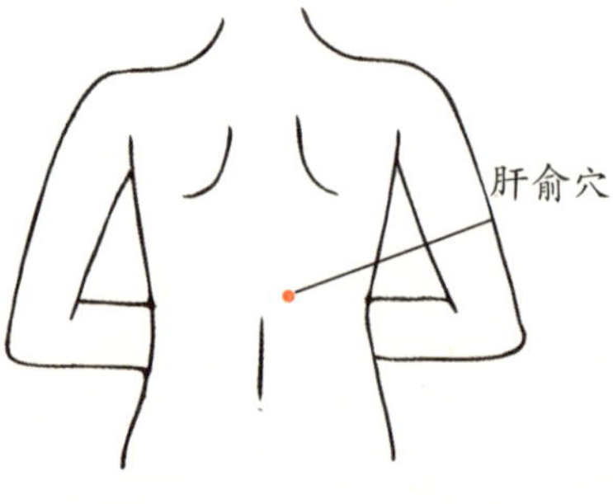

食　疗　可以选择何首乌粥，取何首乌20克，粳米50克，大枣2枚。将何首乌洗净晒干，打碎备用，再将粳米、红枣加清水600毫升，放入锅内煮成稀粥，兑入何首乌末搅匀，小火煮数沸，早晨空腹温热服食。

气滞郁阻型　理气解郁治脂肝

本型主要是脂肪肝病人平时情绪经常抑郁，或者由于心情烦躁，使肝的功能不能调和，气机不畅通，使身体内的经络不通，气血运行受阻，形成了气机的郁滞，脂肪的代谢也出现异常，积聚在局部形成了脂肪肝。因此，本型的保健关系是疏通体内的气机，恢复脾胃的正常功能，加速体内的脂类代谢。

脂肪肝的人应该坚决改掉不良的饮食习惯，实行有规律的一日三餐。长期大量饮酒可引起脂肪肝，应坚决戒酒。同时，过量的摄食、吃零食、夜食、间食以及过分追求高品位高热量的调味浓的食物，会引起身体内脂肪过度蓄积，因此应尽量避免。饮食方式无规律，如经常不吃早餐，或者三餐饱饥不均会扰乱身体的代谢动态，为肥胖和脂肪肝的发病提供条件。有研究表明，在一天能量摄取量相同的情况下，固定于晚间过多进食的方式比有规律的分3次进食更容易发胖。此外，进食速度过快者不易产生饱腹感，易因能量摄入过多促发肥胖症。

还可以选用运动疗法。主要选择以锻炼全身体力和耐力为目标的全身性低强度动态运动，也就是通常所说的有氧运动，比如慢跑、骑自行车、上下楼梯、爬坡、打羽毛球、踢毽子、拍皮球、跳舞、做广播体操，跳绳和游泳等。这类运动对脂肪肝的人降脂减肥、促进肝内脂肪消退的效果较好。

肝脾气虚型

中　药　一般选用补中益气汤和四逆散加减，可以起到补益人体的正气，恢复脾胃正常的功能，营养肝部，调理气机的作用。如果肝、脾部肿大的，可以加穿山甲、生牡蛎。症状持续不减可加丹参、莪术。

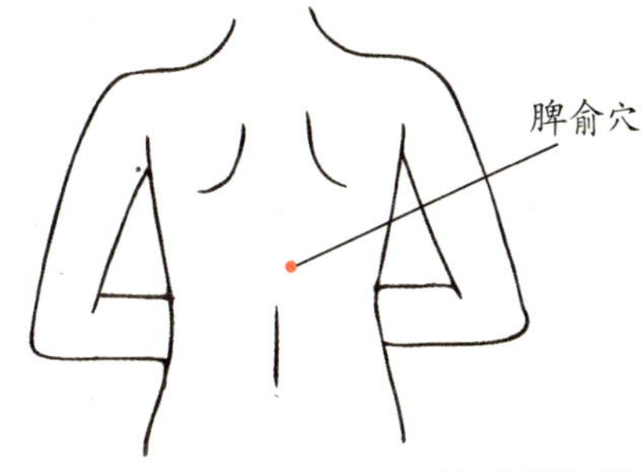

穴位按摩　可以取脾俞穴和气海穴。脾俞穴位于沿腰线及肩胛骨下端两者中间高度的背骨，往上方找一节背骨

后，左右各往外侧二指宽处；气海穴在在下腹部正中线上，肚脐下方二横指宽度的位置。按摩时可以用拇指指端在穴位上按压，力度由轻到重，逐渐加力，力量应该较轻，直到局部感觉有较舒适的酸胀感为止。

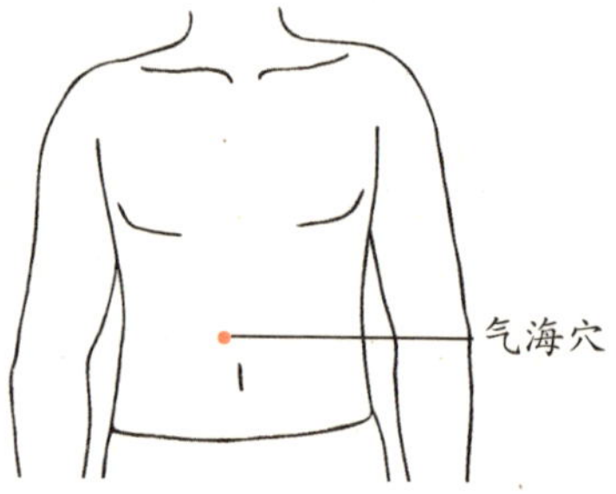

食 疗 可以食用能够补益肝脾的食疗方，如赤小豆鲤鱼汤，取赤小豆150克，鲤鱼1条（约500克），玫瑰花6克。将鲤鱼活杀去肠杂，与余两味加水适量，共煮至烂熟。去花调味，分2～3次服食。或者菠菜蛋汤，取菠菜200克，鸡蛋2只。将菠菜洗净，放入锅内煸炒，加水适量，煮沸后，打入鸡蛋，加盐、味精调味，佐餐。

肝脾气虚型 疏肝补脾治脂肝

本型主要是由于先天遗传的体质不足，后天饮食调节不当，或者是久病体虚等引起了脏腑的亏虚。尤以肝脾肾最为严重，脾虚水湿运化功能低于正常，水湿积聚成痰邪，与瘀血等互相夹杂，停留在肝部而发病。因此，本病的保健关键是补益肝脾，恢复人体的正常功能，加强消化的功能。

在平时的生活中应该注意，饮酒者必须彻底戒酒。如果病人有糖尿病，则应积极控制血糖，包括控制饮食以及在医生指导下正确使用降糖药物。如果病人血脂过高，则应严格限制食物中的脂肪量，少吃脂肪含量高的猪肉及动物内脏，适量进食含脂肪较少的鱼肉、鸡肉(去皮)等。或在医生指导下，考虑应用降脂药物，但应注意有些降脂药物本身可能对肝功能有损害，故不可滥用。在饮食方面，要纠正营养失衡的情况，而且宜清淡饮食。有些食品如燕麦、玉米、海带、大蒜、苹果、牛奶、洋葱、甘薯、胡萝卜、花生、葵花子、山楂、无花果等食物可以起到降脂作用。脂肪肝患者不妨经常选食，日常的蔬菜，大白菜、韭菜、芹菜都是高纤维素的都可以吃一点。动物的内脏，脂肪类的东西就要控制。

❶肝肾阴虚型

中 药 可以选择能够滋养肝肾功能，补益精血的方剂，如左金丸加减。如果腰膝酸软严重，加桑寄生、川断、牛膝。如果胁肋疼痛严重者加元胡、川楝子；或可选用东垣肥气丸加减，如果整个身体的状态虚弱，可以去熟附子、全蝎、丁香，加入肉苁蓉、何首乌、旱莲草、桑寄生。

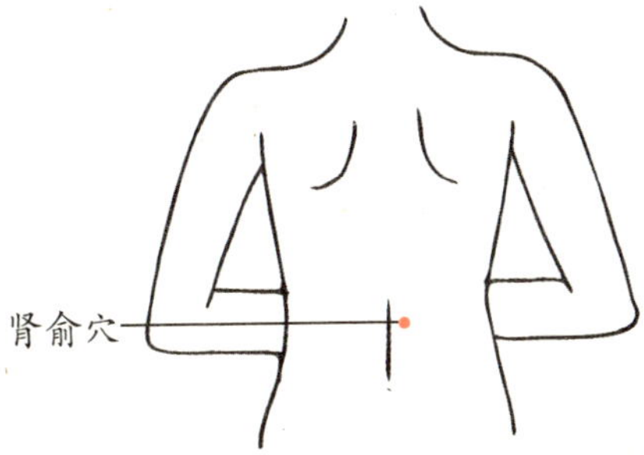

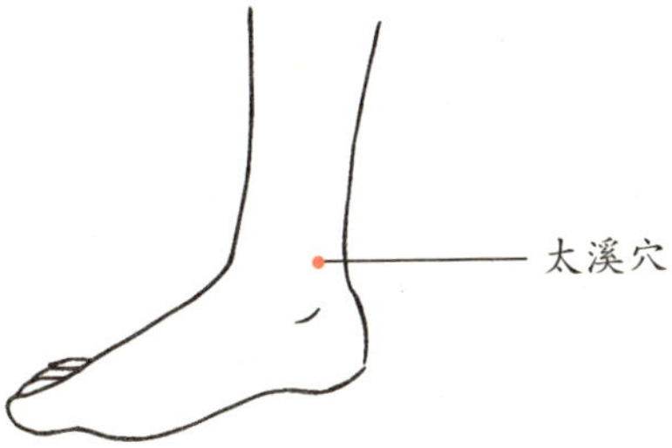

穴位按摩 可以取肾俞穴和太溪穴进行治疗。肾俞穴位于后腰部，腰线高度的脊柱骨突出处下方，左右各二横指宽度处；太溪穴位于足踝内侧，足内踝尖的最高点与跟腱连线中间的凹陷中。用拇指指端按压，力量由轻到重，力度以轻柔为主，用掌在肾俞穴处来回进行擦法，直到局部有热感产生为度。

食　疗 可以选择一些既能够补益肝肾，又可以减少脂肪堆积的食物，如即鲫鱼1条，赤小豆60克，紫皮大蒜1头，葱白1小段。将鲫鱼去鳞及内脏，加葱、姜、料酒、大蒜同赤小豆一起用小火炖熟，吃鱼喝汤，或者还可以取绿豆21粒，胡椒4粒，一起研末，用开水调服。

肝肾阴虚型 滋补肝肾治脂肝

本型脂肪肝主要是由于长时间过于劳累的工作，或者在生活饮食习惯不规律，造成了肝和肾的功能的降低，导致了体内阴虚内热的体质状态，耗伤了阴液和津液，使肝部的营养受到了严重影响，导致疏泄功能失常，形成了脂肪肝的一系列症状。因此本型保健的要点是补益肝肾，增强营养。

肝肾功能的恢复应该从注意生活细节出发，慢慢地进行调理，并且要做到持之以恒，要保持心情舒畅，精神愉悦，情绪的激动造成肝功能的过于旺盛，人体脏腑的机能与心理因素有着密切的关联，必须要注意心理修养，这也是防治脂肪肝的基本保证、精神支柱，所以心理修养，主要是指调养心神，舒畅情志等，保持心理平衡，不要熬夜，注意劳逸结合，工作之余注意休息，尤其是文体休息更好，从而减缓疾病带来的心理压力。

可以先学习关于脂肪肝的基本知识，了解本病的来龙去脉，然后树立信心，消除病因。积极采取各种必要的治疗措施，作好长期的防治思想准备，耐心稳步地治疗，这对脂肪肝的治疗与康复是大有帮助的。养成良好的养生习惯，可以饮用绿茶，每天上午各用绿茶10克，开水浸泡后坚持饮用，研究表明，绿茶可化解中性脂肪，有利于清除肝内多余的脂肪。

第四章

呼吸系统疾病

气体交换的通道受阻

肺结核

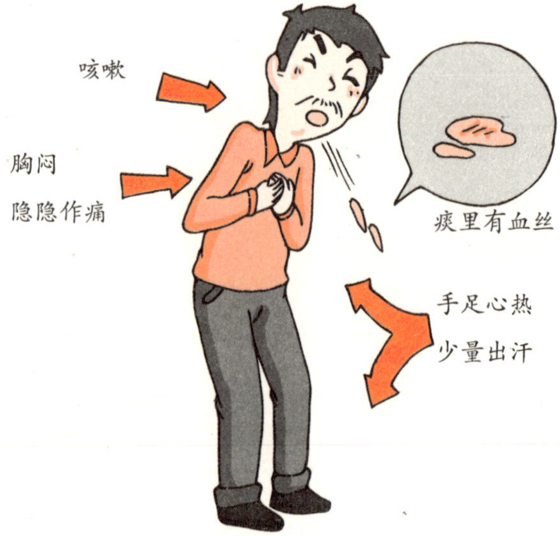

肺结核是由结核杆菌引起的呼吸系统的慢性传染病。临床表现有低热、盗汗、乏力、消瘦、咳嗽、咯血等症状。病程持续时间长，容易发病为特点，早期发现，及时正规治疗多可痊愈。中医属于"肺痨"的范畴。

西医学认为，肺结核的发病原因已明确为感染结核分支杆菌，人体感染结核菌后不一定发生结核病，当感染的结核菌量多或机体抵抗力下降时，发生结核病的可能性就大多了。人体各个脏器都可以因感染结核菌而发病，但以肺结核为多，占所有脏器结核的80%以上。结核病传染的程度主要受结核病人排菌量、咳嗽症状以及接触的密切程度等因素的影响。家庭内父母或祖父母等长辈有结核病，儿童较易受到结核菌的感染。

中医认为本病多由于先天遗传体质不足，抗病力减弱以致感染"瘵虫"，或常与肺痨病人接触而发病。常概括为内因和外因两个方面：外因是指痨虫传染；内因是指内伤体虚，气血不足，阴精的耗伤。总之，本病主要在于痨虫为患，正虚是发病的关键。正气旺盛，虽然感染痨虫但不一定发病，正气不强则感染后易于致病。同时病情的轻重与内在正气的强弱，也有很大关系。另一方面感染痨虫，既是耗伤人体气血的直接原因，同时又决定发病后病变发展的规律，这也是有别于其他疾病的特点。

分型	特征	病因
咳痰中有少量血丝的肺结核（肺阴亏损型）	干咳，咳嗽的声音短促，很少有痰，痰中有时带血，出血一丝一点，颜色鲜红。中午过后手足心发热，皮肤干燥，像火烧一样，或者少量的出汗，口干咽燥，胸部发闷并隐隐作痛	主要是由于外界的热邪侵袭到体内，或者患有热性的疾病，或者肺部自身有热邪的产生，使体内的阴液逐渐的消耗，造成了肺部的阴液缺少，形成了阴虚的情况，这样就更加容易感染肺结核的致病菌，形成了肺结核的症状
身体烦热的肺结核（阴虚火旺型）	呼吸急促，并且伴发有咳呛的发生，痰少质地发粘，反复地咯血，出血量多，颜色呈鲜红。手足心发热，两颧潮红，心烦口渴，或者吐黄痰，质地粘稠量多，情绪急躁易怒，胸胁部有牵掣的疼痛，失眠多梦。男性有睡梦中遗精的症状，女性易出现月经不调，盗汗量多，形体日渐消瘦	主要是感受了外界的热性邪气，或者是患有其他热性的疾病，感染了结核病的致病菌，大量地耗伤了体内的阴液，形成了阴虚的体质，各个脏腑的功能相对亢盛，出现了烦热的一系列症状
身体倦怠的肺结核（气阴耗伤型）	咳嗽没有气力，痰中偶尔夹有血丝，血色呈淡红色。气短声音低微，精神疲倦，浑身无力，中午过后身体定时出现发热的症状，热的情况一般不剧烈，身体消瘦，食欲不振，面色苍白，没有光泽，两颧发红	主要是由于外界各种邪气的侵袭，或者是身体患有慢性的消耗性疾病，使体内的气血亏虚，体质的虚弱使人体更加容易感受肺结核的致病菌，从而进一步加剧身体气阴亏虚的情况，形成了相对发热的症状

❶肺阴亏损型

中 药 可以选择能够滋润肺部阴液，清除过剩的热邪，消除病菌的方剂，使用月华丸加减。如果痰中带血，适宜加白及、白茅根、藕节、仙鹤草等。如果持续的低热不退，宜加银柴胡、功劳叶、地骨皮。如果精神疲惫，进食量少，宜加太子参。

穴位按摩 可以选择肺俞穴和太溪穴。肺俞穴在后背部，平肩胛骨内缘相平的脊椎骨左右各二横指处；太溪穴位于足踝内侧，足内踝尖的最高点与跟腱连线中间的凹陷中。两个穴位都可以用拇指或中指在穴位上进行环转的摩动，在肺俞穴上力度宜大，而且在太溪穴上力度宜小。

食 疗 可以选择能够滋补阴液，润肺的食物。如可用沙参百合鸭汤，取北沙参30克，百合30克，肥鸭肉150克。将北沙参、百合、鸭肉分别洗净，一同放入锅里，加水适量的水，用旺火烧沸后转用小火炖至鸭肉熟烂，就完成了。喝汤吃鸭肉。可以起到养阴润肺，清热化痰的作用。

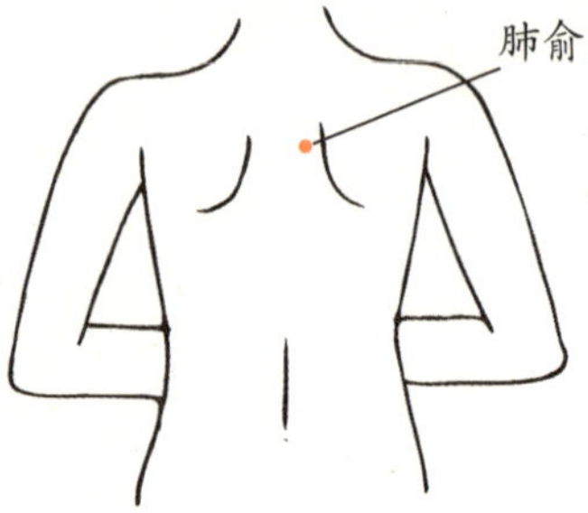

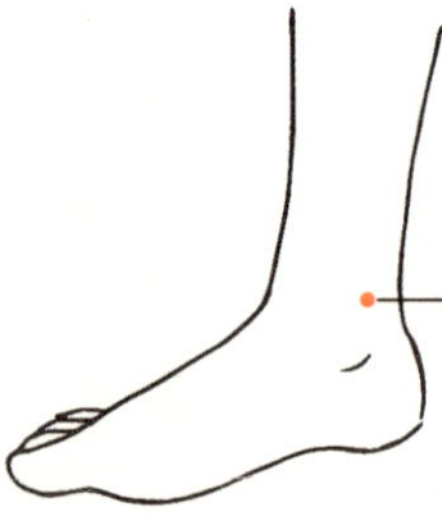

肺阴亏损型 滋阴润肺治肺痨

本型主要是由于外界的痨虫侵袭到了人体的肺部，在肺部逐渐的增多，引起了肺部的火热的邪气，耗伤了体内的阳气和阴液，造成了肺部阴液的不足，不能维持正常的呼吸功能以及调节气机的功能，就会出现肺结核的一系列症状。因此，本型的保健关键是补益肺部的阴液，恢复肺脏的功能。

应特别注意病室的室温和湿度，寒暖应适宜，保持一定的湿度，并注意随天气的变化给病人增减衣服，避免感受各种外邪的侵袭。应禁止在病人所居住的病房内或寝室内吸烟，防止增加对病人呼吸道的刺激而加重病情，加强通气换气，保持室内空气新鲜。

肺结核病人宜食用营养丰富的高蛋白、高热量、含B族维生素和维生素A、C、D丰富的食物。不能够饮酒和喝咖啡，忌吃辣椒等刺激性食物。如果伴发有咯血的情况，还要忌食葱、蒜、韭菜等。主要以适应肺结核患者饮食为主。指导病人增加营养，进食富含动物蛋白的鸡、鱼、瘦肉、蛋、奶、豆制品和新鲜蔬菜、水果，还有鳗鲡、龟、鳖、泥鳅、小鱼、小虾排骨等含钙较高的食物和各种蔬菜、鲜果、豆浆、豆腐皮、百合、山药等优质的动物蛋白食品占进食蛋白量的50%。

❗阴虚火旺型

中 药 一般选用百合固金汤合秦艽鳖甲散加减来治疗，可以起到补益肺肾两脏，滋润阴液，降低火邪。如果咳痰量多，而且质地黄稠，可以加桑白皮、海蛤壳、鱼腥草。反复咳血不止的，适宜加紫珠草、丹皮、大黄炭或十灰散。如果盗汗严重者，宜加锻牡蛎、锻龙骨、浮小麦。梦中遗精加山萸肉、芡实、金樱子。

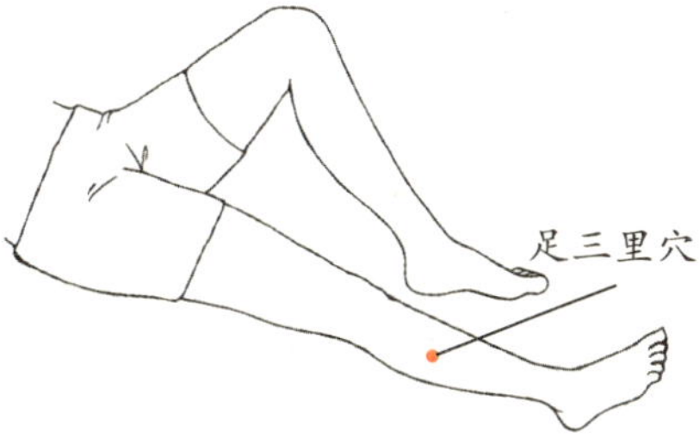

穴位按摩 选择足三里穴和尺泽穴。足三里穴位于胫骨的外侧筋肉的起端，膝盖往下四横指，胫骨前缘外侧一中指按压时的凹陷处；尺泽穴位于肘窝部位，中间最粗大肌腱的外侧凹陷中，按摩时可以用比较强的刺激量，用拇指或中指的指端在穴位局部由轻到重的点按，至到局部有较为明显的酸胀感为止。

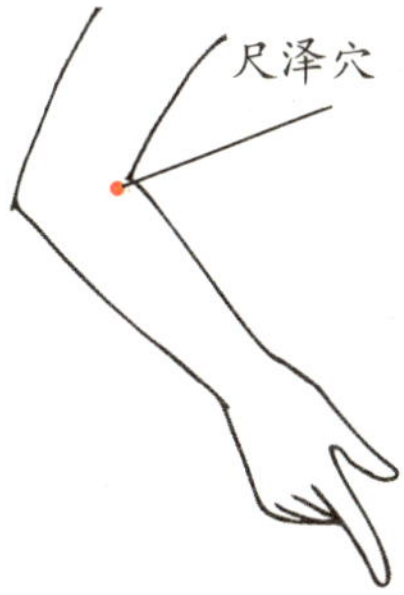

食 疗 要选择能够补益体内阴液，降低火邪的食物。如每次用莲子、百合各30克，瘦猪肉250克，加水适量，小火煲熟，调味后即可服食，或者可取蛤蜊肉熬汤喝，或用蛤蜊肉炒韭黄作菜食用。

阴虚火旺型 滋阴降火治肺痨

本型的主要病因是由于感受了外界的热邪，或者是痨虫等邪气，使身体内部形成了热邪亢盛，阴液相对缺乏的情况。肺部的阴液受到了痨虫的侵害，也出现了肺阴亏虚，火邪旺盛的一系列症状。因此，本型的保健关键是滋补身体内的阴液，降低火邪的食物。

在肺结核的治疗过程中，可以选用的抗结核药物种类很多，但由于疾病影响了病人的饮食，且肺结核病使对机体的消耗很大。因此要很好地安排饮食，才能收到最好的治疗效果。首先应该补充优质蛋白质，蛋白质的供应要充足。一个体重50~60千克的病人，每日进食鸡蛋2~3个，瘦肉2两左右，牛奶200~400毫升，每周进食适量鱼、虾1~2次即可。供给充足的热量：由于肺结核病人经常持续低热甚至高热，对热能消耗较常人高，这些热能主要从粮食和油类中获得。主食应多样化，除米、面外，应常吃小米、玉米等粗粮。主食每日约需400~500克，油类每日25~30克。补充足量的维生素和钙剂：每天进食250克左右新鲜蔬菜，其中应有125克以上是绿色蔬菜，如再进食一些水果更好。结核病灶的钙化，需要病人补充大量的钙，除通过牛奶及蔬菜补充钙外，还可常吃些海产品、豆制品等补充。

饮食应清淡、爽口，少油腻。若病情严重、咯血、高热时，应给易消化的半流质食物，如稀饭、面条等，待病情好转再吃其他营养丰富的食物。辛辣及有刺激性的调味品不宜用，如辣椒、茴香、桂皮、葱等。禁止饮酒。

气阴耗伤型

中 药 选择能够滋养肺部阴液，补益气血，恢复脾胃正常功能的药物，常应用保真汤加减。如果咳嗽痰稀，可加紫菀、款冬、苏子等。咳血可配合加阿胶、仙鹤草、三七。盗汗者可加鳖甲、牡蛎、五味子、浮小麦。如果大便稀溏、腹胀、进食量少等，应酌情加扁豆、山药、薏仁、莲肉等，并去知母、黄柏、生地、熟地、当归等。

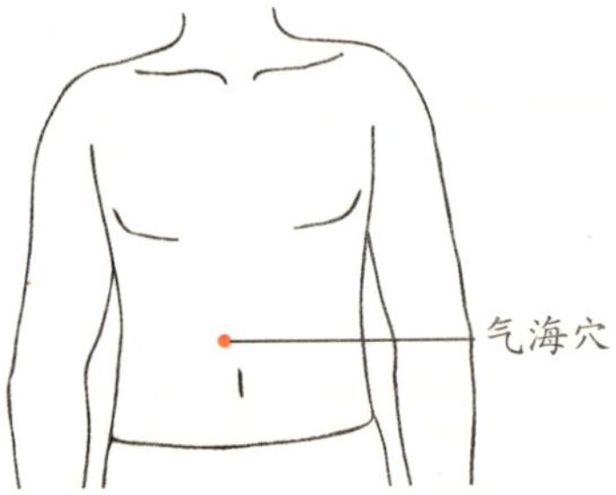

穴位按摩 可以取气海穴和中脘穴。气海穴在在下腹部正中线上，肚脐下方二横指宽度的位置；中脘穴位于上腹部正中线上，心窝胸骨下端与肚脐连接的中心处。按摩时可以在穴位的局部进行按揉，或者双手重叠，掌心放在穴位的局部做环状的摩动，直到穴位的局部感觉到有微微的热感为止。

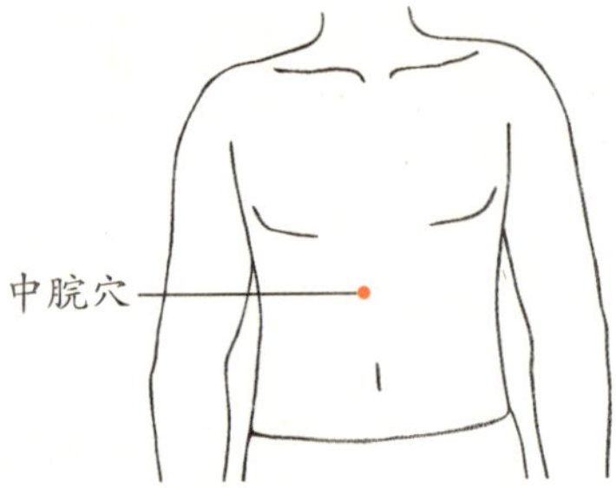

食 疗 要选择既能够补气，又

能够滋补阴液的食物，如贝母甲鱼汤。取甲鱼1只，川贝母5克，鸡清汤1000毫升，料酒、盐、花椒、生姜、葱各适量，将甲鱼切块放入蒸皿中，加入鸡汤及上述调料，上蒸笼蒸1小时即成。可当成是佐助的食物，趁热食用。

气阴耗伤型 补气滋阴治肺痨

本型主要是由于先天的体质不强，或者后天从事大量消耗气血的劳动，或者大病久病之后没有及时的调护和治疗。如患有麻疹、外感长时间咳嗽及产后等，耗伤了气血津液，正气亏虚，抗病能力减弱，或者营养不良，体虚没有恢复，则痨虫就会乘虚袭入，可感染痨虫而发病。

要注意从日常的起居习惯和饮食习惯入手，来补益身体的正气和阴液，居住的环境应尽量保持通风，并保持室内空气的流通，可经常开窗户。对于肺结核患者来说，首先要注意气候与该病的关系。初春乍暖还寒，早晚气温偏低，要注意保暖，随时增减衣服。避免睡过热的电热毯或火炕。生活要有规律，起居有时，锻炼适度。饮食应清淡、富有营养、易消化，忌食生冷辛辣食品。戒除烟酒，避免饮用浓茶、咖啡等刺激性较强的饮料。

要保持稳定情绪，防止过度疲劳。尽量不要在室外停留过长时间，减少不必要的外出，如长途旅行。当病人发生了痰中带血或少量咯血时，家人要及时安慰病人，不要精神紧张，避免精神刺激。病人要绝对卧床休息，进流食或半流食，不宜高热量饮食。排除诱发因素，积极止血，对症治疗。

肺　炎

肺炎是由病原微生物（如细菌、病毒、真菌、支原体、衣原体、立克次体、寄生虫等）或其他因素（如放射线、化学、免疫损伤、过敏及药物等）引起的肺实质的炎症。临床以发热、咳嗽、胸痛等为主要临床表现。中医称之为“风温肺热病”，也可归属于“咳嗽”、“喘证”等病证范畴。

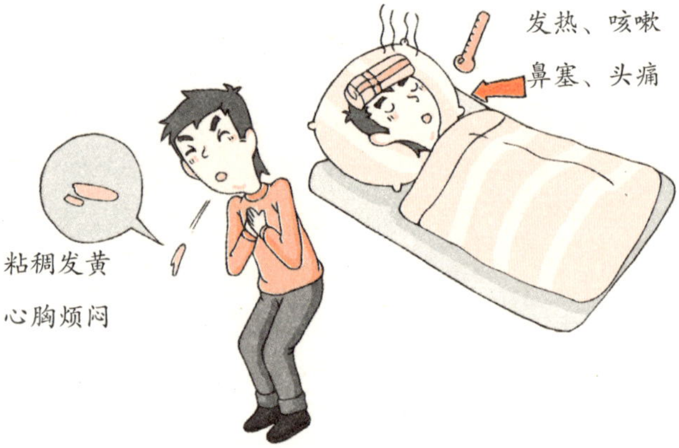

西医认为本病主要是由肺炎链球菌、葡萄球菌、克雷伯杆菌、军团菌等细菌，以及腺病毒、呼吸道合胞病毒、流感病毒、副流感病毒、鼻病毒、冠状病毒、麻疹病毒、巨细胞病毒、单纯疱疹病毒等病毒，同时感染所引发。

中医认为本病是由风热之邪引起的一种以肺系病变为中心的外感疾病，是肺热与风温病的合称。主要是由于疲劳过度，或者针对天气的变化自身调节不当，起居不慎，卫气的功能减弱，突然感受到外邪，病邪侵犯肺脏而发病。

肺炎可发生于任何年龄阶段，幼儿、老年患者多见。抗生素发明以前，曾对人类健康构成严重威胁。随着抗生素的普遍使用和预防手段的进步，肺炎发病率、死亡率曾有所下降。但近几年来总的病死率反而有所上升，仍是一种常见病、多发病。据WHO统计全球人口死因顺序，急性呼吸道感染仅次于心血管疾病居第2位。在我国每年的肺炎患病人数约有250万，每年死亡人数约12.5万，居各种死亡原因的第5位。细菌性肺炎仍是最常见的肺炎，约占80%。

分　型	特　征	病　因
感受外界邪气的肺炎（邪犯肺卫型）	本型一般多数是发病的初期，主要出现的是咳嗽的症状，咯痰不爽快，咯出的痰颜色发白或者质地粘稠，发黄。发热较为严重，而怕寒的症状较轻，不出汗或者少量出汗，微微有口渴的感觉，头痛，鼻塞	主要原因是风热的邪气侵袭人体，致病的病菌从口鼻进入，首先侵犯肺部，人体的正气与邪气进行抗争，如果邪气旺盛，则使肺气不清爽，肺对气机的控制失调，产生了一系列外感邪气的症状
肺部感受痰热邪气的肺炎（痰热壅肺型）	表现为咳嗽，咳痰颜色发黄，质地粘稠，或者咳痰像铁锈色一样，呼吸气短急促，高热持续不退，胸膈部位胀满发闷，按在局部有疼痛的感觉，口渴烦躁不安，小便发黄，大便干燥	本型主要的原因是由于邪气在体表引起的症状，没有得到有效的缓解，进一步向体内侵袭，风寒邪气变成了热邪，热邪积聚在肺部，消耗了肺部的阴液，形成了阴虚的体质，虚热影响了肺对气机的调节功能，形成了肺炎的一系列症状
出现神志不清的肺炎（热闭心神型）	表现为咳嗽，呼吸急促，咳痰时喉咙中有漉漉的声音，烦躁不宁，可能出现神志昏迷不清，在昏迷状态中不时讲话，高热持续不退，严重时会出现四肢寒冷，一直到肘膝关节的部位都不温暖	主要是由于肺炎的初期没有及时地进行治疗，或者治疗不当，引起了正气不能战胜邪气，而使热毒进一步侵入人体，扰乱了心神，而出现了烦躁不安，心神被热邪闭阻，出现了神志不清的严重症状

❶邪犯肺卫型

中　药　主要是选择三拗汤或桑菊饮加减治疗，能够起到疏散风热邪气，宣通肺气，减轻咳嗽的作用。如果头痛比较剧烈，可以加野菊花。咳痰浓稠，可以加黄芩、鱼腥草。咽喉肿痛、声音嘶哑，加射干、蝉衣。发热较严重，可以加银花、石膏、知母；口渴咽干的，加沙参、花粉。

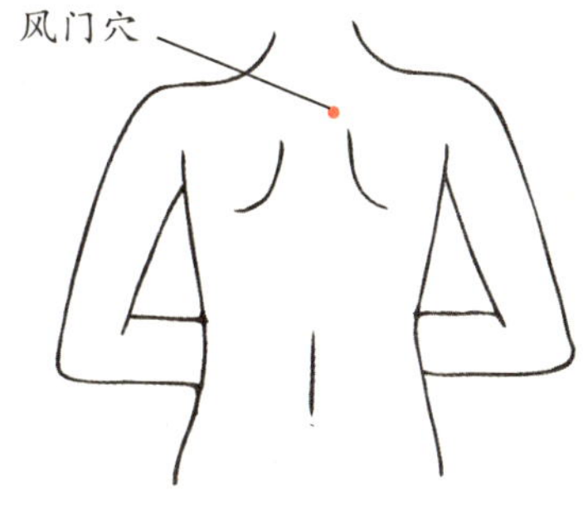

穴位按摩　可以取风门穴和肺俞穴

进行治疗。风门穴位于低头时颈椎最突出的脊柱骨下方，向下一个脊椎骨左右侧二横指的横度；肺俞穴在后背部，平肩胛骨内缘相平的脊椎骨左右各二横指处，按摩时可以用比较强的刺激量，或者用双手摩擦产生温热的效应，放在穴位的局部。

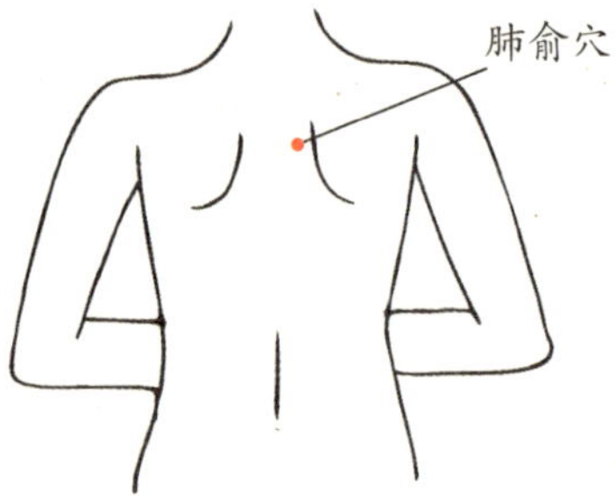

食 疗 可以取板栗250克，瘦猪肉500克、盐、姜、豆豉各少许，将板栗去皮，猪肉切块，加盐等调料，加水适量红烧，熟烂即可食用。或者取秋梨20个，红枣1000克，鲜藕1500克，鲜姜300克，冰糖、蜂蜜适量。先将梨、枣、藕、姜砸烂取汁，加热熬膏，入冰糖溶化后，再用蜜收膏，可早晚随意服用。

邪犯肺卫型 祛邪治肺炎

本型的原因主要是由于身体的正气亏虚，抵抗能力下降，使身体较为容易感受外界的邪气，特别是对于传染性的炎症物质尤其容易使肺部感染，尤其是在气侯变化比较快的季节更容易发病。因此，提高自身的免疫力，祛除身体中的外邪是保健的要点。

在饮食方面，良好的营养可以帮助呼吸顺畅，并可增加身体的抵抗力。病患可以采用高蛋白、高热量饮食，如果同时患有其它疾病需限制饮食时，则需与医师或营养师讨论，同时须注意补充水分。首先要选择简单、富变化且方便烹调的食物，如炒面、咸粥。采少量多餐，每餐不要吃太饱，餐前可休息，餐后不要躺下。在热量提供方面，可在饮食中增加不饱合脂肪酸，如植物油。这样可增加热量又可减轻呼吸的负担。应摄取足够的水果、青菜，补充各类维生素增加抵抗力、预防便秘。

要积极地预防感染，在感冒流行时或身体抵抗力较弱时，可戴口罩，勿到公共场所，尽量避免和感冒的人接触。打喷嚏、咳嗽时用卫生纸掩口鼻，注意个人卫生勤洗手。保持室内空气地流通。维持良好的营养状况、充足的睡眠及适度运动，以增加抵抗力。天气变化时，应适时添加衣服避免受寒。

痰热壅肺型

中 药 选择能够清除热邪，化痰止咳的方剂，如麻杏石甘汤合千金苇茎汤加减等。如果痰热较盛，可加鱼腥草、瓜蒌、黄芩等。如果胸部疼痛严重的，可以加郁金、延胡索。咳出的痰液中带有血丝的，可以加白茅根、侧柏叶等。

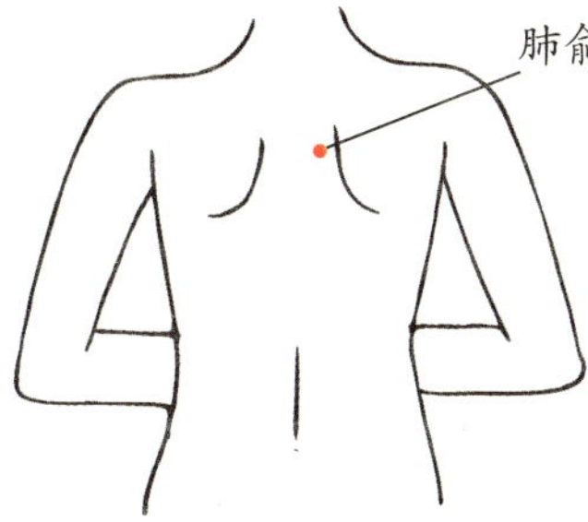

穴位按摩 可以选择肺俞穴和丰隆穴治疗。肺俞穴在后背部，平肩胛骨内缘相平的脊椎骨左右各二横指处；丰隆穴位于膝盖外侧下方突出的骨头与外脚踝最高点连线中点处。按摩时可以用拇指的指端由轻到重的点按，或者用小按摩棒在穴位的局部进行点按，直到穴位的局部有较为明显的酸胀感为度。

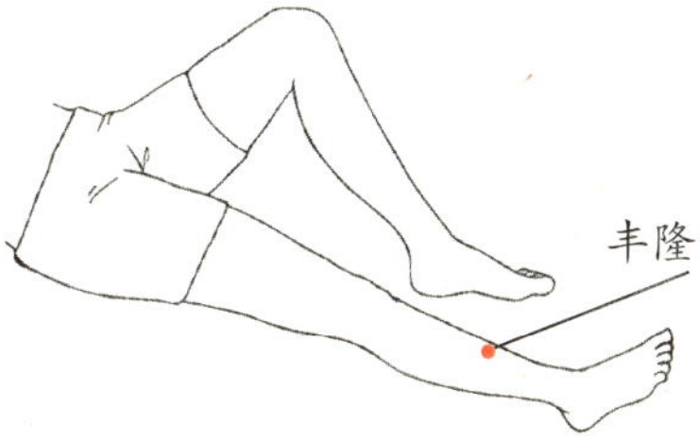

食 疗 可以选择能够祛除外界的热邪，消除痰湿的食物，取鲜荠菜100克，鲜姜10克，盐少许。将荠菜洗净切碎，生姜切片，加清水4碗，煮至2碗，用食盐调味，每日分2次服用，连服3日。或者取黄精30克，冰糖适量，将黄精洗净，用清水发泡，置砂锅内，再放入冰糖，加水适量，煎煮后饮汤，每天服用2次。

痰热壅肺型 降热治肺炎

本型主要是由于身体感受了外界的热邪，热邪直接侵入了肺部，或者是由于病人自身的脾胃功能受损，消化和调节体内的水液代谢功能失调，热邪与湿邪相互夹杂，造成了湿热的体质，并容易形成痰邪的病理产物，形成了肺炎的一系列症状。因此，本型的保健关键是祛除痰热，增加身体的免疫能力。

首要要在居住的房间保持空气新鲜，定时通风换气，开窗时要注意关门，避免对流风。室温最好维持在18℃～22℃，保持适当湿度，以防干燥空气吸入气管，痰液不容易咳出。冬天可使用超声加湿器或在暖气上放水槽、湿布等，也可在火炉上放一水壶，将盖打开，让水汽蒸发。注意穿衣盖被均不宜太厚，过热反而会使病人烦躁而诱发气喘，加重呼吸困难。安静时可平卧，如有气喘，可用枕头等物将背垫高呈半躺半坐位，经常变换体位，可增加肺通气，减少肺瘀血，促进痰液排出。

如果出现高烧时，按医生的要求服用退烧药，如体温在38.5℃以上，每4～6小时服1次，服退烧药后要给多喝水，以助出汗退热。还可采用物理降温法，如酒精擦浴，冷水袋敷前额等。如发生痰量增加、颜色变黄、变黏稠、发烧、咳嗽、呼吸困难加剧、意识混乱、或喜欢睡觉等肺部感染之症状，应立即就医。

❗热闭心神型

中　药　临床一般要采用可以清热解毒，使神志恢复的方剂治疗，如清营汤加减。如果出现了烦躁，在昏迷状态不自主地说话，可加服紫雪丹。如果出现了抽搐的，加钩藤、全蝎、炒地龙.便秘的加紫雪散，大黄粉冲服。

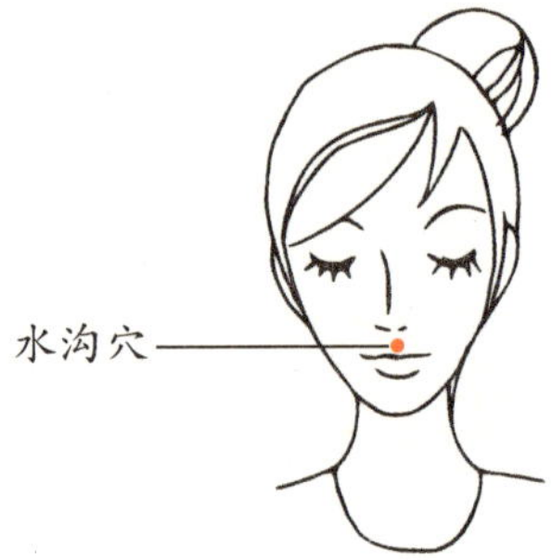

穴位按摩　可以选择水沟穴和合谷穴。水沟穴位于鼻孔下方，上唇沟中点的位置；合谷穴在拇指与食指中间，骨头根部前的位置。在按摩时一定要强调感觉的明显，可以用拇指的指甲在穴位的局部用力掐，使穴位局部有非常强烈的酸胀感觉，但要以病人能够忍受为度，直到病人清醒为止。

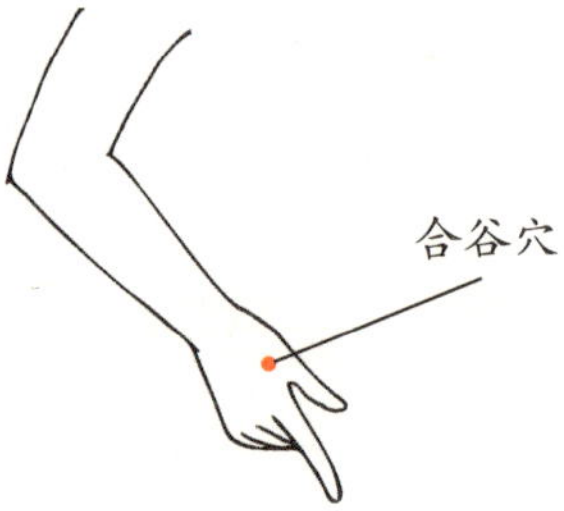

食　疗　建议选用可能补充气与阴液功能的大米、山芋、香菇、马铃薯、大枣、猪肉，以及补充阴液和镇静安神功效的西瓜、蜂蜜等食物，也应适当多吃些清淡而易消化的食物，如豆制品、蛋类、乳类、鸡、鱼、新鲜蔬菜、瓜果等，少吃油腻食物。

热闭心神型　醒神疗肺炎

本型主要是由于年老体弱，或者长时间患有慢性的消耗性疾病，或者是长期从事繁重的体力和脑力劳动，使身体的正气不足，本来已经感受了外界的邪气，不能将病邪驱出体外，病情进一步向体内发展，影响了神志，甚至出现了精神昏迷的状态。因此，本型的保健关键是大量补充体内的正气，尽快恢复病人的神志。

本病主要发生在老年人当中，老年人体质较弱，一旦确诊为肺炎就应立即住院治疗。宜尽早、足量地静点输入抗菌素，一般疗程为5～7天，体温正常、痰液变白以后3～5天停药或改用口服抗菌素，如果病情较重并且有慢性疾病患者，疗程应适当延长；还应注意卧床休息，注意保暖，鼓励多饮水，吃一些易消化半流质食物如稀饭、面条等等。有口唇发紫等缺氧的症状者，可以以鼻导管低流量吸氧。如果痰较多，可以帮助病人叩捶胸背，定时翻身，让病人深呼吸等方法促进痰液排除。如出现烦躁、说胡话的老年病人，不可轻易难予安定类的药物。病情稳定后，应让病人早日下床活动。

顺利排痰，防治肺炎的关键。适量的活动不仅可以增强咳嗽时的力量，而且有利于痰液向外运动，易于咳出而不至于沉积。老年人肺炎急性期过后，适量的运动对加强排痰是有利的。居住环境和活动空间要保持一定的湿度，可使用空气加湿器、地上洒水、暖气上放湿毛巾、水槽等措施增加空气中的水分。

肺脓肿

肺脓肿是由多种病因所引起的肺组织化脓性感染。早期为化脓性肺炎，继而坏死、液化、脓肿形成。临床上有高热、咳嗽和咳大量脓臭痰为其特征。中医称之为肺痈。肺脓肿多发生于壮年，男多于女。自抗生素广泛应用以来，肺脓肿的发病率已显著降低。

西医认为急性肺脓肿的感染细菌为一般上呼吸道、口腔的常存细菌。常为混合感染，包括需氧、兼厌氧和厌氧的革兰阳性与阴性球菌或杆菌。其中最常见的需氧和兼厌氧菌为肺炎球菌、金黄色葡萄球菌、溶血性链球菌、克雷伯杆菌、大肠埃希菌、铜绿假单胞菌、变形杆菌等。

中医认为肺痈主要是由于感受外邪，特别是风热的火毒之邪气，壅滞于肺脏，热盛则形成血瘀，蕴酿成痈，血液腐败化脓，肺络受到了损伤而发病。其原因主要有平素饮酒太过，或者喜欢食辛辣和煎炸的食物，或者是脾胃功能失常，导致湿痰热邪蕴积在肺部，并与外邪相互作用而发为本病。

本病的发生还与机体内在因素密切相关。在肺脓肿的病理演变过程中，随着病情的发展，邪正的消长，表现为初（表证）期，成痈期，溃脓期，恢复期等不同阶段，在治疗和调护的过程中适合根据疾病发展的不同时期进行有针对性的治疗和护理。

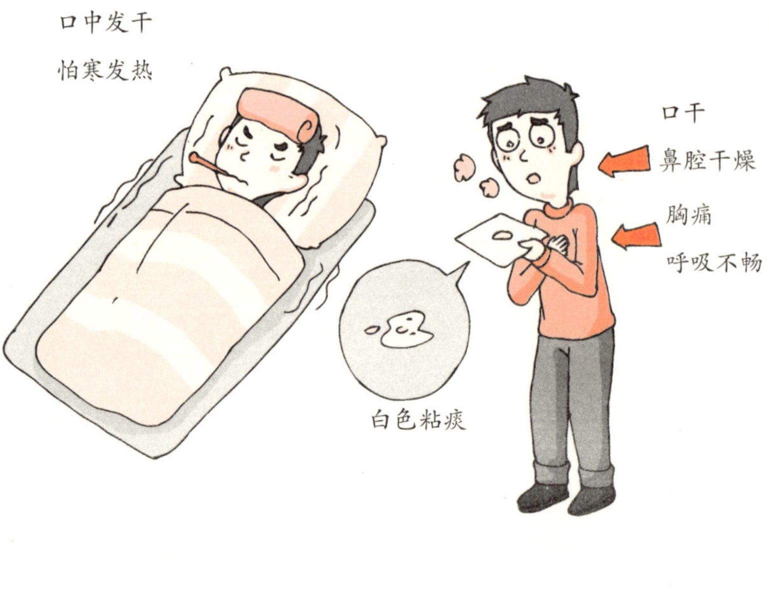

分型	特征	病因
初期	表现为怕寒发热，咳嗽，咯出白色的粘痰，咯痰量每天都会不断地增多，胸部会出现疼痛，并且随着咳嗽疼痛会加剧，呼吸不通畅，口中发干，鼻腔内很干燥，脉搏跳动很快	多数是由于风热的毒邪，经口鼻或皮毛侵袭到肺脏；或者因风寒邪气侵袭肺脏，没有及时得到向体表发散，在体内蕴积得不到解除，时间一久化为了热邪，邪热薰蒸肺脏，肺失去清肃的生理功能，形成了脓肿的前期症状
成痈期	身体发热逐渐严重，有时会因为怕冷而出现寒战，接着就会出现热度较高的发热，出汗，情绪变得很烦躁，咳嗽气急，胸部满闷伴发有疼痛，转身等活动不灵活，咳吐浓痰，呈黄绿色，自我感觉喉间有腥味，口干咽燥	主要是由于热邪进一步加强，加上平时饮酒过度，没有节制，或者喜欢吃辛辣的食物，湿邪蕴积在肺部，使肺的功能容易受到外界的邪气侵袭，或原有其他的慢性疾病，肺经及其他脏腑有瘀血热毒，蕴结时间一长，就会熏蒸肺脏，逐渐形成脓肿，更易引发本病
溃脓期	表现为咳吐大量的脓痰，或者像米粥一样，或者痰和血相夹杂，腥臭的味道很明显，有时会有咯血的症状，胸中烦满而且疼痛，严重时喘气急促，不能平卧，全身发热，面部红赤，心烦口渴，喜欢饮水	本期是热毒在体内的进一步发展，蕴酿成痈，血液瘀积，筋肉在热毒的作用下逐渐腐败化脓，肺部的络脉受到了损伤之后，脓疡在体内破溃，向外泄出，从而形成了脓肿破溃所引起的各种症状
恢复期	身体发热逐渐减退，咳嗽减轻，咯吐的脓痰逐渐减少，臭味也会变淡，痰液转为清稀，精神逐渐恢复，食欲和消化情况也会有所好转。偶尔会有胸胁部的隐隐作痛，难以平卧，气短，低烧，中午过后有规律的发热，心烦，口燥咽干，面色没有光泽，形体消瘦，精神萎靡	主要是脓疡在体内破溃外泄之后，邪毒逐渐排尽，病情趋向好转，但因肺脏本身受到了损伤，所以可以出见外邪离去后的正气虚弱的症状，以及阴液和气血耗伤的病理过程，随着正气的逐渐恢复，痈疡逐渐愈合。如果溃后脓毒不尽，迁延反复发作，病势时轻时重而会转为慢性

初　期

中　药　可以选择能够疏散风热邪气，清利肺中痰湿的药物，一般运用银翘散加减。如果体内的热邪比较重，开始咯唾黄痰，口渴者，加生石膏、炒黄芩，酌情加鱼腥草增强清热解毒的效力。如果咳嗽频繁痰多，则可以加杏仁、川贝母、前胡、桑白皮、枇杷叶；胸部疼痛，呼吸不利，加瓜蒌皮、广郁金。如果头痛者，可加菊花、桑叶。

穴位按摩 取风池穴和曲池穴治疗。风池穴位于在颈项后两侧大筋两旁的凹陷中，按摩时可按住此穴所在的陷窝，坚持不动半分钟到1分钟，然后缓慢地按揉，至局部有强烈的酸胀感为度。曲池穴位于肘横纹外侧尽头与肱骨外上髁在线中点，先用右手大拇指按揉左手曲池穴，然后再用左手大拇指按揉右手曲池穴，各做100次，至局部有强烈的酸胀感为度。

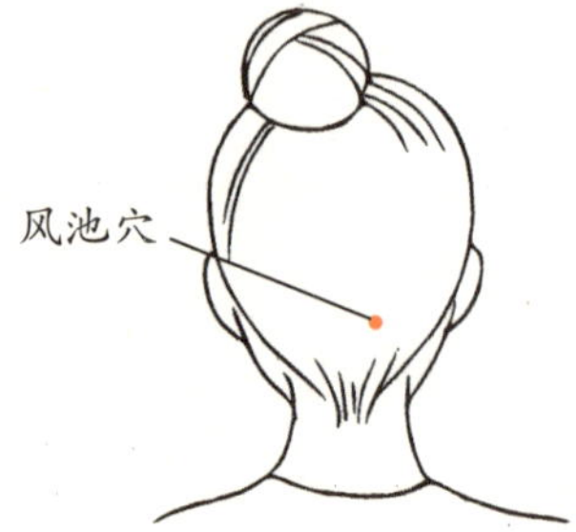

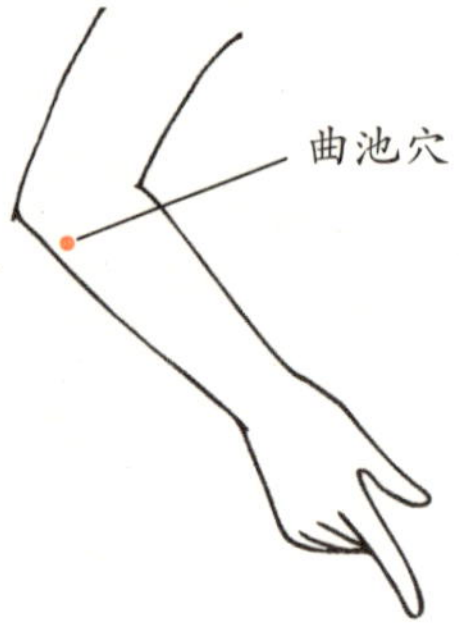

食　疗 宜多吃有助于散风热、清热的食品，如绿豆、萝卜、白菜、白菜根、薄荷、茶叶等，可以用鲜梨汁与大米适量煮粥趁热食用。梨在中医上属于寒凉性质的食物，适用于风热感冒引起的咳嗽、胸痛、痰多等症状。

初　期 疏风治肺痈

本期与风热感冒的症状和发病的机理相似，保健养生主要是目的是解热，保持和及时补充身体的水分。因为热邪是发病的主要原因，可以通过发汗的方法来解热，一般常用的方法是再盖上比较厚的棉被来达到发汗的目的。但是在发汗的过程中应该注意不能发汗过多，因为发汗太过容易引起体表的水分大量流失，而引发他病，要以微微发汗为度，但应该保证手足心都有汗出，此外在出汗以后，还要特别注意保温，不能过快的减少衣被，防止因为汗孔开大，容易感受外邪而再次发病。

饮食禁忌。饮食上要注意忌吃或少吃油腻、黏滞、酸腥、滋补的饮食，如鸡鸭鱼肉汤等，最好不吃热味辛辣的食物，否则会增加热邪的力量使症状加重。

要注意保证身体内的水分，热邪侵入体内往往会造成身体新陈代谢的加快，使体内的水分大量流失，经常会感觉口渴。因此要多喝温水或多吃一些多汁的水果，如西瓜等，以补充水液，增加机体的抗病能力。注意胸痛及痰量的变化。如果咯痰每日的量增多，要正确记录痰的数量、颜色，以便与感觉相鉴别做出正确的早期诊断。根据病情恢复情况和体力，选择适当项目进行锻炼，如气功、呼吸操，散步、太极拳等。

❗成痈期

中 药 一般选用千金苇茎汤合如金解毒散加减，可以起到清除肺内热毒，化瘀排脓的作用。如果咯痰黄稠，排出困难，可加桑白皮、射干、瓜蒌、贝母。如果咳逆气急，咯痰脓量较多者，可加瓜蒌仁、葶苈子。如果胸部满闷而疼痛，转身不利者，可加乳香、没药。如果大便秘结者，可加大黄、枳实。如果心烦口渴者，可加生石膏、花粉。

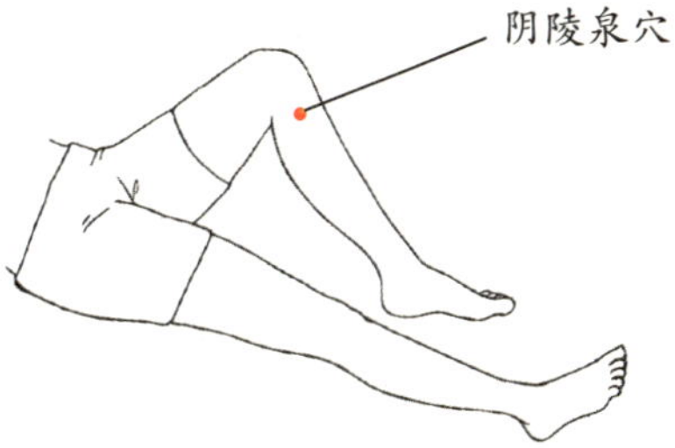

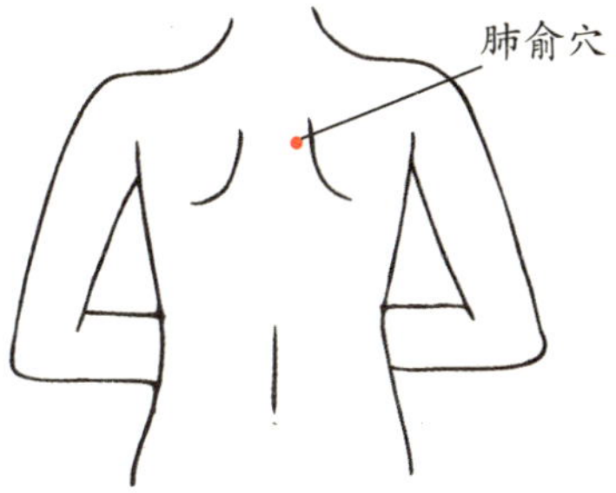

穴位按摩 可以选择阴陵泉穴和肺俞穴。阴陵泉穴位于膝盖外侧小腿部，膝盖骨斜下方，胫骨突出部位下方的凹陷处；肺俞穴在后背部，平肩胛骨内缘相平的脊椎骨左右各二横指处。在按摩时先用右手大拇指按揉左手阴陵泉穴，然后再用左手大拇指按揉右手阴陵泉穴，各做100次，至局部有强烈的酸胀感为度。在按摩肺俞穴时可按住此穴所在的陷窝，坚持不动半分钟到1分钟，然后缓慢地按揉，至局部有强烈的酸胀感为度。

食 疗 可以取田鸡250克，南瓜500克，大蒜60克，葱15克。将田鸡去皮和内脏后洗净切块，大蒜去衣洗净，南瓜洗净切块，一同放入开水锅内，大火烧沸后，改用小火烧 30 分钟，加葱末调味即成，具有排脓化痰、清热解毒的功效。

成痈期 排脓治肺痈

本期是在初期发现的基础之上，进一步发展，由于外部的热邪没有消退，反而进一步加重，可会出现热邪壅滞在肺部，大量耗伤了肺部的津液，而使水液聚积而成为痰邪，热毒进一步侵袭机体，损伤了肺部的血脉。热邪与瘀血相互夹杂，就蕴酿成了肺部的脓肿。

本期的调养要点是注意观察发热、胸痛、痰液的量、颜色，气味的变化。如果发热较为严重、痰发黄浊、并出现腥臭的味道、排痰量很多，则证明是本期的重要表现。每天都要做口腔部的护理，咯痰之后及时地嗽口；胸部疼痛比较剧烈者可取侧卧位，或者用宽胶布绑束胸部，减少局部活动量而减轻疼痛；饮食宜以素食和半流质的食物为主，多食梨、枇杷、萝卜等有润肺化痰作用的水果，或者每天用薏仁煨粥食用，可用鲜芦根煎汤代茶饮。高热时应该多吃一些新鲜的蔬菜和水果，忌辛辣、油腻、煎炸的食品。宜卧床休息，如果出现了全身发冷的感觉要及时给予保暖，高热时可用物理降温，如用冰袋、冰枕，以及酒精进行擦浴。

积极预防感冒，防止感冒加重病情，同时在病人所居住的房间里要保持空气的流通，避免烟尘等刺激性气味。

溃脓期

中 药 选用能够排脓解毒的加味桔梗汤。如果咯血量多者，可加白茅根、丹皮、藕节、栀子，并冲服三七粉；如果心烦口渴津液损伤过多者，可加天花粉、知母、麦冬；如果咯脓浊痰，腥臭较大者，可合犀黄丸；如果喘息不能平卧，大便秘结者，可服桔梗白散。

穴位按摩 可以选择上巨虚穴和合谷穴。上巨虚穴位于胫骨的外侧筋肉的起端，膝盖往下两手掌宽度，胫骨前缘外侧一中指按压时的凹陷处；合谷穴在拇指与食指中间，骨头根部前的位置，在按摩时先用右手大拇指按揉左边穴位，然后再用左手大拇指按揉右边穴位，各做100次，至局部有强烈的酸胀感为度。

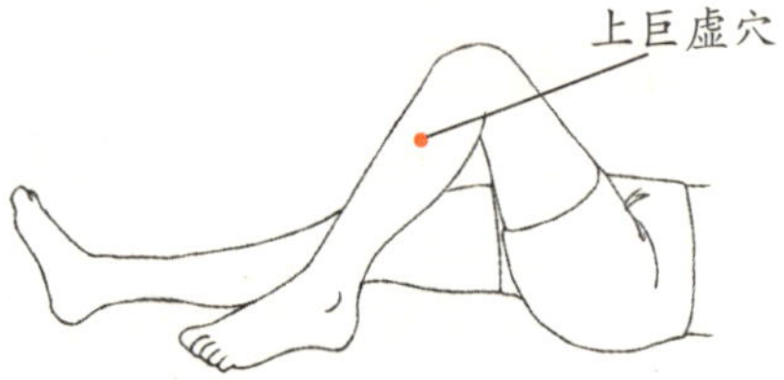

食 疗 可以选用有排出肺部脓肿的食物，如紫菜6克，研成末状，开水冲泡，加适量蜂蜜冲服，每日2次。还可以取鲜芦根100克，冬瓜子90克，用水煎，取汁，代替茶时时饮用，每日1剂；还可以取香瓜子50克，捣烂研细，加适量白糖，用温开水冲服。

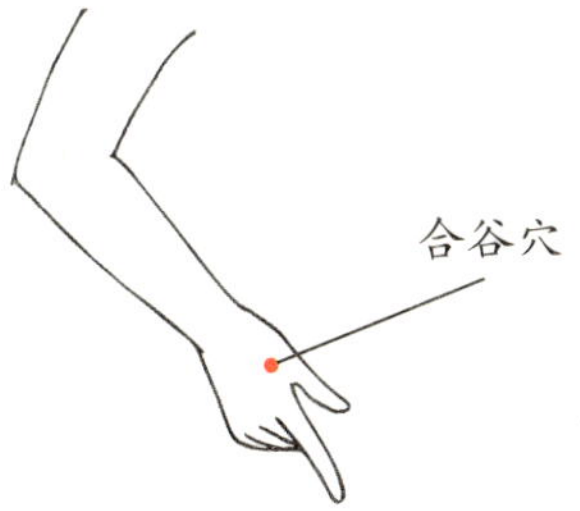

溃脓期 解毒治肺痈

本期的肺脓肿是邪毒的进一步发展，过于旺盛的火热邪气，没有及时排出体外，积聚在肺部的局部，对肺部的组织和血液造成了较强烈的损伤，肉腐血败，形成了脓肿，并向内溃破，向外排泄，因而出现了咯出大量腥臭脓痰，或脓血痰的症状。因此，本型的保健和调护的要点，就是促进脓肿的排出，降低局部的火热侵袭。

本期的护理重点在排痰，鼓励病人及时排痰，根据发病的位置，用空心掌拍背部或者进行体位的引流，帮助病人由下而上叩以便痰液排出顺畅。观察痰液咯出难易程度以及痰液的性质状态、数量，每天在排痰之后，要做好口腔局部的清洁护理。如果痰质比较粘稠不容易咯出的时候，可以遵照医生的说明内服竹沥泡成的水。如果咯痰没有力量者，应该进行吸痰的处理。如果出现咯血者，可以每天饮用鲜藕汁200毫升，溃脓痰排出之后，食欲后增进，脾胃功能初复时仍需予软食、易消化、富营养食品，少食油腻，可每日食豆浆一碗、薏仁粥等清补食品。

恢复期

中 药 临床一般选用沙参清肺汤或桔梗杏仁煎加减，帮助补益肺部的气血和阴液。如果低热不退者，可加白薇、青蒿、地骨皮、功劳叶；如果口燥咽干明显者，加芦根、天花粉；如果进食量少者，可加扁豆、山药、白术；如咳吐脓血不净，或者痰液一度清稀而又转为粘稠时，可加鱼腥草、蒲公英、败酱草。

穴位按摩 选用关元穴和足三里穴。关元俞穴位于腰骨高度的脊骨，其往下一节脊柱骨的突出处起，左右各往外侧二横指宽处；足三里穴位于胫骨的外侧筋肉的起端，膝盖往下四横指，胫骨前缘外侧一中指按压时的凹陷处。在按摩时，可以运用点按法，用拇指或者中指在穴位处点压，要注意力度，力量最好轻柔一些，或者可以用手掌搓热后，放到穴位局部，使热力透过穴位向身体内部渗透。

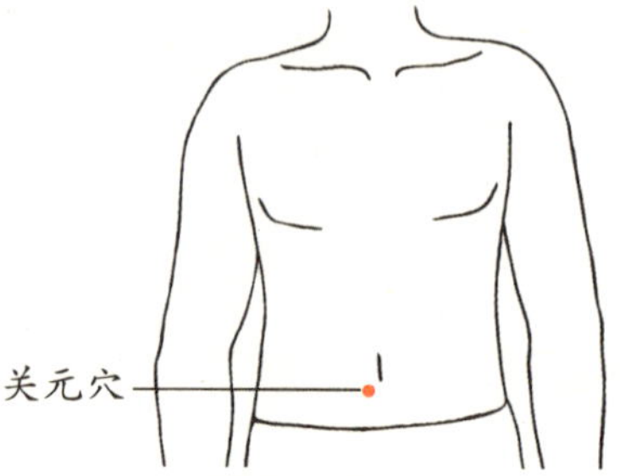

食 疗 可以选择能够补益肺气的食物，如沙参炖猪肉。取瘦猪肉50克，夏枯草20克，沙参15克。先把猪肉切成小块或肉末，夏枯草和沙参分别用纱布包好，三者一起放入砂锅中，共炖煮至烂熟，去药包，可以适当加调味品调味。饮汤食肉，每日1剂，7天为1个疗程。

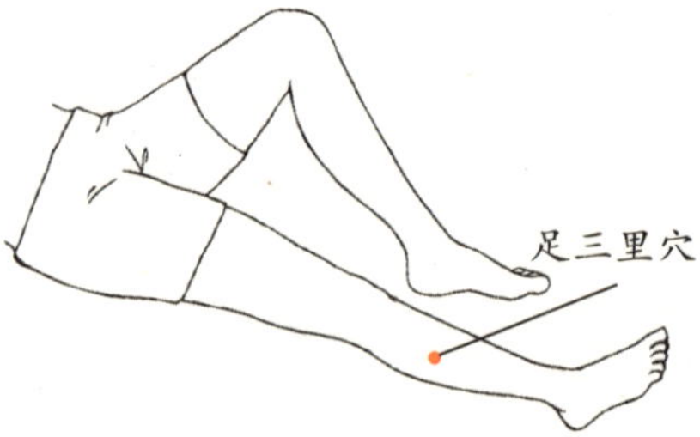

恢复期 扶正治肺痈

本期是本病发展的后期，邪毒经过的排毒期之后，逐渐排出干净，身体的各个脏腑的正气正在渐渐的恢复，此时需要补益身体的元气，注意摄入富有营养的食物，如果身体的正气久久不能补充，就会使病情持续不解，剩余的毒素没有排出干净，就会进一步地耗伤正气和阴液，而转成慢性的肺肿脓。因此，本型的保健要点是恢复正气，排出剩余的毒素。

病人的体质在逐渐的恢复，可适当地下床进行相应地活动和锻炼，可散步，做呼吸操等，以逐渐增强体力，但是要注意不要过度的劳累。在饮食中应逐渐增加补养肺部气血的食品，根据脾胃消化功能适当进食一些有营养的食物，如瘦肉、禽蛋、鳖甲、鱼等。应忌用油腻、辛辣及热性食物，戒烟酒。少饮酒，尽量不吸烟，同时注意节制性生活，以免损伤正气。加强精神的护理，保持心情的舒畅，但要使患者一定要坚持彻底地治疗，以防病情反复，转为慢性。

同时可以借用一些补气的保健方法，如经常按摩腹部。以手掌心对准肚脐，双手重叠，在脐周围做环绕摩动，先顺时针后逆时针，每天摩动10～15分钟，可以起到明显提高人体的正气的作用。

第五章

泌尿生殖系统疾病

排泄废物的管道受阻

肾结石

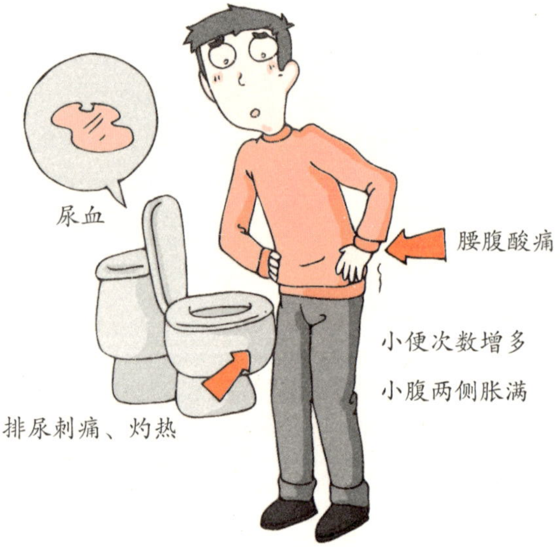

肾结石是肾盂肾盏内或者是肾实质内出现结石，多数位于肾盂肾盏内，肾实质结石少见。在肾盂肾盏内的小结石可随体位而移动，较大结石的形态与所在腔道形态一致，可表现为典型的鹿角形或珊瑚形。本病属于中医“淋症”范畴，是以小便不通畅，尿道刺痛为特点，常以小便排出砂石为主要症状，中医常称之为“石淋”。

西医认为肾结石的形成，主要原因就是饮食，它是由饮食中可形成结石的有关成分摄入过多引起的，如果体内的草酸积存过多就容易引起肾结石。还有就是动物内脏、海产品、花生、豆角、菠菜等，均含有较多的嘌呤成分，嘌呤进入体内后，要进行新陈代谢，它代谢的最终产物是尿酸，尿酸可促使尿中草酸盐沉淀。如果一次过多地食用了含嘌呤丰富的食物，嘌呤的代谢又失常，草酸盐便在尿中沉积而形成尿结石。另外，如果是脂肪摄取太多，因为脂肪会减少肠道中可结合的钙，因而引起对草酸盐的吸收增多。另外糖分增高、蛋白质过量都容易形成肾结石。

中医认为结石的病因和发病机理是多方面的，应从整体观念来认识。其一为外邪的伤害、外感风邪、湿热化火或者湿热蕴结在肾部与膀胱，导致肾阴的不足，湿热郁积，是形成结石的先决条件；其二是情志所伤，各种情绪过激都可以化为火邪，火热伤及阴液，导致了阴虚火旺的情况，形成肾之阴阳失衡；其三是饮食所伤；其四为性生活的过度，损伤了肾气及精血，常常会发病。

分 型	特 征	病 因
排尿时会感觉灼热的肾结石（下焦湿热型）	表现为腹部的疼痛，小腹及小腹两侧常会感觉到胀满，小便次数不断增多，排尿时会感觉到有灼热和刺痛，小便颜色发黄，或者出现排尿时出血，血色鲜红，或者尿中夹杂有细碎的砂石排出，或者出现有寒热交替出现，口苦，恶心呕吐	多数是由于多过地食用辛辣、肥腻的食物，或者是喜欢过度饮酒，时间一久就形成了湿热的邪气，向下侵犯膀胱。或者下阴部不清洁，外邪容易侵入膀胱，尿液由于受到热邪的影响，日积月累，尿中的杂质就会结为砂石，从而形成肾结石的症状
腰酸腹部刺痛的肾结石（气滞血瘀型）	主要表现为腰部酸胀疼痛，多数时候是像针刺一样的疼痛，小腹及小腹两侧感觉胀满，常持续性地隐隐作痛，疼痛的部位固定不移。小便排出不畅，会有尿血的情况，血色紫黯，反复发作，或者尿中夹杂有血块	原因多数都是由于情绪突然的变化，或者长时间处于精神紧张的状态，或者情绪抑郁，情绪的各种变化都可以化成火邪，火热邪气直接伤害了身体内的阴液，不仅影响了肝对气机的调节功能，也同时使血液的量减少，使尿液中的杂质形成砂石，造成了肾结石的一系列症状
面色没有光泽的肾结石（脾肾两虚型）	肾结石在肾部盘踞时间较长，小便排出不是非常困难，小腹会有向下坠胀的感觉，排尿没有力气，排尿后总有排泄不尽的情况，同时会出现面部苍白，没有光泽，食欲不振，进食量少等情况	多数是由于饮食不节不当，损伤了脾胃的正常功能，或者是由于性生活不节制，损伤肾中精气，随着时间的积累就会形成脾肾两虚的情况，脾肾的阳气不能温暖身体，对尿液的控制不利，造成排尿无力等肾结石的症状

❶下焦湿热型

中 药 选用石韦散加减来进行治疗，可以达到清利热湿邪气，促进小便的正常排泄和结石的排出的作用。如果尿血的症状比较明显，可以再加白茅根、小蓟、琥珀。排尿疼痛剧烈时，可加白芍。有发热、尿液中有脓的情况，加金银花、连翘，蒲公英和紫花地丁。

穴位按摩 可以选用阴陵泉穴和膀胱俞穴。阴陵泉穴位于膝盖外侧小腿部，膝盖骨斜下方，胫骨突出部位下方的凹陷处；膀胱俞穴位于腰骨与尾椎骨中间高度的脊骨突出处，往左右外侧各二指宽的位置。两个穴位都需要用重手法来进行按摩，可以用较大力量的点按法，在穴位局部由轻到重的缓缓用力，直到局部有较强烈的酸胀感。

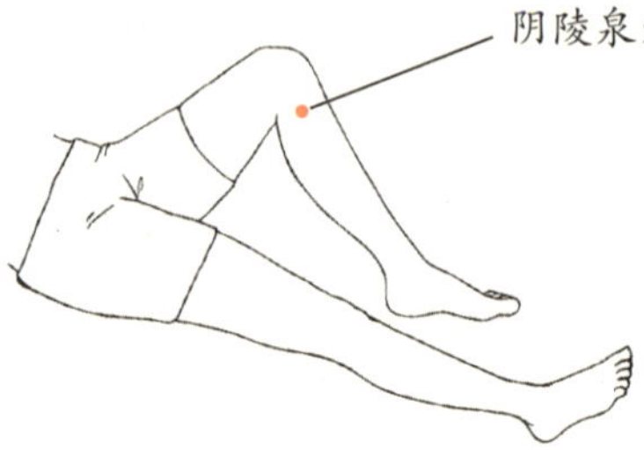

食　疗 注意不要过量地服用鱼肝油。因为鱼肝油中富含维生素D，有促进肠膜对钙磷吸收的功能，会增加尿液中钙磷的排泄，势必产生沉淀，容易形成结石。多食黑木耳，黑木耳中富含多种矿物质和微量元素，能对各种结石产生强烈的化学反应，使结石剥脱、分化、溶解，排出体外。

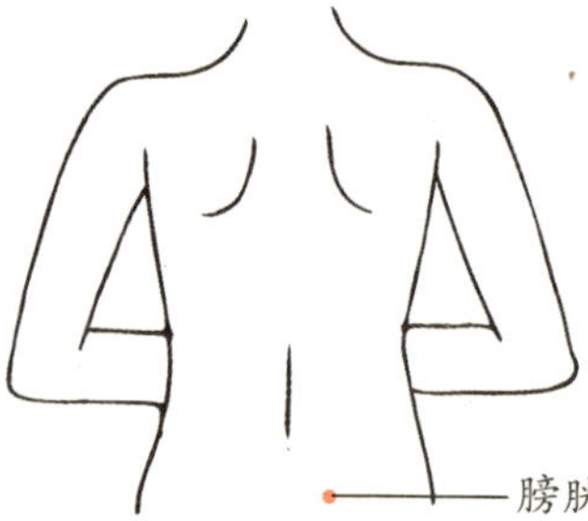

下焦湿热型 通利湿热助排石

本型肾结石主要是由于身体为外邪所侵袭，外界的风邪、湿热化为了火邪，或者是脾胃的功能失调，体内的水湿不能够及时的代谢，积聚在身体的局部，形成了湿热的病理产物，而蕴结在肾与膀胱，导致了肾阴不足，湿热瘀阻蒸，引发了本病。因此，本病的保健关键是祛除湿热产生的原因，通利小便，促进结石的排出。

要注意进行相关的生活习惯的改进，如要多喝水，不论属于哪一类的结石，最重要的预防方法就是提高水分的摄取量，水能稀释尿液，并防止高浓度的盐类及矿物质聚积成结石。合适的饮水量是达到一天排2升的尿液，就算足够。如果你一整天都在烈日下工作，你需要喝8升的水。补充纤维素，加食米糠，可以防止结石发生。控制钙的摄取量，结石中多数成份是由钙或含钙的产品形成的，检查每天高钙食物的摄取量，包括牛奶、干酪、奶油及其他乳制品，牛奶及抗酸剂可能产生肾结石。

控制饮食，不要吃富含草酸盐的食物。大约60％的结石属于草酸钙结石。因此，应限量摄取富含草酸的食物，包括豆类、甜菜、芹菜、巧克力、葡萄、香菜、菠菜，草莓及甘蓝菜科的蔬菜。也避免酒精、咖啡因、茶、巧克力、无花果干、羊肉、核果、青椒、红茶，罂粟子等。多活动，不爱活动的人容易使钙质淤积在血液中。运动帮助钙质流向它所属的骨头。勿整天坐等结石的形成，应该到户外走走或作运动。

❶气滞血瘀型

中　药 一般应用能够促进血液循环，化除瘀滞，促进砂石的排出的少腹逐瘀汤合王不留行散加减来进行治疗。疼痛严重的，可以加乳香、没药、穿山甲、厚朴、川楝子。如果发热，排尿次数增多，排尿疼痛的，可以加败酱草、虎杖、蒲公英和生大黄。身体虚弱者，可以加党参、黄芪、黄精、益母草等。

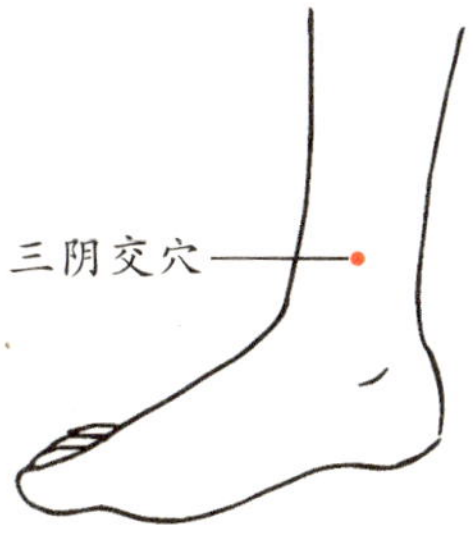

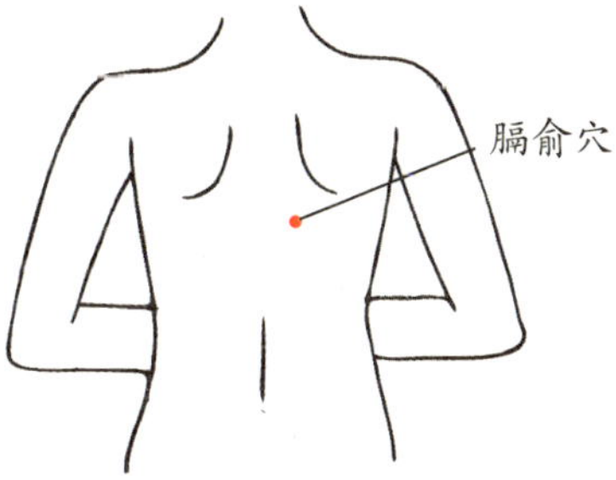

穴位按摩 可以选用三阴交穴和膈俞穴。三阴交穴在位于胫骨后方，足踝内侧最高点内侧沿小腿向上四横指处，按压时会感到疼痛的位置；膈俞穴在肩胛骨下端突出脊骨的高度，左右各往外侧二指宽度处。按摩时两个穴位都可以用拇指指端在穴位上按压，力度由轻到重，逐渐加力，力度宜大，直到局部感觉较强烈的酸胀感为止。

食　疗 一般要选用能够促进血液循环、通利小便的食物。可以取肉桂40克，穿山甲60克，蜂蜜适量，将肉桂和穿山甲分别研成细粉和匀，用蜂蜜水冲。每次3～5克，每日2次，代替茶在日常饮用。桃仁粥，取核桃仁50克，粳米80克，将粳米煮粥，核桃仁去皮捣烂，放入粥内，小火煮数沸，见粥面有油即可，加红糖调味，每天早晚食用。

气滞血瘀型 理气活血助排石

本型的肾结石主要是由于先天体质不足，或者是长时间从事繁重的劳动，或者长时间处于精神压抑的生活环境，使体内的正气不断消耗，所以正气推动血液循环的功能就会减弱，血流的速度减慢，在局部就会形成瘀血，时间一久就会结成结石，发生本病。因此，本型的保健要点是要扶助正气，促进血液循环，加强通利小便，促使排石。

首先可以从饮食入手，吃富含维生素A的食物，维生素A是维持尿道内膜健康所必要的物质，它也有助于阻碍结石复发。健康的成年人，一天需摄取5000单位的维生素A。一杯胡萝卜汁便能提供10055单位的维生素A，其他食物还有绿花椰菜、杏果、香瓜、南瓜、牛肝等。注意蛋白质的摄取。肾结石与蛋白质的摄取量有直接的关联。蛋白质容易使尿液里出现尿酸、钙及磷，导致结石的形成。应该每天限吃180克的高蛋白食物，这包括肉类、干酪、鸡肉和鱼肉。少吃盐。如果患有钙结石，应该减少盐分的摄取。应将每日的盐分摄取量减至2～3克。多吃西瓜。西瓜是天然的利尿剂，要经常吃，而且要单独吃，不与其他食物并用，西瓜有清净体内的作用，但勿与其他食物同时食用。

脾肾两虚型

中药 一般会选用济生肾气丸来补益脾肾的精气，改善排尿障碍，促进结石的排出。如果腹痛明显，疼痛部位固定不变，适合加当归、川芎、三七；如果后背寒冷，四肢不温暖的，可以加附子、淫羊藿、鹿角片；如出现血尿，肾部的绞痛，排尿中断，表明结石在移动，可加石韦、冬葵子、枳实威灵仙等。

穴位按摩 可以选用肾俞穴和关元穴。肾俞穴位于后腰部，腰线高度的脊柱骨突出处下方，左右各二横指宽度处；关元穴在下腹部正中线上，肚脐下方一手掌宽度的位置。两个穴位都用拇指指端按压，力量由轻到重，而且宜使用比较轻柔的手法，还可以用擦法，用手掌在穴位局部来回擦动，使局部有温热感为度。

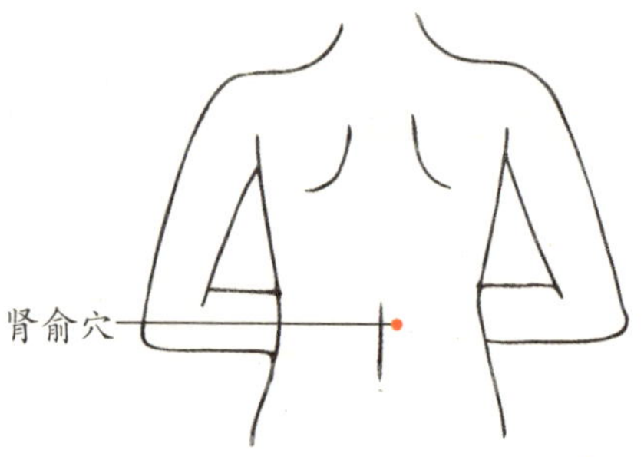

食 疗 可以选择一些既可以清利湿热，又可以补充肾阳作用的食物，如芹菜、金针菜、绿豆、冬瓜、西瓜、猕猴桃、草莓、杨桃、螺蛳、绿豆芽、茼蒿、荸荠、茭白、赤小豆、生苡仁、香蕉、蚌肉，丝瓜等。

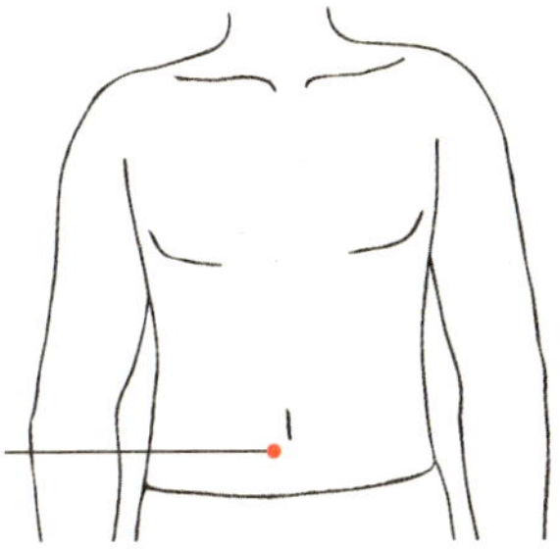

脾肾两虚型 补益脾肾助排石

本型肾结石主要是由于先天体质不足，脾肾的功能低下，不能为身体提供足够的阳气。特别是肾气是整个身体生理功能的源泉，肾气不足会导致消化器官的功能减退，阳气的不足会使尿液的生成不足，时间一久就会使其中的砂石形成结石，停留在肾部。因此，本型的保健关键就是补益脾肾的阳气，保持尿道的通畅，促进结石的排出。

调理方法可以大量饮水，增加尿量冲洗尿路、促进结石向下移动，稀释尿液减少晶体沉淀。经常作跳跃活动，或对肾盏内结石行倒立体位及拍击活动，也有利于结石的排出。适当调节饮食，可以预防结石的再生。含钙结石患者应少吃牛奶等含钙高的饮食，草酸盐结石患者应少吃菠菜、马铃薯、豆类和浓茶等。磷酸盐结石患者宜用低磷、低钙饮食，并口服氯化胺使尿液酸化。尿酸盐结石患者应少吃含嘌呤的食物，如动物内脏、肉类及豆类，口服碳酸氢钠使尿液碱化，亦利于尿酸盐结石的溶解。对于体内初有结石者，坚持每天吃上1～2次黑木耳，一般疼痛、呕吐、恶心等症状可在2～4天内缓解，结石能在10天左右消失。因为黑木耳含有一种特殊物质，能促进消化道与泌尿道各种腺体的分泌，使结石排出。此外，患者还应定期到医院检查，观察结石的“动向”。

慢性肾小球肾炎

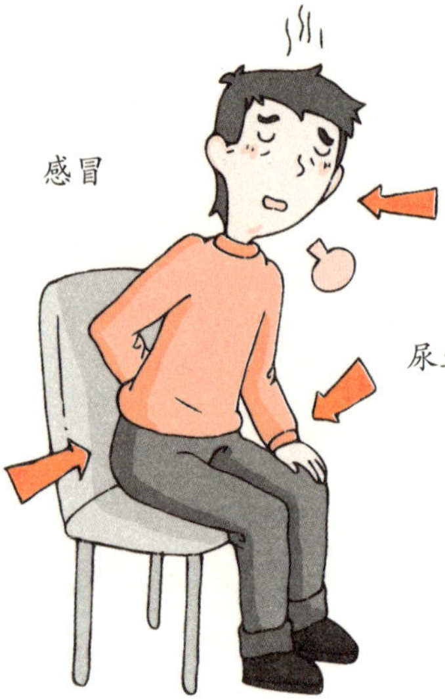

慢性肾小球肾炎，简称慢性肾炎，是以血尿、蛋白尿、高血压和水肿为主要临床表现的慢性泌尿系统疾病。起病方式各有不同，病情不容易好转，病变进展缓慢。由于本病的类型及病期不同，主要临床表现可各不相同，疾病表现呈多样化。本病属于中医“水肿”、“肾风”、“虚劳”、“眩晕”、“腰痛”等病的范围。

肾炎的病因、发病机制和病理类型不尽相同，绝大多数慢性肾炎病人的病因尚不清楚，起病即属慢性。由多种病因、不同病理类型的原发性肾小球疾病发展而来，仅有少数由急性链球菌感染后肾小球肾炎发展而来，有时已经痊愈后若干年又重新出现了慢性肾炎的一系列表现。随着病情的进展，所有各种病理类型均可转化为肾小球硬化、肾小管萎缩和间质纤维化，最终肾脏体积缩小，发展为硬化性肾小球肾炎。

慢性肾炎中医认为是由于肾脏的元气亏虚，内外邪毒瘀阻在肾部的经络，肾体受损，肾的功能失常而发为本病。病因主要有先天不足，后天营养失调、年老体衰，正气亏虚、感受外邪等。

本病可发生于任何年龄，但以青中年为主，男性多与女性。不同季节的气候变化都可以诱发慢性肾小球肾炎的发生，但以9～11月和3～5月发病率较高。即每年春秋季节气温变化较大时易发作。这种现象与慢性肾小球肾炎患者机体免疫力低下、气候变化调节能力差有关。

分型	特征	病因
感受外界风寒邪气的肾炎（风寒袭肺型）	表现为容易患上感冒，发热，怕冷，不出汗，咽喉和鼻腔发干，而且通气不利，反复咳嗽，眼皮上有浮肿的症状，腰腿酸软，精神疲倦，全身没有力量，小便时间长，而且尿液清晰，尿中还挟杂着泡沫或血液	主要是由于外界的风寒邪气侵入体内，造成了身体整个状态的虚弱，风邪既影响了肺脏的功能，也同时影响了全身水液的代谢，使肾部的经络受损，更加剧了水液代谢的失调，出现了肾炎的一系列症状
感受外界风热邪气的肾炎（风热犯肺型）	表现为容易出汗，害怕风只，比普通人都容易患有感冒，咽喉肿痛，脸上和眼皮出现浮肿，腰膝酸软，全身没有力量，并常常感觉到疲惫，咽喉和鼻腔发干，而且通气不利，反复咳嗽，尿的颜色发黄，并且浑浊，或者有尿血的情况发生，四肢会出现烦热疼痛	主要是由于外界的风热邪气侵入体内，造成了身体整个状态的虚弱，风邪既影响了肺脏的功能，也同时影响了全身水液的代谢，使肾部的经络受损，更加剧了水液代谢的失调，出现了肾炎的一系列症状
消化功能失常的肾炎（脾肾阳虚型）	常表现为腰膝酸软，四肢感觉沉重，身体害怕寒冷的刺激，并且肢体不温暖，喜欢潮湿，而害怕寒冷，尿色浑浊，颜色呈淡黄色，精神疲乏，没有力气，进食以后出现腹胀，下肢有浮肿的情况，大便常稀溏，或者排出不顺畅	主要是由于先天的遗传因素不强，或者是长时间患有消耗性疾病，耗伤了身体的阳气，脾肾的功能低于正常，就使身体调节水液代谢的功能失常，肾部的经络也受到了损伤，也就造成了肾炎的症状
身体很虚弱的肾炎（肾阴阳虚型）	多表现为浑身没有力气，精神疲惫，容易感觉疲倦，腰腿酸软，脚面、小腿，还和面部出现了浮肿，既害怕寒冷的刺激，又不喜欢温热的刺激，舌面上有裂纹	主要是长时间的劳累，或者没有节制地进行过度的性生活，或者是过度饮酒，这都可以损伤肾部的阴液和阳气，使肾中阳气不能温暖整个身体，造成了身体抵抗力的减退，容易感受内外邪毒的侵袭，肾体受损发生了本病

❗风寒袭肺型

中　药　主要选择能够祛散风寒外邪，补益肾气，使人体体表气血充盈的方剂，一般选用玉屏风散合麻黄连翘赤小豆汤加减。如果常常有咳嗽的症状，加桑白皮、前胡。如果浮肿，排尿量少者，加猪苓、泽泻。鼻塞不通的，加苍耳子、辛夷。咽喉肿痛者，加蝉衣、牛蒡子、木蝴蝶。

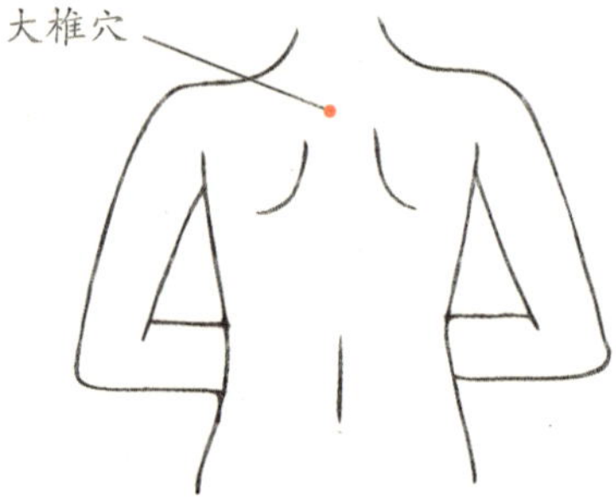

穴位按摩 取大椎穴和外关穴治疗。大椎穴位于低头时最突出的颈椎棘突下方凹陷处。外关穴位于腕背横纹向上两横指，尺骨和桡骨中央的凹陷处。一般在用手掌搓热后在大椎穴来回摩擦，至局部感到温热，或者有热感沿脊柱向头部或腰部传导为度，外关穴的手法按摩可以用拇指在外关穴处点按或者揉，直至局部感觉有酸胀感为度，两手臂交替按摩。

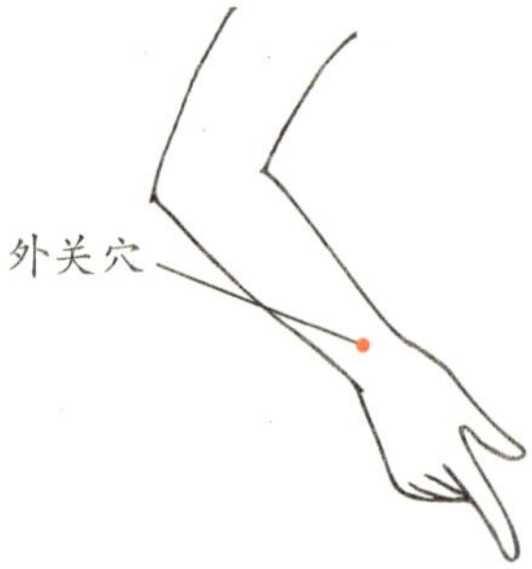

食　疗 可以多吃一些祛散风寒邪气的食物，如葱、大蒜、豆腐、姜汤（可加少量红糖调味）等。还应该配合能够补益肾中精气的食物，可以选择用冬瓜1000克，鲤鱼1条(约重300克)，不加盐，煮汤食用。

风寒袭肺型 祛寒治肾炎

本型肾炎的主要原因是感受了外界的风寒邪气，使肺脏受到了侵袭，肺调节全身水液代谢的功能失调，同时也会影响到脾和肾的功能，特别是肺部的炎症延续到肾部，就会导致肾炎的发生，时间一长就会发生慢性的肾炎。因此，本型肾炎的保健关键是祛除外界的风寒邪气，积极恢复肾部的炎症反应。

首先应该树立与疾病作斗争的信心，慢性肾炎病程较长，易反复发作，应鼓励病人增强与疾病作斗争的信心，密切配合治疗，战胜疾病。患者一旦确诊为慢性肾炎，在开始阶段，不论症状轻重，都应以休息为主积极治疗，定期观察病情变化。如病情好转，水肿消退，血压恢复正常或接近正常，肾功能稳定后，则3个月后可开始从事轻工作，避免较强体力劳动，预防呼吸道及尿路感染的发生，活动量应缓慢地逐渐增加，以促进体力的恢复。

在饮食方面，慢性肾炎急性发作，水肿或高血压者应限制食盐摄入量，每日以2～4克为好。高度水肿者应控制在每日2克以下，咸鱼、各种咸菜均应忌用，待水肿消退后钠盐量再逐步增加。饮食中注意补充营养及维生素，水果及蔬菜不限量。

风热袭肺型

中　药 可以选用桂枝汤合五苓散加减，能够起到祛散风热的邪气，补益肾气，使人体的体表气血充盈。如果咽喉肿痛症状严重的，加山豆根、马勃、木蝴蝶。如果出现头痛，加白芷，荆芥，川芎。发热较重者，加生石膏，双花。

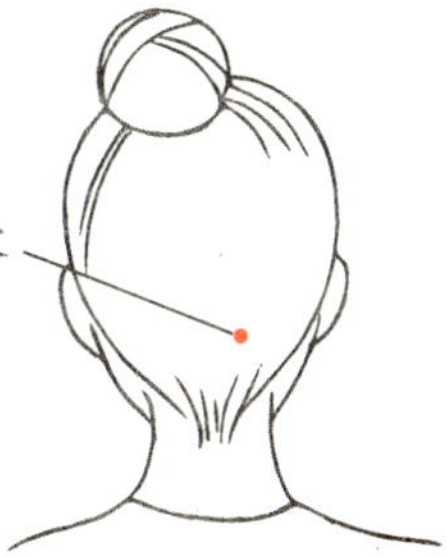

穴位按摩 取风池穴和曲池穴治疗。风池穴位于颈项后两侧大筋两旁的凹陷中，按摩时可按住此穴所在的陷窝，坚持不动半分钟到1分钟，然后缓慢地按揉，至局部有强烈的酸胀感为度；曲池穴位于肘横纹外侧尽头与肱骨外上髁在线中点。先用右手大拇指按揉左手曲池穴，然后再用左手大拇指按揉右手曲池穴，各做100次，至局部有强烈的酸胀感为度。

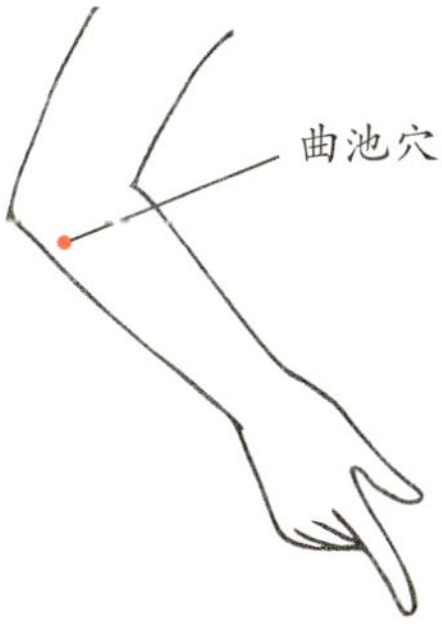

食　疗 一般给予低盐、适量蛋白质、高维生素的饮食。对于有氮质血症的病人，应限制蛋白质的摄入。宜给予优质的动物蛋白，使之既能保证身体所需的营养，又可减少蛋白质代谢的产物，起到保护肾功能的作用。

风热袭肺型 散热疗肾炎

本型肾炎的主要原因是感受了外界的风热邪气，使肺脏受到了侵袭，肺调节全身水液代谢的功能失调，同时也会影响到脾和肾的功能，特别是肺部的炎症延续到肾部，就会导致肾炎的发生，时间一长就会发生慢性的肾炎。因此，本型肾炎的保健关键是祛除外界的风热邪气，积极恢复肾部的炎症反应。

要保持和及时补充身体的水分。因为热邪是发病的主要原因，可以通过发汗的方法来解热，一般常用的方法是再盖上比较厚的棉被来达到发汗的目的。但是在发汗的过程中应该注意不能发汗过多，因为发汗太过容易引起体表的水分大量流失，而引发他病，要以微微发汗为度，但应该保证手足心都有汗出，此外在出汗以后，还要特别注意保温，不能过快的减少衣被，防止因为汗孔开大，容易感受外邪而再次发病。饮食上注意摄入低优质蛋白，如牛奶、鸡蛋、鱼类等，不要进食过咸的食物，保证热量充足和富含多种维生素。

教会病人与疾病有关的家庭护理知识，包括如何控制饮水量、自我监测血压等。避免受凉、潮湿，注意休息；避免剧烈运动和过重的体力劳动，防治呼吸道感染。注意个人卫生，预防泌尿道感染。

脾肾阳虚型

中 药 方剂选用右归饮合水陆二仙丹加减，能够补益气血，加强脾的消化功能，温补肾中阳气的作用。如果大便稀溏者，加炒车前子、葛根；如果寒湿较重，可加藿香，佩兰和生姜。哪果经脉受阻，督脉不通容易出现腰腿痰痛、阴部湿冷的症状，可加桂枝、木瓜、秦艽、苍术、牛膝、薏仁、桑寄生等。

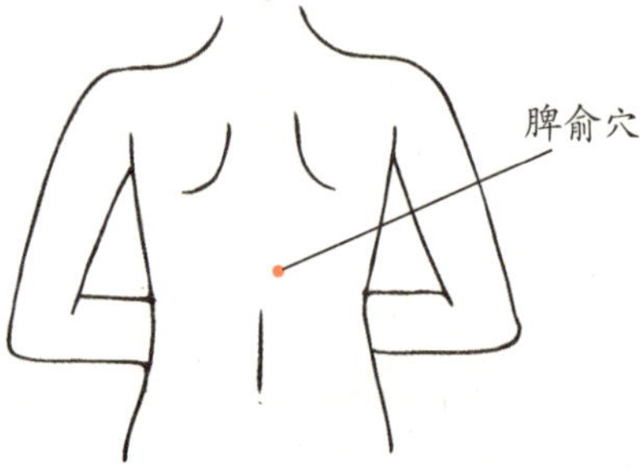

穴位按摩 可以取脾俞穴和肾俞穴。脾俞穴位于沿腰线及肩胛骨下端两者中间高度的背骨，往上方找一节背骨后，左右各往外侧二指宽处。肾俞穴位于后腰部，腰线高度的脊柱骨突出处下方，左右各二横指宽度处。可以用双拇指端分置于脊柱两侧的脾俞穴处，由上而下，直到肾俞穴处，反复操作3～5分钟，一直到穴位有热感和胀感为度。

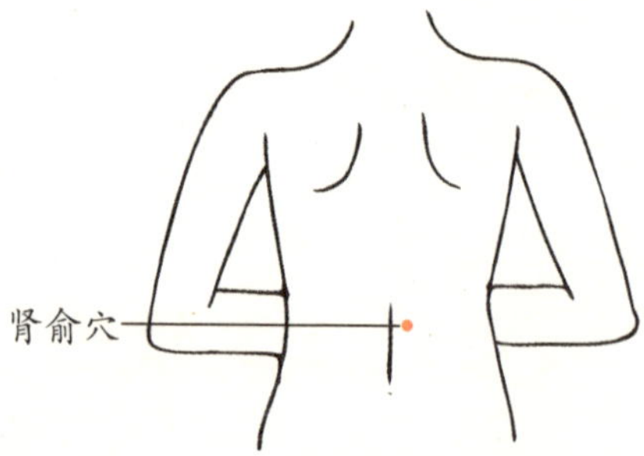

食　疗 可以选择一些既可以清利湿热，又可以补充肾阳作用的食物，如芹菜、金针菜、绿豆、冬瓜、西瓜、猕猴桃、草莓、杨桃、螺蛳、绿豆芽、茼蒿、荸荠、茭白、赤小豆、生苡仁、香蕉、蚌肉，丝瓜等。

脾肾阳虚型 补阳治肾炎

本型慢性肾炎的原因主要是由于先天体质不足，或者是后天性生活过度，或者是工作压力过大等原因，大量耗伤了身体内的阳气，造成了脾和肾的功能失常，从而影响了其对水液的正常调节作用，形成了肾炎的一系列症状。因此，本型的保健关键是补益阳气，促进脾肾功能的恢复。

本型的注意事项主要包括注意休息，避免过于劳累。病人多数都是年龄较大的老年人，不仅要注意在饮食上调理，还要应用一些药物治疗和物理疗法来达到补充阳气的目的。同时还要注意情绪的乐观和稳定，因为如果急躁易怒、忧思过度会使肝的功能亢盛，导致体内的阳气受到进一步耗损，使肾阳虚的症状加重，所以保持良好的心态也是保健的一个重要方面。

要积极防止受凉感冒或上呼吸道感染，有扁桃体炎、中耳炎、鼻窦炎、龋齿时应及时诊治。注意个人卫生，保持皮肤清洁，防止皮肤感染。这些都是可能导致本病复发或活动的诱因。浮肿明显、大量蛋白尿而肾功能正常者可适量补充蛋白质饮食。无水肿及低蛋白血症时，每日蛋白质摄入量应控制在每千克体重0.6克（每瓶牛奶约含6克蛋白质，每只蛋约含6克蛋白质，每50克米饭约含4克植物蛋白质）。有水肿、高血压和心功能不全者应进低盐饮食，每天摄盐应小于5克（约一粒蚕豆大小）。

❗肾阴阳虚型

中　药 使用既能滋补肾中的阴液，又能温暖补益肾中阳气的左归丸合右归丸加减，来进行治疗。如果出现舌头发紫，并有瘀斑者，加川芎、山楂、丹参。如果腰腿酸疼、时常有抽筋者，加木瓜，川续断、秦艽。

穴位按摩 可以选用肾俞穴和关元穴。肾俞穴位于后腰部，腰线高度的脊柱骨突出处下方，左右各二横指宽度处；关元穴在下腹部正中线上，肚脐下方一手掌宽度的位置。两个穴位都用拇指指端按压，力量由轻到重，而且宜使用比较轻柔的手法，还可以用擦法，用手掌在穴位局部来回擦动，使局部有温热感为度。

食 疗 可以选择能够补益肾中阴阳的食疗方。如赤小豆冬瓜烧生鱼，取活鱼1条(约150克)，冬瓜100克，赤小豆10克，葱适量。将活鱼杀好，洗净去除鳞及内脏后同其他原料一并放入锅内，再加入适量的水，用小火将鱼煮熟即可，注意不要加盐，可以与正餐一起食用，每天吃1次。

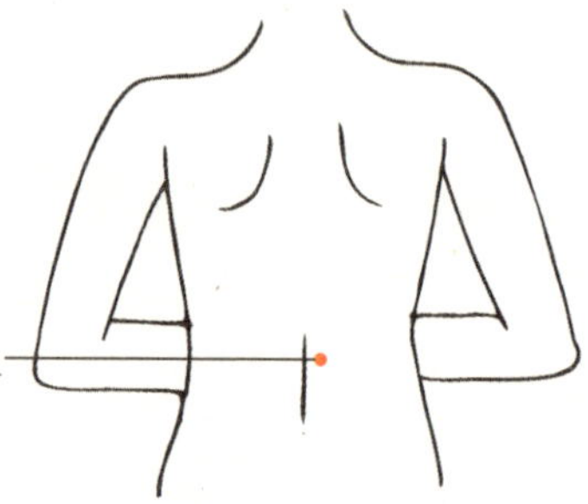

肾阴阳虚型 补肾治肾炎

引起本型的原因主要是先天的体质不强，或者后天的营养不良，或者长时间患有慢性疾病没有正确的治疗，使得肾的功能受到了损害，肾的阴阳失去了平衡，全身的体液调节出现障碍，从而出现了肾炎的一系列症状。因此，本型的保健关键是补益肾中的精气，促进肾功能的恢复。

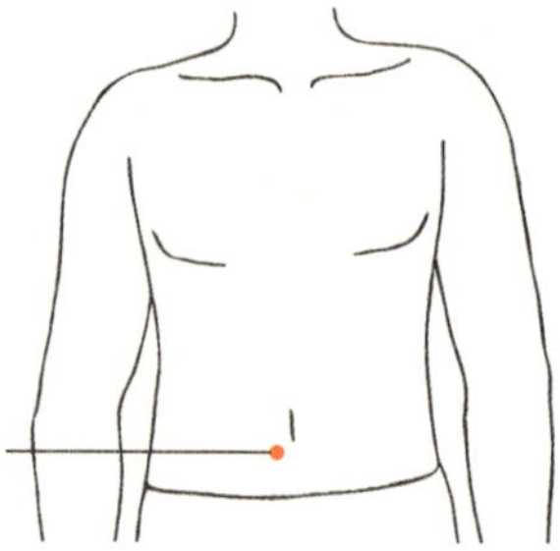

首先要正确对待体育锻炼，选择适当的体育项目，对患有慢性肾炎的病人来说，达到既可增强体质，又可避免一些不良的后果，是十分重要的。这里还应强调一点，慢性肾炎患者并非一概卧床或者休息安逸不动就好，适当的活动有益于增强体质和防病抗病能力。但是，水肿以足部为主，甚至胸腹水，全身浮肿，即所谓中度以上水肿；伴有心肺功能受损，出现咳嗽、气促，甚至咯血等；严重高血压，头晕较重，脑病征象严重的病人，应当卧床休息，不应从事体育活动。肾功能受损较重，出现少尿，或者氮质血症较重，有明显恶心、呕吐等消化道症状者，应卧床休息。慢性肾炎患者若肾功能虽正常，但血尿较重，甚则出现肉眼血尿者，也应卧床休息。年轻患者，尤其青年夫妇，一旦患有慢性肾炎，能否怀孕成为一个较重的思想包袱。因为妊娠对肾脏的影响较大，严格掌握妊娠适应症和禁忌症，很重要。在未怀孕时，确定是否符合妊娠条件，怀孕后根据肾脏情况判断是否可以继续妊娠。应加强监护，充分估计因妊娠而带来的不良结果。

尿路感染

尿路感染是一种很常见的疾病，一般指的是尿路内有大量微生物繁殖而引起的尿路炎症，可以有或没有症状。根据致病微生物的不同，尿感可分为细菌性和真菌性尿感，但以细菌性尿感为最常见。相关于中医指的是“淋证”、“尿血”。

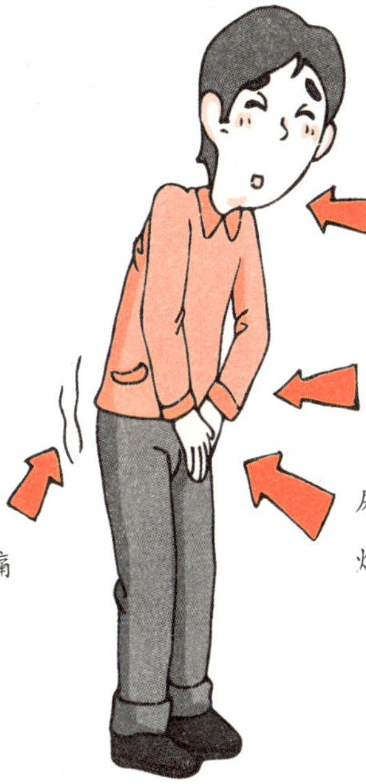

西医认为产生尿路感染的途径大致有上行感染，即致病菌经尿道向上进入膀胱，引起膀胱的炎症，然后再由输尿管蔓延到达肾盂，导致肾盂肾炎。这是尿路感染的最主要感染途径。血行感染，致病菌从体内的感染病灶进入血流，经血液循环到达肾脏和其它尿路引起感染。淋巴道感染，当盆腔炎症、阑尾炎和结肠炎时，细菌可经淋巴道侵入肾脏。直接感染，即由于外伤或者尿路邻近的器官有感染，细菌直接蔓延至尿路及肾脏，导致肾盂肾炎等，但极为少见。

中医认为本病的主要病因是膀胱湿热、肝郁气滞和脾肾亏虚。湿热之邪可以外袭，也可以在体内生成。感受外邪的情况，多数是由于外阴部的不洁净，或者外感湿热邪气，向下注入小肠；或心经的火热旺盛，将热邪转移到小肠，均可致湿热蕴结在膀胱而发病；或者是由于情绪原因，肝部的经气不能正常的疏导，时间一长就形成了经脉中气血的瘀阻，在膀胱局部就形成了尿道的瘀阻；先天或者后天的因素导致的脾和肾的功能失调同样也是导致本病发生的重要因素。

分型	特征	病因
小便发黄尿道疼痛的尿路感染（膀胱湿热型）	一般表现为小便次数增多，颜色发黄、在排尿的过程中不顺畅，而且有尿道的疼痛和灼热，小腹胀痛急迫，或者有时有发热怕冷寒，口苦恶心欲吐，或者腰痛不能按压，或者大便秘结	主要是由于感受了外界不清洁的致病菌，沿尿道向上侵袭膀胱，使体内的水液运化功能出现异常，同时使身体内的热邪旺盛，两种病因结合到一起，形成了体内湿热邪气的积聚，沿着经脉向下，影响膀胱的正常功能，从而形成了尿路感染的症状
高热伴有腹部胀满的尿路感染（湿热中阻型）	主要表现为高热，打寒战，每天中午之后更加严重，胸腹部感觉胀满不舒服，而且食物不佳，口发干，但不想喝水，大便秘结或者稀薄，小便发黄，排尿排出不畅，尿道有干涩疼痛的感觉	其原因多数是由于过多地食用了肥腻、甜食、饮酒过度等，使脾胃的运化功能出现了障碍，使水液的代谢失常，湿邪因为积聚而产生热邪，湿热流入了膀胱，使排尿不畅，出现了尿路感染的一系列症状

❶膀胱湿热型

中　药 选用可以清利温，通利尿道的方剂，如八正散加味。如果大便秘结的，可以重用大黄加枳实。如果发热怕冷的、口苦恶心的者，可再配合小柴胡汤。小腹胀痛的，可加川楝子、元胡、乌药等。

穴位按摩 可以选用阴陵泉穴和膀胱俞穴，阴陵泉穴位于膝盖外侧小腿部，膝盖骨斜下方，胫骨突出部位下方的凹陷处；膀胱俞穴位于腰骨与尾椎骨中间高度的脊骨突出处，往左右外侧各二指宽的位置。两个穴位都需要用重手法来进行按摩，可以用较大力量的点按法，在穴位局部由轻到重的缓缓用力，直到局部有较强烈的酸胀感。

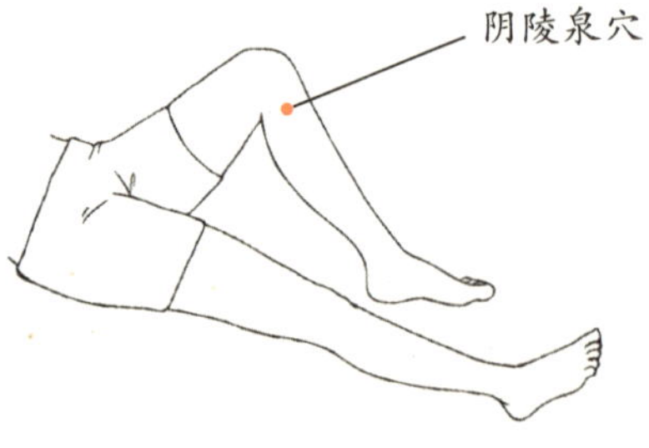

食　疗 应该选择能够镇热，并具有利尿作用的燕麦、鲜芦根、竹茹、蒲公英、红豆、绿豆、西瓜、冬瓜、莲

藕、薏仁、粳米、蕺草、海带、西洋参、梨、菱角、芒果、菊花、车前草、丝瓜等，大多数的蔬菜水果以及青草类均属凉性食物。

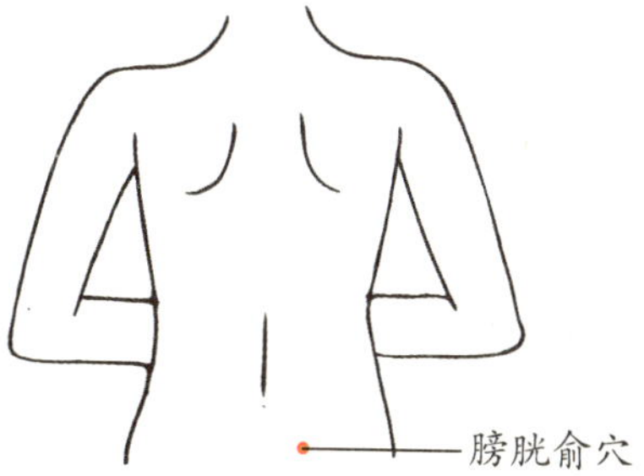

膀胱湿热型 利湿通尿道

引起本型尿道感染的原因主要是外界不洁的导病因素，从阴部沿尿道向上侵犯到膀胱的局部酿成了湿热邪气，或者是其他脏腑的热邪移至膀胱，使排尿的功能紊乱；或者是心经的热邪夹带湿邪向下注入膀胱，或者是由于脾胃的运化功能失常，长时间的湿邪积聚产生了热邪等。因此，本型保健关键是通利小便，排除膀胱局部的热邪。

首先应该注意个人的清洁卫生，尤其阴部及肛门周围的皮肤清洁，特别是女性在月经期、妊娠期、生产之后的产褥期，如果是女婴，还应特别注意尿布及会阴局部的卫生。避免劳累，坚持体育运动，以增强机体的抵抗力。多饮水、勤排尿是最简便而有效的预防尿路感染的措施。如果局部有炎症，如女性尿道旁腺炎、阴道炎、男性前列腺炎等，应及时进行对症的治疗。如果炎症的反复发作与性生活有关，应注意性生活后即排尿，并配合口服的抗菌药物进行预防。注意心理教育，防止焦虑情绪的出现，其实心理障碍也是本病反复发作、久治不愈的因素之一。因此要尽量使患者充分了解疾病的病因和发展规律，让患者了解急性的非复杂性尿道感染90％可以治愈，并要积极配合治疗，否则要发生急性的肾炎。

❶湿热中阻型

中　药 选用三仁汤，能够起到清除热邪，促进水湿的排泄。如果胸部满闷，恶心呕吐的，可以加佩兰、苍术；如果呕恶的感觉更加严重的，可以加竹茹，佩兰；如果发热比较严重，口渴者，可以加黄柏、黄芩，竹叶；尿道涩痛明显者，加车前草，乌药。

穴位按摩 可以脾俞穴和下巨虚穴。脾俞穴位于沿腰线及肩胛骨下端两者中间高度的背骨，往上方找一节背骨后，左右各往外侧二指宽处；下巨虚位于小腿外侧，当犊鼻穴下30厘米，距胫骨前缘一横指。按压在一定穴位上，拇指接触点在指甲下方，逐渐加力，再逐渐收力，重复数次，用力宜大，使穴位有较明显的疼痛或酸胀感。

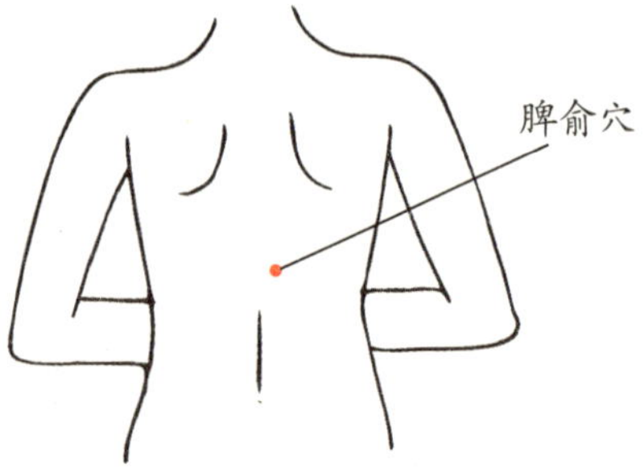

食 疗 可以在平时多吃一些能够补益脾气，帮助恢复正常的水液代谢功能的食物，如莲子桂圆粥，取莲子肉50克，桂圆肉30克，糯米60克。将莲子、贵元、糯米洗净加水同煮成粥，作为晚餐进食。或者选龙眼红枣粥，选用龙眼肉（即桂圆肉）15克，红枣10枚，粳米100克。将龙眼肉、红枣和粳米一并煮粥，加糖调味，代替食物服用。

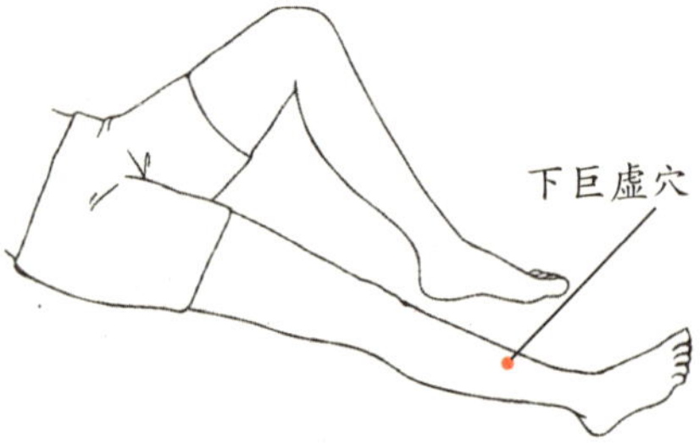

湿热中阻型 祛湿通小便

本型主要是由于病证持续时间较长，损伤了脾胃，或者劳过的疲倦，或者湿热在膀胱中积聚的时间过长，向上侵犯于肾脏；或者先天体质不强，后天性生活过度，年老体虚，都会引起肾气的损伤，从而导致脾肾的亏虚，脾虚则营养物质的运化失常，肾调节排尿的功能失常，也会发生本病。因此，本型补益脾胃的功能，祛除尿道中的积热是保健的要点。

首先要调节好生活习惯，应尽量不饮酒、少吃辣椒生姜等辛辣刺激性强的食品，如果是由于大便秘结可能加重的症状，要在平时多进食蔬菜水果，而减少便秘的发生，必要时用麻仁丸类润肠通便的药物帮助排大便。不憋尿，一旦膀胱充盈有尿意就应小便，在乘长途汽车之前应先排空小便再乘车，途中若小便急则应向司机打招呼下车排尿千万不要硬憋。节制性生活，关键是性生活要适度不纵欲也不要禁欲，多放松，适当地洗温水澡，保持阴部的清洁，防止受寒，不要久坐在凉石上，因为寒冷可以使交感神经兴奋增强导致尿道内压增加而引起逆流。如果是儿童期的尿道感染更应该注意卫生，每日清洗患儿的臀部及外阴，勤换尿布及内裤，脚盆、毛巾等卫生用具要与成人分开。

第六章

神经精神疾病

人体「司令部」指挥失灵

头 痛

头痛是一种日常生活中常见的症状，是人体对各种导致疼痛的因素所产生的主观感觉，属于疼痛的范畴。导致疼痛的因素可以是物理的、化学的或机械性的等。这些因素刺激了位于颅骨内外组织结构中的细小的感觉神经末梢，通过相应的神经传导通路传到大脑皮层而产生头痛。

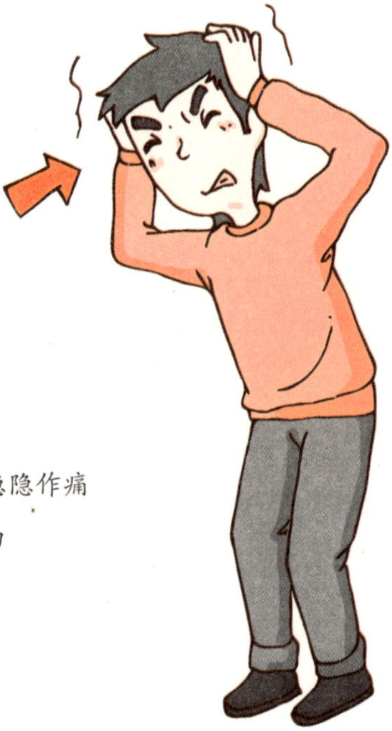

头痛在中医学中又称“脑风”、“头风”、“骨风”等，根据中医理论，头痛的性质的差异是由于不同的病因引起来的，如窜痛是由于感受了风邪，刺痛是有瘀血，疼痛伴有眩晕是因为体内有痰湿。因此在治疗时应该根据不同的病因，进行有针对性的治疗方案。另外如果不同经脉受到了外邪的侵袭的话，那头痛的部位也会有不同的。例如太阳经感受外邪多表现为后头部的疼痛，而偏头部多数都是少阳经受到了损伤等等。

头痛与其他疼痛一样，除具有身体的感觉外，往往会引起情绪的烦躁。由于痛觉的神经末梢在颅骨内各种组织结构中分布的差异较大，所以同样的刺激，不同的组织敏感性大不一样，而且每个人对疼痛的耐受性不同，所以对疼痛的反应也有很大的差别。如果出现持续疼痛，相应的治疗不能缓解，则应尽快做头部的CT检查，看看是不是有肿瘤等恶性病变，以便尽早采用综合方法进行及时治疗。

分　型	特　征	病　因
怕冷的头痛（风寒型）	头痛发作的时候，疼痛阵阵发作，而且疼痛剧烈，好像用锥子扎一样，疼痛的部位一般在头顶或整个头部，一般没有其他的症状，疼痛没有固定的位置而且反复发作，有时也叫“头风”	本型的主要原因是由于风邪侵袭人体的头部，侵犯到了头顶的经脉，使局部的气血不和，阻滞了经脉，气血运行不畅，时间长了就会在络脉中积滞，留下了发病的隐患，每每因为气候突然地变化，或者偶尔遭受了风邪的侵袭，头痛就会发作
伴有热感的头痛（风热型）	本型的主要特征是头部发热发胀，特别是额部胀痛的感觉像要裂开一样，伴有全身性的疼痛，感觉头部的血管有时在跳动，脸部和眼睛都会发红，身体发热而且害怕风吹，经常口渴，常想喝水，脉膊跳动迅速	本类型的头痛主要是由于外界的风热邪气袭击人体的头部，扰乱了头部的气血正常运行规律，出现了气血不通的情况，同时病理产物在局部的聚积也加剧了气血供应的不足的情况，造成了不通则痛
感觉困重的头痛（风湿型）	风湿型的头痛发作时，头部会感觉象被衣服包裹住一般，昏昏沉沉，发胀不舒服。同时身体也会感觉沉重，容易疲倦乏力，胸部发闷，食欲不佳，消化不良，大便不成形，质地稀	本型主要是由于感受了外界的湿浊邪气，湿邪随着风邪一起侵入人体，并造成了人体内各脏腑运化水湿的功能异常，代谢功能失常又加剧了水湿的积聚，阻碍了营养成份供应头部，形成了头痛
伴有呕吐的头痛（痰浊型）	头痛而伴有昏昏沉沉的感觉，像是用布蒙住头部一样，胸腔里有胀满的感觉而且发闷，平时会经常感觉喉中有痰。同时也会伴发有恶心，干呕，或者胃部不适、反酸等症状	主要的原因是脾正常的消化功能受了损害，痰浊阻滞在体内，向上蒙憋头部的孔窍，所以头痛像是用布蒙住一样；痰浊滞阻在胸膈之中，所以表现为胸部的满胀闷，体内的的水液代谢异常，痰湿就会相对过剩，胃中就会有不适的感觉，也会有痰涎从口中吐出
刺疼性头痛（瘀血型）	头痛头晕，疼痛往往发生在固定的位置，而且疼痛的性格像是针刺一样，也会持续相当长的时间，不容易消除，或者伴发有反映迟钝，健忘、心慌心跳、舌头发紫等症状	本型头痛多数都是有跌伤、撞击等头部的外伤史，或者是体内气血不足，引起血液运行的不畅，导致了血液停滞在头部局部，形成了瘀血，使头部的经脉不通，反过来经脉不通又会导致新的瘀血的产生，从而形成了恶性的循环，加剧了头痛的症状

风寒型

中　药 风邪经常会杂夹寒、热、湿等各种邪气一同侵袭头部，产生疼痛。如果是风寒邪气较重，则可以选用川芎茶调散进行治疗；如果风湿之气较重，则可选用黄连香薷饮，风热较盛则可以选有芎芷石膏汤加减。

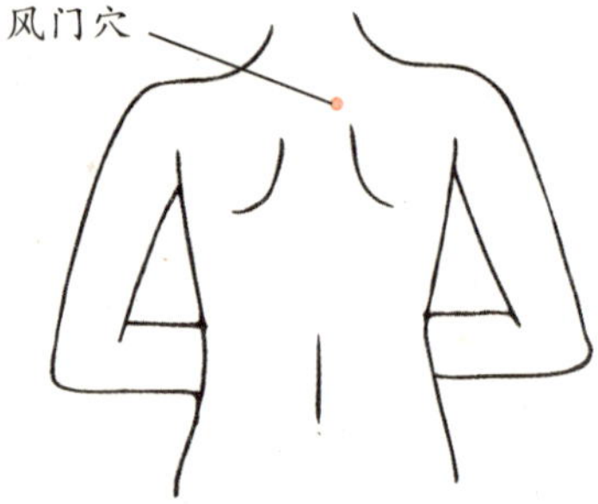

穴位按摩 可以选用风门穴和风池穴。风门穴位于低头时颈椎最突出的脊柱骨下方，向下一个脊椎骨左右侧二横指的横度，按摩时可以用中指或者拇指在穴位局位按压，力量由轻到重，使穴位局部产生较为强烈的酸胀感为最好；风池穴位于在颈项后两侧大筋两旁的凹陷中，按摩时可按住此穴所在的陷窝，坚持不动半分钟到1分钟，然后缓慢地按揉，至局部有强烈的酸胀感为度。

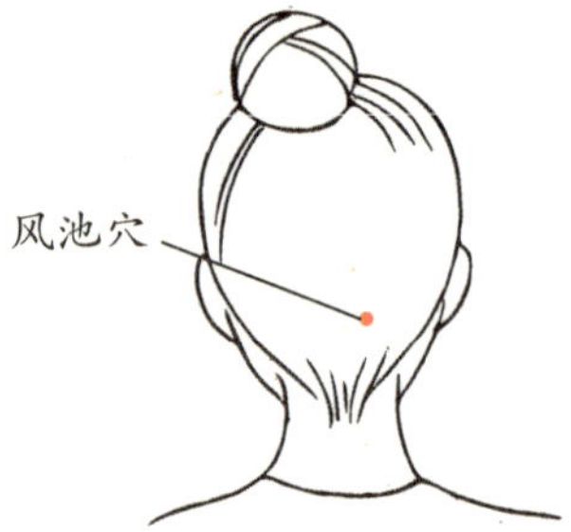

食　疗 风寒邪气较重宜常吃生姜、大葱、胡椒、红糖等祛风散寒的食物，宜喝汤、粥，趁热食用，以利发汗邪风寒，不宜吃生冷肥腻以免损伤脾胃，使邪气滞留；风热邪气重则宜多食绿豆、白菜、萝卜、芹菜、藕、百合、生梨等具有清热作用的食物，也多次凉开水及果汁，不宜吃煎炸及辛辣类食物，以免伤津助邪；风湿之气较盛宜多吃冬瓜、赤豆、薏米、扁豆、山药等健脾化湿的食物，忌食多油粘腻之物。

风寒型 祛邪止头痛

风邪导致的头疼发作比较急剧，并且通常不是单纯的仅仅是风邪侵入人体，往往夹杂着寒、热、湿邪一同侵袭人体。因此治疗和保健这种类型的头痛关键在于积极查找病因，并根据病因进行相关的治疗。

如果头痛的程度较轻，一般不用治疗，可能的话，找一个安静幽暗的房间躺下来睡一觉，环境要安静，室内光线要柔和，但避免睡过多，以免睡醒后，反而出现头痛。如果风邪与寒邪相夹杂，则要注意保持身体的温暖，提高正气，以抵御外邪的侵袭，在气候多变无常的春季以及气候突然变化的时候，适时随时天气变化而增添衣物，在睡眠时及时调整被的厚度，防止在睡觉不经意时感受风寒之邪；如果是风邪夹杂热邪，则需要保持和及时补充身体的水分，可以通过发汗的方法来解热，但是在发汗的过程中应该注意不能发汗过多；如果风湿相夹杂，则需要通过提高脾胃的功能来达到祛除湿邪的目的，同时还可以通过吃一些祛湿的食物，如南瓜、薏仁、赤小豆等等。

而且可以要注意通过加强身体锻炼来提高抵御外邪的能力，调整好生活和饮食习惯，饮饮食上要注意忌吃或少吃油腻、黏滞、酸腥的饮食，如鸡鸭鱼肉汤等。最好少吃或不吃生的、凉性的食物，否则会增加使症状加重。如果头痛比较剧烈，经过一段时间调理仍不缓解的，要及时到医院进行检查，预防恶性疾病的发生。

风热型

中　药 通常使用芎芷石膏汤加减治疗。这个方剂的功能就是清除热邪，疏散外风，治疗头痛的症状，正合适用于风热上扰头部孔窍的头痛。如果出现心烦发热，口干容易发渴，舌头发红，口中津液较少的情况，可以加大石膏的用量，并配合知母、天花粉、黄芩、山栀等中药，同时还可以缓解大便秘结的症状。

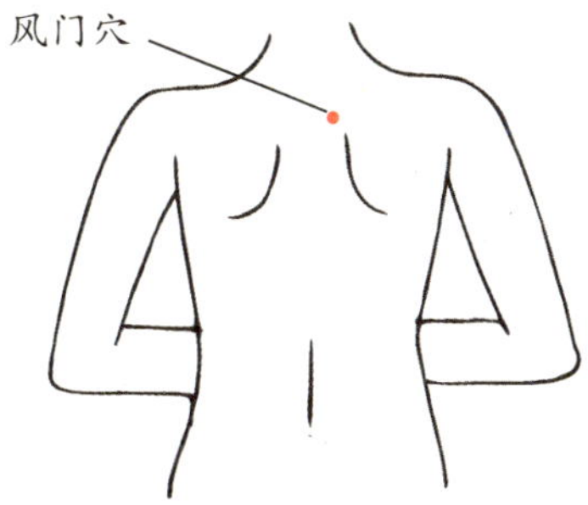

穴位按摩 可以选择风门穴和百会穴进行按压。风门穴位于低头时颈椎最突出的脊柱骨下方，向下一个脊椎骨左右侧二横指的横度；百会穴位于两个耳尖最高点连线与头部正中线相交的点上。在刺激风门穴时，可以用拇指指端在穴位局部进行按压，力量由轻到重，直到有较强烈的酸胀感为度。在百会穴上，可以将拳背骨骼突起处置于头顶中

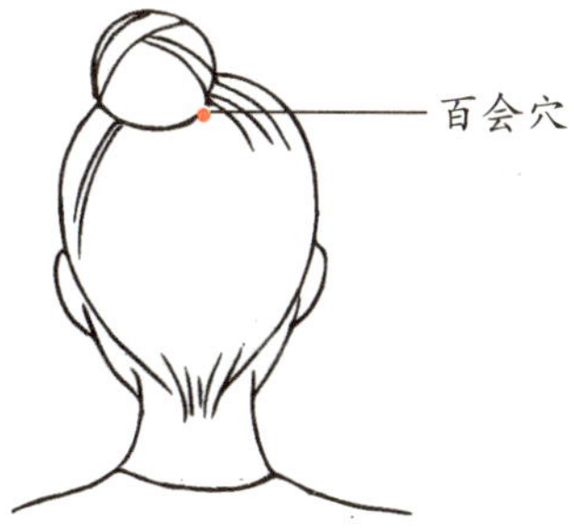

央的百会穴上，以仿佛欲将穴位刺激时的痛感传到腹部般的力量按压，此时感到痛楚扩散至头部的每一角落时，是正确的方法。

食 疗 可以选用一些清凉解表的食物或者茶饮类，如山楂、薄荷等，都是很好的饮品，用茶疗对于本型头痛效果很好。举个例子，菊茶9~15克，绿茶1克，蜂蜜25克，冲沏温热之后服用，可以达到驱散风热邪气，从而治疗头痛的目的。

风热型 解热止头痛

风热型头痛主要是由于外界的热邪侵入人体，使头部的经络气血受热邪的影响，而变得功能亢进，气血流动速度变快，头部的组织长时间处于兴奋状态，反射性形成了疼痛。因此，降低头部局部的气血运行速度，解除外部热邪对机体的影响是保健的关键。

首先应该从饮食调理入手，多饮水，多吃一些汁液多的食物，以补充由于热邪引起的体内阴液的不足，同时还能够利用水液在身体内的代谢来加速热邪的排出，从而降低头痛的温度来止痛，辛辣的食物或者油炸烧烤的食物都是可以使体内产生热邪的因素。因此要尽量避免吃这类的食物。同时要忌烟、酒、茶等刺激物，少吃脂肪含量丰富的食品。风热型的头痛多数容易发生在炎热的夏季，在夏季要做好防暑解热的预防工作，尤其是开电扇、空调虽可降温防暑，但持久地吹可致头痛。所以，要尽理避免直接对着电扇风或空调风，晚上不应该对着夜风习习的窗口睡觉，乘坐长途汽车时也要尽量减少直接对着窗口，以减少引发头痛的因素。

同时可以适当地进行头部的按摩，或者每天早上坚持用梳子梳头，注意要按照由下至上的顺序进行梳理，一方面可以疏通头部经络中的气血，另一方面也可以疏散局部的热邪，也达到清热止痛的作用。

风湿型

中 药 临床经常使用羌活胜湿汤治疗，如果伴有食欲不振，消化不良的症状，可以加厚朴、陈皮等中药；如果出现恶心呕吐的症状，则可以加姜半夏，同时还可以根据实际情况选用玉壶丸 、加减神术散等方剂进行治疗。

穴位按摩 可以选用太阳穴和阴陵泉穴。太阳穴在眉梢与眼角延长线交点后方的凹陷中；阴陵泉穴位于两腿胫骨内侧髁后下方凹陷处。按摩时可以用右手的拇指按揉左腿的阴陵泉穴，再用左手的拇指按揉右腿的阴陵泉穴，至局部有强烈的酸胀感为度。

食 疗 宜多食一些具有祛除湿邪作用的食物，如如红豆、冬瓜、西瓜、燕麦、白菜、玉米等食物等。还可以自制一些保健粥如苍耳子粥(苍耳子10克、粳米100克)，将苍耳子捣烂，水适量绞取汁，加入粳米煮粥，空腹食，注意不宜与猪肉和牛肉一同食用，要注意减少食用多油粘腻的食物。

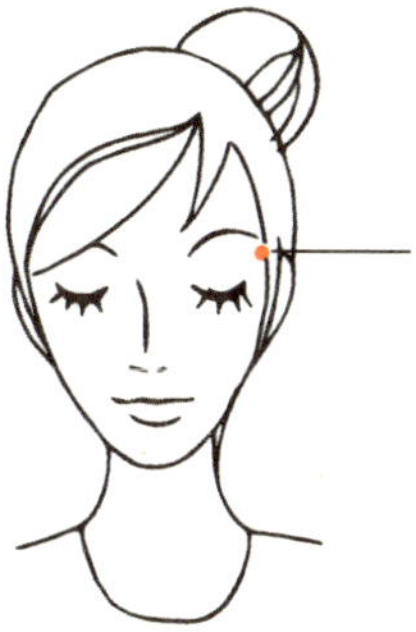

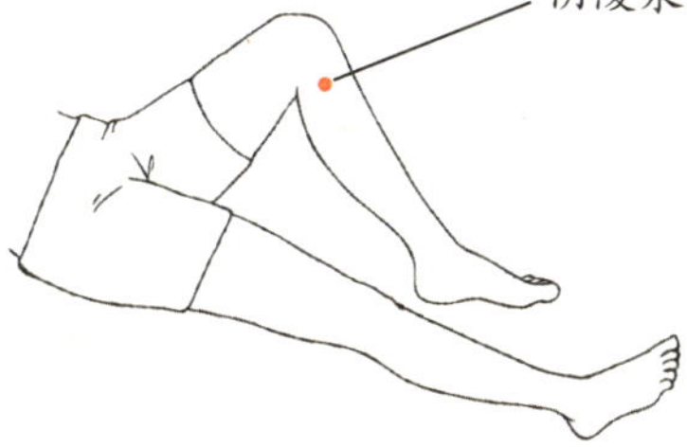

风湿型 燥湿止头痛

风湿型的头痛多数是由于外邪的水湿之邪侵入人体，造成了身体水液代谢及气血运行的不畅，使头痛的气血运行受阻，局部的组织器官营养不良，形成了头痛。或者是由于局部的组织代谢异常而形成了湿邪留滞的情况，影响了头部正常的气血功能，造成了头痛。因此，加强肺、脾、肾三脏的功能，促进体内水液代谢的正常运行是保健的关键。

首先病人居住的房间和环境要尽量安静、整洁，光线宜柔或者稍暗，温湿度要适宜，特别是要强调湿度要尽量减少，保持干燥。注意饮食调剂，克服偏食习惯，并尽可能食用能够排除湿邪的食物，减少食用汁液丰富，或者脂肪含量过多的食物，坚持进行身体锻炼，促进气血的运行，同时也可以增强脾、肺、肾的功能，恢复水液代谢的正常功能，使头部得到充分的营养，以缓解头痛的症状。

风湿型头痛的患者可能伴发有食欲不振、恶心等症状，一般可随外感邪气的解除而好转，但是如果呕吐剧烈，喷射而出，头痛非常严重，颈项部僵硬，是病情恶化的典型表现，应提高警惕，尽早诊断，以避免危重病症的发生。

❗ 痰浊型

中 药 最佳的方剂是导痰汤，另外如果水湿之邪较为严重还可以选用五苓散，如果头痛昏蒙的症状较为明显则可以选用能够促进脾的消化功能，从而祛痰的半夏白术天麻汤。

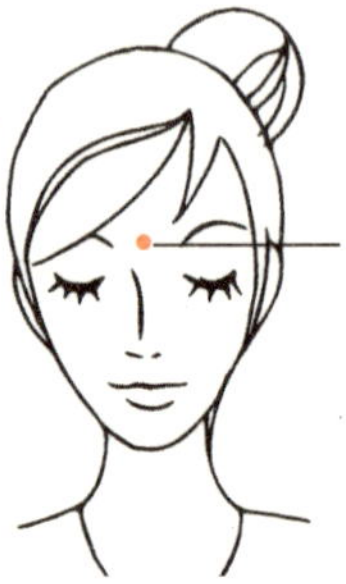

穴位按摩 一般选用印堂穴、阴陵泉穴和丰隆穴。印堂穴位于两眉头连线的中点处，按摩时可以交替用双手的中指在穴位上进行按摩，至局部有热感或胀感为止；阴陵泉穴位于膝盖外侧小腿部，膝盖骨斜下方，胫骨突出部位下方的凹陷处；丰隆穴位于膝盖外侧下方突出的骨头与外脚踝最高点连线中点处。按摩阴陵泉穴与丰隆穴时，可以用拇指的指端在穴位上按压，力量由轻到重，缓缓加力，直到穴位局部有较为强烈的酸胀感为止。

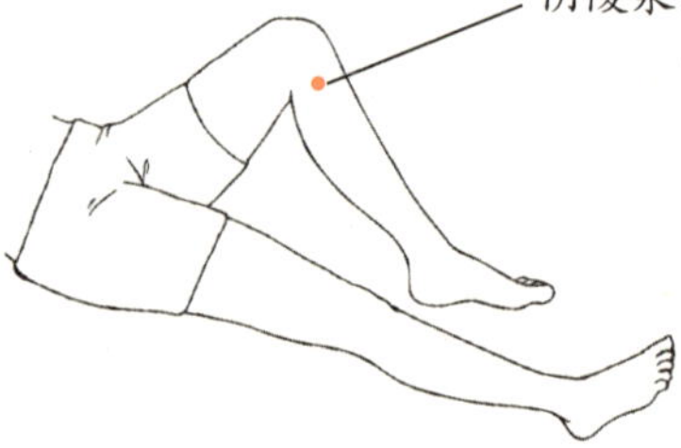

食　疗 可以多吃一些茯苓、陈皮、生姜、砂仁、苹果、萝卜、海带、薏仁米、红豆、绿豆、莲子等以利于祛痰除湿的食物，除此之外，还应该多食清淡的素食，尽量少吃辛辣油腻的食物，以免助湿生痰，加重病情。

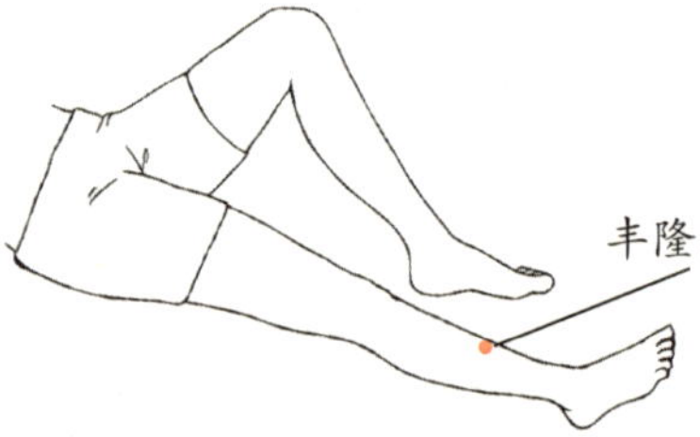

痰浊型 祛湿疗头痛

伴随着恶心想要呕吐的感觉，以及食欲不振的头痛，是由痰浊引起的主要特征，同时也会伴随着胃中的翻腾不适，头昏眩晕等症状，这种头痛的特点就是像被布紧紧缠绕一样，是属于那种绷紧式的疼痛，其原因就是脾的功能减退，导致水湿的停滞，在体内形成了痰并郁滞在头部，引起了头痛，因此本型的保健关键在于祛除体内的痰，保持经脉的畅通。

首先通过饮食调理，多吃一些高纤维的蔬菜和水果，建立良好的生活起居习惯，避免暴饮暴食，损伤脾胃，要尽量避免吃容易诱发头痛的食物，包括乳制品(包括脱脂或全脂牛奶、羊奶、乳酪、优酪乳等)、巧克力、鸡蛋、柑橘类水果、肉类(包括牛肉、猪肉、鸡肉、火鸡肉、鱼肉等等)、小麦(精制的面包、面食)、核果类和花生、番茄、洋葱、玉米、苹果，香蕉。某些饮料和添加物也是容易引起头痛的食物之一，包括含酒精的饮料(特别是红葡萄酒)、含咖啡因的饮料(咖啡、茶和可乐)、谷氨酸钠、代糖和亚硝酸盐。

其次要注意通过体育锻炼来调理脾胃的功能，选择跑步、登山等方式，加强身体素质，促进脾胃功能的恢复，同时还应该配合情绪的调节，避免压力和过激的情绪刺激肝的功能过亢而影响脾胃的运化功能。

瘀血型

中 药 可以选用促进血液循环的，有活血化瘀功效的桂枝茯苓丸，也可以选择针对头部瘀血较重的有效方剂通窍活血汤，如果还有外伤的瘀血，要适当配合血府逐瘀汤。

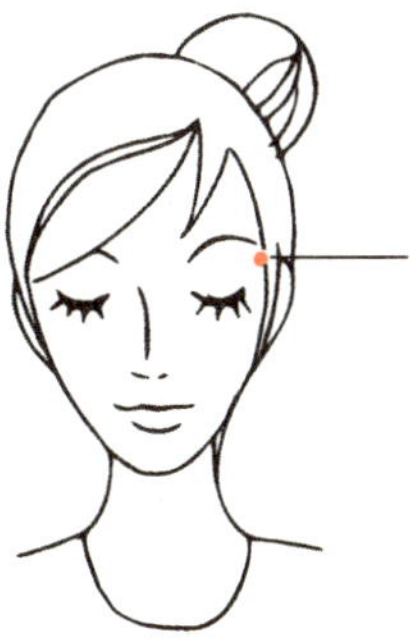

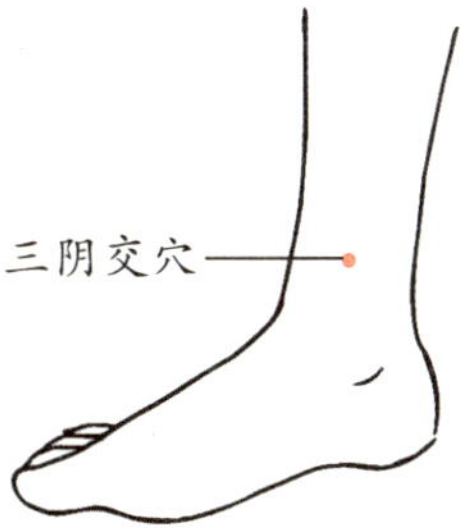

穴位按摩 选用太阳穴和三阴交穴。太阳穴在眉梢与眼角延长线交点后方的凹陷中；三阴交穴在位于胫骨后方，足踝内侧最高点内侧沿小腿向上四横指处，按压时会感到疼痛的位置。两个穴位在做穴位按摩时，都可以用拇指的指端在穴位上按压，力量由轻到重，缓缓加力，直到穴位局部有较为强烈的酸胀感为止。

食 疗 宜食的食物有桃仁、山楂、藕、蒲黄、蒲黄、玫瑰花、红花等，都是促进血液的循环，祛除体内的瘀血。如果血还怕冷，可以多加一些桂皮、生姜、细辛等；如果得病较长的时间，可以再多吃一些桑叶、菊花、芹菜等，但是要注意少吃生冷的食物。

瘀血型 活血止头痛

瘀血型的头痛多数都是因为外伤或者体内的气血不足，引起了体内的血液循环不畅，因此刺痛总是固定在一个地方，在运动的时候或者是夜间，这种刺痛会进一步加重。促进身体内的血液循环，使之畅通对于这于保健十分的重要。

要避免头部的着凉，因为如果受到了寒冷刺激，血液循环的速度就会变得慢下来，而且已经离开血管的血液也不能很好的被再次吸收，可以使用热毛巾在头部的局部进行热敷，加快血液循环。与此同时，睡眠姿势怪异或趴着睡(腹朝下)，会引起颈部肌肉的收缩，或影响头痛的血液循环，进而引发头痛，而平躺的睡姿有益。同样地，当你站立或静坐时，身体勿向前倾斜，也勿使头扭向某个方向。当头痛发作时，做好颈部热敷或洗热水澡，并按摩太阳穴的血管以减轻头痛。

同时要注意养成规律的生活习惯，一定要戒烟、酒，减少使用浓烈的香水，避免其对血管的刺激而加剧头痛的症状。按时用餐，省略或延迟用餐皆可能使血糖因缺乏食物而降低，脑部的血管会收缩，当你再度进食时，会使这些血管扩张进而引发头痛，同样的道理每天喝大量的咖啡也会造成血管的扩张而发生头痛。

对于一个月发生1～2次的剧烈头痛，可以少量服用阿司匹林或其他常见的消炎药。但过度使用这类药物，将引起更多疼痛。

面　瘫

面瘫是面神经麻痹的简称，就是面部肌肉瘫痪，它是由支配面部表情肌群运动功能的面神经受到损伤而引起面部肌肉运动障碍，例如嘴部的歪斜，眼睛的闭合不严，吃饭后漱口水会从嘴角流出来等，或者感到脸部麻木，尤其在笑时，脸部两侧就显得极不对称其实，也称作面神经麻痹。

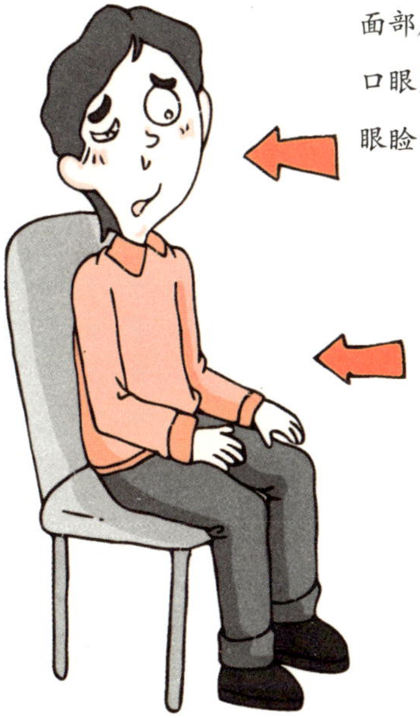

西医对本病的病因尚未明确。一部分病人因局部受风吹或着凉而起病，所以通常认为可能是局部营养神经的血管因受风寒而发生痉挛，导致该神经组织缺血、水肿、受压而致病。或者因为风湿性面神经炎等产生面神经肿胀、受压、血液循环障碍而致神经麻痹。

中医认为本病多由于人体正气不足，经络之中空虚，风邪直接侵袭了头面部的阳明经脉，使颜面部一侧的营气与卫气不调和，气血瘀阻在局部，经脉失去正常的养而发病。此外，由于外界的风邪与体内的风邪之间常可相互影响，外风可引动内风，内风亦可兼夹外风，所内外合并发作也可以引发本病，也是本病发生和变化的又一特点。

其中周围性面瘫发病率很高，因为面瘫可引起十分怪异的面容，所以常被人们称为“毁容病”。对于青年病人来说，对精神的影响也相对较大，同时应该配合心理的调节和治疗。

分型	特征	病因
由于风寒邪气引起的面瘫（风寒袭络型）	多表现为突然的口眼歪斜，眼睑闭合不全，抬眉时额纹消失，鼓腮时无力，刷牙时会有水从嘴角流出，面部的感觉麻木，同时伴有怕风寒的刺激，体温升高，肌肉关节酸痛，流清鼻涕等症状	主要是由于先天和后天的体质不强，造成了正气的不足，经络之中空虚，容易受到外邪的侵袭，面部还是身体中较容易受到侵袭的部位。因此，风寒邪气使一侧面部的气血不和，经络痹阻，营养不足形成了面瘫
由于风热邪气引起的面瘫（风热袭络型）	表现为突然间发生口眼歪斜，眼睑闭合不全的现象，抬眉时额纹消失，鼓腮时无力，刷牙时会有水从嘴角流出，面部的感觉麻木，同时伴有口苦，咽喉发干，微微口渴，肢体肌肉酸楚，舌尖红等症状	主要是由于先天和后天的体质不强，造成了正气的不足，经络空虚，容易受到外邪的侵袭，面部还是身体中较容易受到侵袭的部位。因此，风热的邪气会使一侧面部的气血不和，经络痹阻，对面部肌肉的刺激性过强，形成面瘫
头部沉重的面瘫（风痰阻络型）	多数表现为突然口眼歪斜，眼睑闭合不全，抬眉头时额部的皱纹会消失，或者面部抽搐，颜面感觉麻木胀痛，同时伴有头部感觉沉重，像用布蒙在头部上一样，胸部发闷，或者呕吐痰涎，舌头变得胖大	由于人体的正气不足，气血虚弱，经络中缺少充足的营养物质，造成了脾胃功能的失常，而后天的脾胃控制水液代谢的功能低下，多余的水湿聚积在身体的局部，时间一久形成了痰邪，而在面部就造成了经络为痰邪所伤，容易受到风邪的损伤，导致了面瘫的症状

风寒袭络型

中药 要选择使用能够祛除风寒之邪气，温补经络中的气血，通畅脉络的阻塞的方剂，可以用小续命汤加减。如果骨头关节有发热的感觉，而且有烧灼样的疼痛，要去掉附子，加倍芍药的用量。浑身乏力，不自主的出汗，加生黄芪、白术；面部肌肉抽搐的，加天麻、蜈蚣。

穴位按摩 取大椎穴、外关穴以及患病局部区域治疗。大椎穴位于低头时最突出的颈椎棘突下方凹陷处；外关穴位于腕背横纹向上两横指，尺骨和桡骨中央的凹陷处。一般在用手掌搓热后在大椎穴来回摩擦，至局部感到温热，或者有热感沿脊柱向头部或腰部传导为度，外关穴的手法按摩可以用拇指在外关穴处点按或者揉，直至局部感觉有酸胀感为度，两手臂交替按摩。在此基础上，在患病的局部区域用手指的指腹在嘴角、眼角、眉头等位置轻轻按揉，帮助肌肉恢复正常的功能。

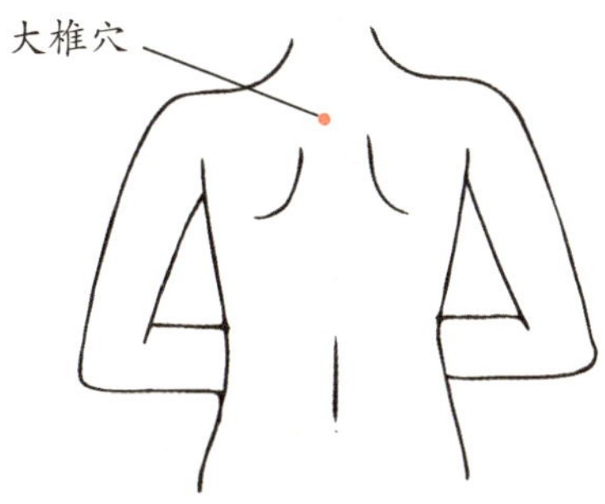

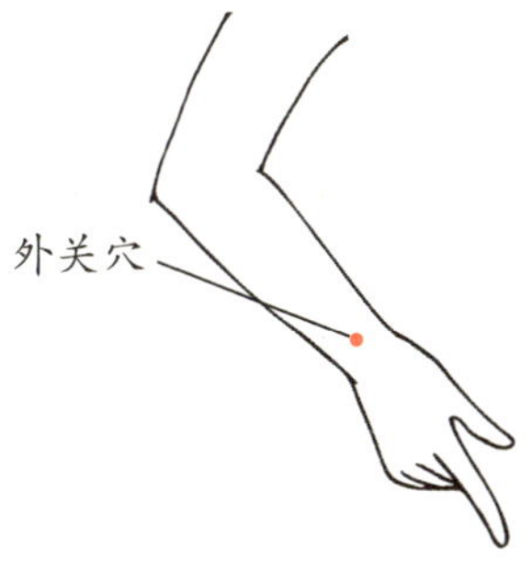

食　疗　可以选择一些能够祛散风寒，帮助肌肉恢复正常的功能的食物，如防风粥，取防风10～15克，葱白口茎，粳米30～60克，前两味水煎取汁，去渣，粳米煮粥，待粥将熟时加入药汁，煮成稀粥，温服。或者取川芎3～9克，白芷3～9克，鳙鱼头500克，葱、胡椒、姜、盐适量，用大火烧沸，再以小火炖半小时，分早、晚食鱼喝汤。

风寒袭络型　祛寒正面容

风寒型的面瘫主要是由于外界较为强烈的风寒邪气侵袭了面部的肌肉和组织，使面部的神经直接或间接地受到了刺激，又加上人体自身的阳气不足，不能抵抗外邪，使面部的血液循环和气血供应出现了障碍，造成了局部的经络不通，肌肉出现痉挛的情况，不能很好的营养面部的神经，形成了面瘫。因此，本型的保健关键祛散风寒邪气，扶助面部的正气。

患病之后应该积极进行治疗，在服药治疗同时，还进行综合治疗，急性期应适当休息，面部要持续保暖，外出时应该戴上口罩，睡眠时不能靠近窗边，以免再感受风寒邪气。有咽部感染的时候，应同时口服抗生素进行治疗，患侧面部可以用湿热毛巾外敷，每天3～4次，每次15～20分钟，可以指导病人对着镜子进行按摩瘫痪的面部肌肉，每日3～4次，每次3～10分钟。由于本病使病侧眼睛不能完全闭合，所以在睡眠和外出时应戴眼罩，并用抗生素眼膏涂眼，以保护角膜及预防结膜炎。进食后要及时漱口，清除患侧颊齿间的食物残渣，保持口腔清洁。在饮食方面要注意给予营养丰富、易消化的软食，禁烟、酒，忌食刺激性食物。

起居规律，房间内的环境应该安静，整洁，空气新鲜，适当参加体育运动，锻炼身体，增强体质，平时应保持情绪稳定，避免精神刺激，常听柔和音乐，心情平和，保持充足睡眠。

❶风热袭络型

中 药 主要运用大秦艽汤加减，可以起到祛除风热邪气，降低局部的温度，通畅经络，补充气血的作用，而且可以祛除全身的风邪，恢复人体的正气。如果风热比较严重，可以去掉细辛、独活等，加入桑叶、蝉衣；如果还同时出现有瘀血的症状，可以加白附子、南星、三七和红花。

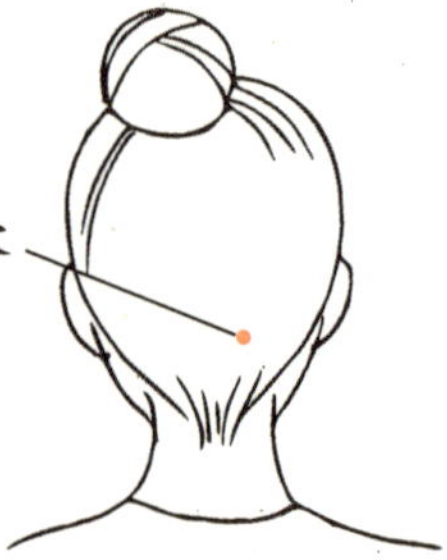

穴位按摩 取风池穴、曲池穴以及患病局部区域治疗。风池穴位于在颈项后两侧大筋两旁的凹陷中，按摩时可按住此穴所在的陷窝，坚持不动半分钟到1分钟，然后缓慢地按揉，至局部有强烈的酸胀感为度，曲池穴位于肘横纹外侧尽头与肱骨外上髁在线中点，先用右手大拇指按揉左手曲池穴，然后再用左手大拇指按揉右手曲池穴，各做100次，至局部有强烈的酸胀感为度，在此基础上，在患病的局部区域用手指的指腹在嘴角、眼角、眉头等位置轻轻按揉，帮助肌肉恢复正常的功能。

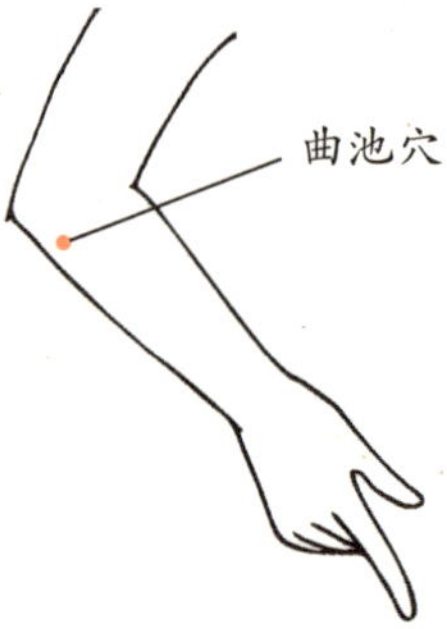

食 疗 宜多吃有助于散风热、清热的食品，如薄荷粉30克，白糖500克，将白糖放入锅内，加水少许，小火将水分炼干，成为粘稠状，之后加入薄荷粉，调匀，再继续炼于不粘手时，即可食用，还可以多食一些绿豆、萝卜、白菜、白菜根、茶叶等食物，帮助祛散风热邪气。

风热袭络型 散热正面容

风热型的面瘫主要是由于外界火热的邪气侵袭了面部的肌肉和组织，或者是由于人体自身的脏腑功能不足，阴液亏乏，不能维持体内的阴阳平衡，使体内呈现出一种虚热的状态，面部的血液循环和气血供应出现了过于旺盛，造成了局部的感觉过于敏感，或者是虚火向上刺激面部神经，使面部的肌肉受到刺激后产生了痉挛，而且会有发热的感觉。因此，本型的保健关键是疏散面部的热邪，减轻面部肌肉的痉挛。

应该首先注重心理的护理，本病患者多数是突然地起病，难免会产生紧张、焦虑、恐惧的情绪，有的担心面容改变而羞于见人及治疗效果不好而留下后遗症，这时要根据患者不同的心理特征，耐心做好解释和安慰疏导工作，缓解其紧张情绪，使病人情绪稳定，身心处于最佳状态接受治疗及护理，以提高治疗效果。由于眼睑闭合不全或不能闭合，眨眼的动作及角膜反射消失，角膜长期外露，容易导致眼内的感染，损害角膜，因此眼睛的保护的非常重要的，减少用眼，外出时戴墨镜保护，同时滴一些有润滑、消炎、营养作用的眼药水，睡觉时可戴眼罩或盖纱块保护。

要选择凉湿的毛巾冷敷面部，每日2～3次，并于早晚自行按摩患侧，按摩时力度要适宜、部位准确；只要患侧面肌能运动就可自行对镜子做皱额、闭眼、吹口哨等动作，对于防止麻痹肌肉的萎缩及促进康复是非常重要的。此外，面瘫患者应避免直接吹风，注意天气变化，及时添加衣物，防止感冒。

❶风痰阻络型

中 药 一般选择能够起到向外祛除风邪，破除体内瘀滞的痰邪，通利经络，补足体内气血的方剂，可使用牵正散合导痰汤加减。如果面部肌肉出现了抽搐，而且频频发作的，可以加蜈蚣、乌梢蛇。得病时间较长，就会形成瘀滞，则加赤芍、红花、郁金。

穴位按摩 取阴陵泉穴、风门穴以及患病局部区域治疗。阴陵泉穴位于两腿胫骨内侧髁后下方凹陷处，按摩时可以用右手的拇指按揉左腿的阴陵泉穴，再用左手的拇指按揉右腿的阴陵泉穴，至局部有强烈的酸胀感为度；风门穴位于低头时颈椎最突出的脊柱骨下方，向

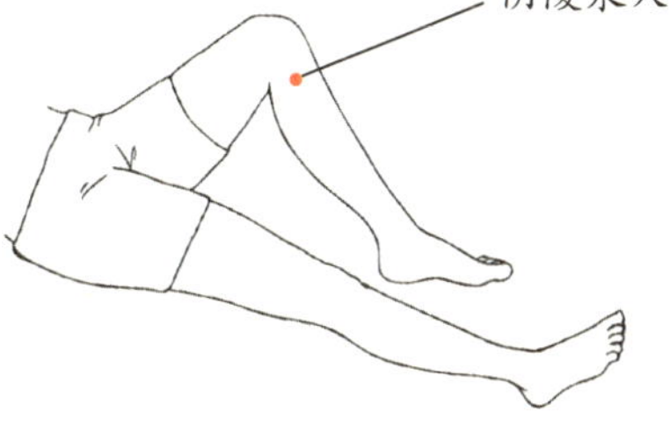

下一个脊椎骨左右侧二横指的横度。按摩时可以用拇指指腹在穴位局部按揉数分钟，直到感到局部有较强的酸胀感为度，在此基础上，在患病的局部区域用手指的指腹在嘴角、眼角、眉头等位置轻轻按揉，帮助肌肉恢复正常的功能。

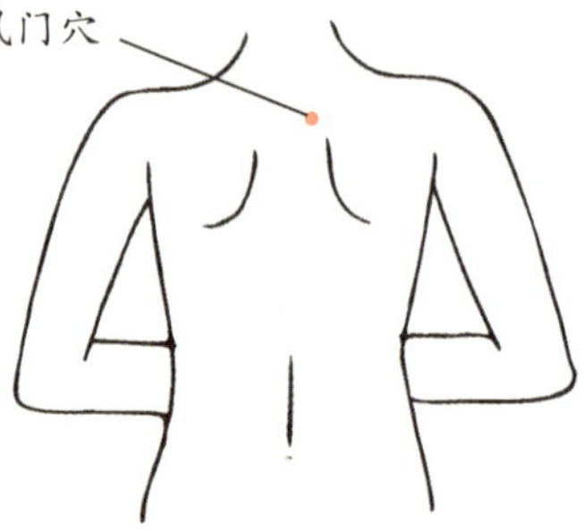

食 疗 要注意摄入一些可以祛除痰湿，并且富有营养的食物，可以煮点大米、小米、小麦、荞麦、薏米粥。还可以吃芹菜、菜花、白木耳、胡萝卜、蘑菇、冬瓜、藕、西红柿、萝卜等蔬菜，以及梨、桔子、香蕉、猕猴桃、苹果等水果。

风痰阻络型 化痰正面容

本型主要是由于脾胃的功能失常，使体内的水液代谢失常，形成了痰湿的病理产物，而且聚积在经络之中，阻塞了气血的流通，在面部的局部形成了气血不足的情况，使面部肌肉的营养供应相对缺少，这样就更容易感受外界风邪，导致了面部肌肉的痉挛，出现了面瘫的情况。因此，本型的保健要点是恢复脾胃的正常功能，促进痰湿邪气的代谢。

首先，要尽量摄入对面瘫的康复有积极作用的食物，补充钙及B族维生素元素，对面神经疾病很有帮助，钙不仅能对骨骼和智力有益，还能促进肌肉及神经功能正常，由于面神经疾病患者主要是面神经传导障碍而导致肌肉萎缩，所以补钙很重要，排骨、深绿色蔬菜、蛋黄、海带、芝麻、水果、胡萝卜、西瓜、奶制品等都富含钙质，B族维生素元素对面神经疾病也有帮助，如维生素B_1、B_2、B_{12}等。B族维生素富含于下列食品中：香菜、番茄、冬瓜、黄瓜、木瓜、苹果、菠萝、梨、桃、西瓜、杏、柿子、葡萄。B族维生素，能够帮助神经传导物质的合成，所以应该适当进补。

增强体质、饮食起居有度可减少面瘫发生，适当锻炼。在早晨、傍晚较凉爽的时候根据自身的情况选择一些适宜的体育项目，如散步、体操、打太极拳、跳舞等，长期坚持下去，会使体质循序地得到提高，对外界风邪的易感性和抗御能力也会大大增强。

脑中风

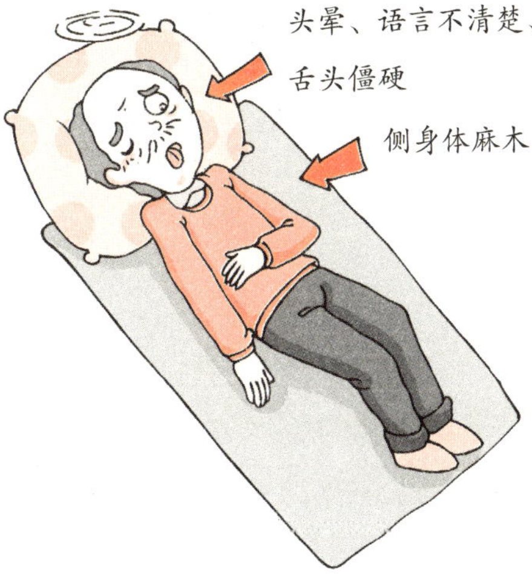

脑中风主要包括脑梗死和脑出血。脑梗死是指脑部血液供应障碍，缺血、缺氧引起脑组织坏死软化；脑出血是指非外伤性脑实质内出血。中医学又称“偏枯”、“仆击”、“大厥”、“薄厥”、“偏风”、“身偏不用”、“痱风”等。

西医学认为引起脑梗死的根本原因是供应脑部血液的动脉内发生了阻塞性病变而未能获得及时、充分的其他血管支路的支持，使局部脑组织的代谢时所需要与得到的血液供应之间发生了供不应求现象所导致的，主要的原因有血管的病变、血液成分的改变、血流改变。此外，导致脑梗死的另一类重要原因是由于异常的物体（固体、液体、气体）沿血液循环进入脑动脉，造成血流阻塞，而产生脑梗死。高血压动脉硬化是引起脑出血的最常见的最主要的病因，其次脑动脉瘤、脑血管畸形、脑淀粉样血管病、脑肿瘤、血液病、抗凝药物、烟雾病、结缔组织疾病、动脉炎等均可引起脑出血。

中医认为中风病的发生有内因、外因两方面。内因是其发病的基础，主要是由于年老体弱，心、肝、肾三脏阴阳失调，营卫、气血、津液、精髓生成不足。外因是其诱发因素，主要是情绪的不稳定，如忧思恼怒，思虑过度，情志过极，或者由于饮食不节制，经常喝酒吃油腻的食物，饮食习惯不好，或者性生活过度，过度从事体力劳动等都是诱发的因素，两者之间相互影响，同时成为致病的原因。中风病四季皆可发生，以冬春两个季节最为多见，40岁以上为好发的年龄。

分型	特征	病因
受到外界邪气而发病的脑中风（风痰瘀血型）	多发现为受到外界的气候影响，而出现了半侧身体的活动不利，嘴和舌头偏向一侧，舌头会变得僵硬，语言不表不清楚，或者根本不能说话，一侧的身体感觉麻木，并伴发有头晕目眩	主要是由于年老体弱，心、肝、肾三脏的阴阳出现了失调的情况，营气卫气、气血、津液、精髓等营养身体的精微物质生成不足，又加上外界的气候变化过快，或者是突然感受到了外邪的侵袭，使脑部气血失常，血液瘀阻不通，从而形成了脑中风
情绪因素诱发的脑中风（肝阳暴亢型）	表现为半侧身体活动不利，并且感觉到麻木，舌头变硬，出现语言表达不清，严重者不能说话，或者嘴和舌头歪向一侧，眩晕头痛，面部和眼睛发红，口苦，咽喉发干，心烦容易发怒，小便发黄，大便发干	主要是情绪的突然变化，或者是长时间处于压抑的精神状态，或者是长期处于压力较大的工作环境，容易在生活中出现容易发怒，经常性的思考过度；使肝阳突然亢进，沿着经络向上侵袭到了脑部，使脑部气血紊乱，形成了脑中风
脾胃功能减弱形成的脑中风（风痰上扰型）	表现为半侧身体的活动不利，口嘴和舌头歪向一侧，出现语言表达不清，严重者不能说话，偏身出现麻木，同时伴发有腹部的胀满，便质发干，排便的间隔时间延长，头晕目眩，咯痰或者咯出的痰量增多	一般是由于饮食不节，或者是喜欢饮酒和吃油腻的食物，暴饮暴食，这样就损伤了脾胃，使身体的消化功能失常，控制水湿代谢的能力减退，长时间聚集就产生了痰湿的病理产物，痰湿变化为热邪，火热与痰湿相互夹杂向上扰乱脑部气血，形成了脑中风
全身乏力的脑中风（气虚血瘀型）	表现为半侧身体的活动不利，口嘴和舌头歪向一侧，出现语言表达不清，严重者不能说话，偏身出现麻木，面色苍白，没有光泽，呼吸不畅，全身没有力气，口角会流出唾液，不由自主的出汗，手脚肿胀	主要是由于年老体虚，或者是长时间地从事繁重的体力和脑力劳动，耗伤了人体的正气，或者是脾胃的功能随着年龄的增长而减弱，气血的产生源泉不足，推动血液循环的功能减弱，瘀血阻滞在脑部，形成了脑中风

风痰瘀血型

中药 应该选用化痰通络汤加减，能够起到促进血液的循环，祛除体内瘀滞，通利经络气血的作用。如果眩晕的症状严重者，可以酌情加全蝎、钩藤、菊花；如果瘀血明显者，可加桃仁、红花、赤芍；如果烦躁不安，可加黄芩、栀子。

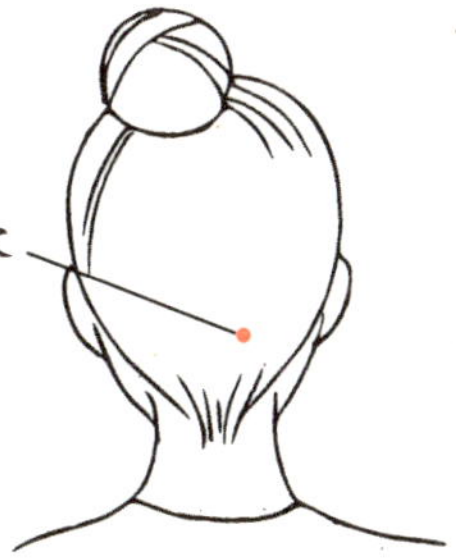

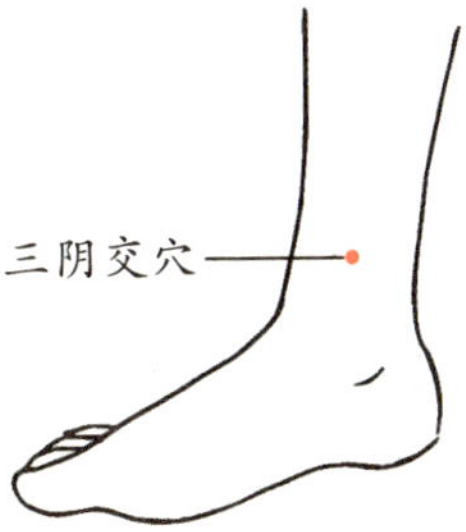

穴位按摩 可以选择风池穴和三阴交穴，再配合肢体瘫痪肢体的局部。风池穴位于在颈项后两侧大筋两旁的凹陷中，按摩时可按住此穴所在的陷窝，坚持不动半分钟到1分钟，然后缓慢地按揉，至局部有强烈的酸胀感为度；三阴交穴在位于胫骨后方，足踝内侧最高点内侧沿小腿向上四横指处，按压时会感到疼痛的位置，可以在瘫痪肢体的局部进行按揉，直到局部感觉酸胀为止。

食疗 可以选择能够祛散风邪，促进血液循环的食物，如宜食的食物有桃仁、山楂、藕、蒲黄、蒲黄、玫瑰花、红花等，都能促进血液的循环，祛除体内的瘀血。还可以食用多吃一些茯苓、陈皮、生姜、砂仁、苹果、萝卜、海带、薏仁米、红豆、绿豆、莲子等，以利于祛痰除湿的食物。

风痰瘀血型 祛风活血治瘫痪

本型脑中风主要是由于外部的邪气侵入体内，使脾胃的功能受限，从而影响了脾胃对全身水液代谢的调节作用，过多的水液不能及时的排泄出体外，在体内形成了痰湿的病理产物，痰湿与体外的风邪相互影响，向上侵扰脑部，使脑部的气血供应失常，造成了脑中风。因此，本型的保健要点是祛除外界的风邪，恢复脾胃的正常功能，消除体内的痰邪。

脑中风的发生以后症状就会很危重，其保健的要点应该是在于预防，可以采用一些措施来进行发病前的预防，如尽量保持每天安排半小时或一小时锻炼，既可以增强体质，又可以缓解情绪。养成良好的生活起居习惯，安排好作息时间，晚上尽量不要熬夜，白天见缝插针地补充睡眠。特别是对于容易发病的中老年人，要根据自己的体质安排作息，如果体力有问题，千万不要硬撑着熬夜。减少在酒吧、茶馆等环境拥挤、人多、空气不流通的地方驻留。吸烟、空气混浊会导致人体因缺氧而缺血，引起心脑血管疾病。有糖尿病、高血压、冠心病、工作压力大以及过去有潜在疾病的人，要注意休息，及时就诊。平时适当控制情绪，注意放松。如果出现头晕、视物旋转、突然看不见、手脚麻木、走路不稳、突然头痛等症状，要及时就诊，因为这些都是心脑血管病的明显先兆。

肝阳暴亢型

中　药 可以用天麻钩藤饮加减，能够降低肝经的火热邪气，通利经络。如果肝火旺盛的，加以加龙胆草、夏枯草；如果口干，手足心热，可以酌情加女贞子、何首乌、生地黄、山萸肉；如果心中烦热的，加生石膏、龙齿；如果痰多，言语表达不利的，可加胆南星、竹沥、石菖蒲等。

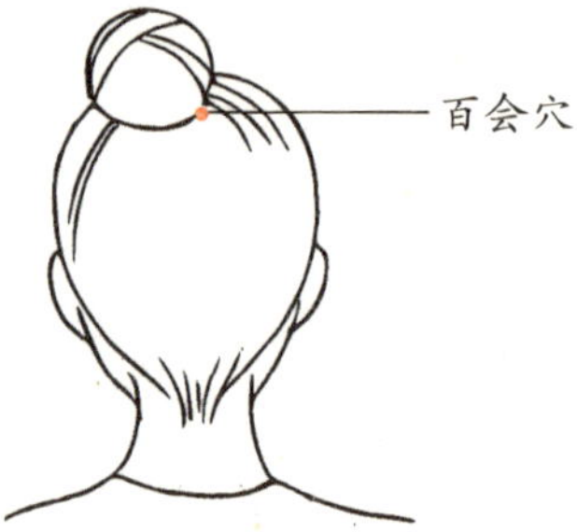

穴位按摩 穴位可以取百会穴、太阳穴和风池穴。百会穴位于两个耳尖最高点连线与头部正中线相交的点上；太阳穴在眉梢与眼角延长线交点后方的凹陷中，风池穴在后头部发际，脖子的粗筋与头部横向的筋肉之间。自我按摩的时候，可以用掌心轻轻拍打头顶中央的百会穴，以中指揉按前额两侧太阳穴与脑后风池穴每次各5分钟，每日1次。

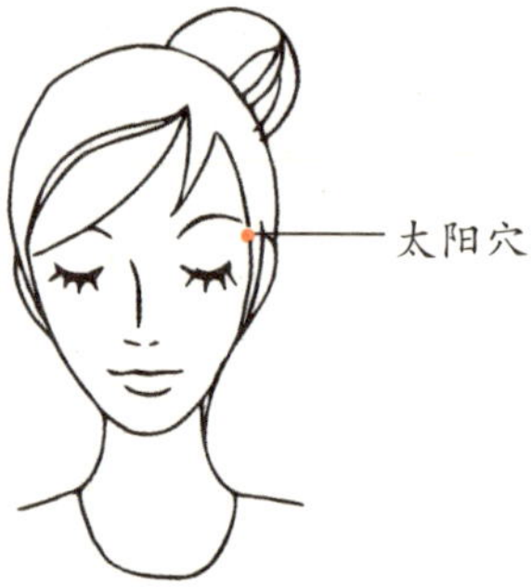

食　疗 宜吃具有泻肝热、养阴液作用的食物，如丝瓜、冬瓜、瓠子、黄瓜、莴苣、绿豆芽、金针菜、空心菜、茭白、槐花、旱芹、海蜇、白菊花、松子仁、天麻、马兰头、决明子、荷叶、菊

花脑等。忌吃辛辣、助热的食品。

肝阳暴亢型 **滋阴潜阳治中风**

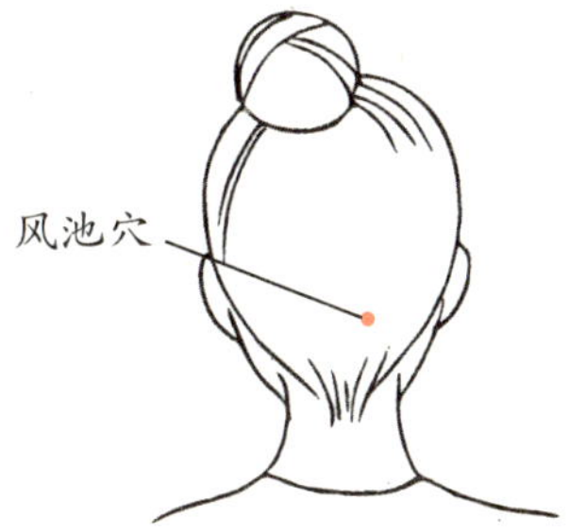

本型主要是由于情绪的突然变化，或者是由于长时间处于精神紧张的状态，使肝的功能过于旺盛，因为肝的经脉直达到头部，所以多激的情绪引起气血阳气过旺，沿着肝经向上到达头部，使脑部的气血活动过于旺盛，而容易导致脑出血。因此，降低肝经的兴奋程度，平和气血是本型保健的关键。

首先要对情绪进行很好的控制和调节，精神紧张，压力过大，会使血压进一步升高而引发脑血管病的发生，要学会休闲，会劳逸结合，性格开朗，善于自慰，达不到的欲望，不要苛求，助人为乐，多做善事，才能使自己精神处于轻松状态，血压才容易控制。对于患有高血压、高血脂或者其他心脑血管疾患的人来说，凉水、冷饮、空调、风扇都可成为诱发中风的隐患，是消夏的大忌。要预防热伤风，避免受凉，要根据气温的变化，及时增添衣服，大汗淋漓时，不要立刻用凉水冲洗。

每天吸1～14支烟的人，死于心脑血管病的危险增加67％，若每天吸烟25支以上，死亡危险高3倍，但戒烟后，这种危险可逐渐减小到不吸烟水平。酒精饮入量每增加57克/日，高血压的发生危险会增加10.5％。酗酒和吸毒都是促成脑血管病发生的危险因素，必须设法戒除。

❶风痰上扰型

中　药 主要选择能够化除痰邪，通利肠腑的方剂，一般使用星蒌承气汤加减。如果中午之后发热较重的，加黄芩、石膏、栀子；如果同时出现头晕头痛，可加天麻、钩藤、菊花、珍珠母、石决明；如果口干舌燥，便秘者可加生地黄、玄参、麦冬以滋阴液。

穴位按摩 可以选择丰隆穴、风门穴以及肢体瘫痪肢体的局部。丰隆穴位于膝盖外侧下方突出的骨头与外脚踝最高点连线中点处；风门穴位于低头时颈椎最突出的脊柱骨下方，向下一个脊椎骨左右侧二横指的横度。按摩时可以用拇指的指端在穴位上按压，力量由轻到重，缓缓加力，直到穴位局部有较为强烈的酸胀感为止，可以在瘫痪肢体的局部进行按揉，直到局部感觉酸胀为止。

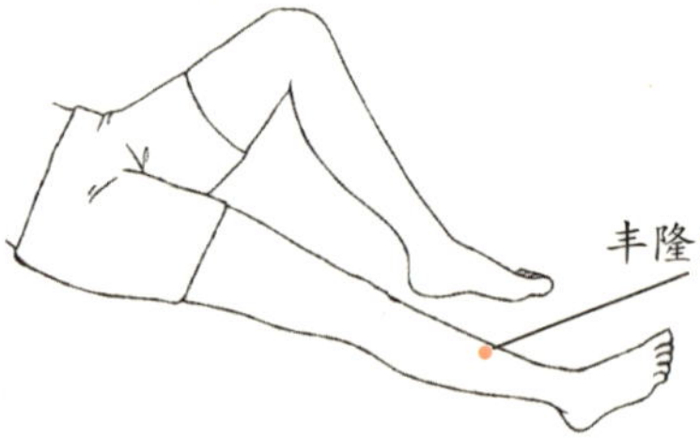

食 疗 宜吃具有化痰、健脾、和胃作用的清淡食物，可以选用食丝瓜、冬瓜、瓠子、黄瓜、莴苣、绿豆芽、金针菜、空心菜、茭白、槐花、海蜇、荠菜、金橘、橘饼、萝卜、荸荠，发菜等。尽量减少吃助湿生痰的食物，如鱼、虾和肥肉等。

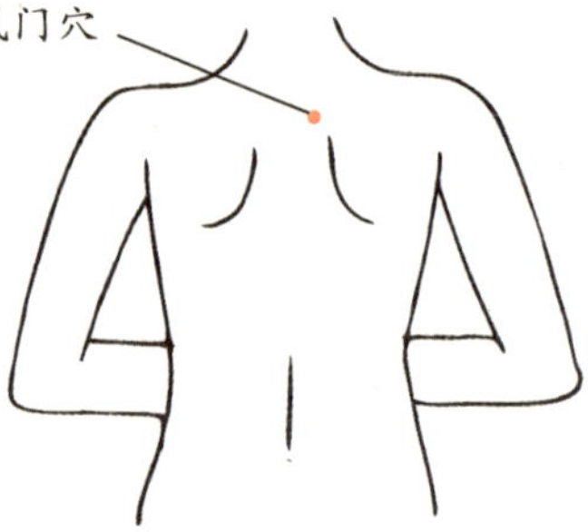

风痰上扰型 祛风化痰治偏瘫

本型主要是由于脾胃的功能受到了外邪，或者其他脏腑疾病的影响，脾胃损伤之后，运化功能就会低于正常的水平，水液就会聚集而产生痰邪，痰湿长时间的聚积会化生为热邪，火热又可生风，而致风火痰湿蒙蔽头部，脑部失去营养，发生了本病。

应该从饮食的习惯入手来进行预防和调节，早餐消淡，一杯牛奶或豆浆，两个鸡蛋或两片面包、或半个馒头，清淡小菜即可；午饭不宜油腻，不可过饱；晚餐宜少，吃易消化性食物，应配些汤或粥，不要怕夜间多尿而不敢饮水或进粥食。进水量不足，可使夜间血液粘稠，促使血栓形成。人体动脉血管内的压力，就像自来水管道中的压力一样，所供应的范围越大，压力就要越高，才能保证将血输送到全身各个部位。所以体重超标必然会促使血压升高，心脏肥大。资料表明，超过标准体重20%，心脑血管病发生的危险性增加1倍。控制体重的最好办法是进行适当体育运动和防止营养过剩。要多吃蔬菜和水果，每天至少吃五种或更多，其中一定要有红萝卜才行。每周吃5次或5次以上红萝卜的人，比每个月只吃一次或不到一次红萝卜的人，要少68%患中风的危险，另外，菠菜也是很有效的预防中风的食物。红萝卜和菠菜的保护功效是因为它们富含β－胡萝卜素的缘故。每周至少吃3次鱼，中风的机会就比较少一点。而且即使中风，伤害也会比较小。

气虚血瘀型

中　药　常用的是补阳还五汤加减，可以起到补益身体的气血，促进血液的循环，扶助正气而祛除外邪。如果气虚明显，全身无力的，加党参或人参；如果口角流出唾液，语言表达不清的，加石菖蒲、远志。失眠者加炙甘草、桂枝、酸枣仁、龙眼肉。肢体没有力量，感觉麻木者可加桑寄生、杜仲、牛膝、鸡血藤。

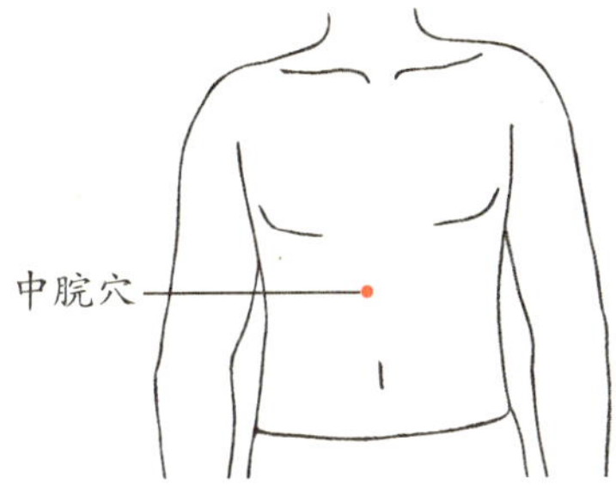

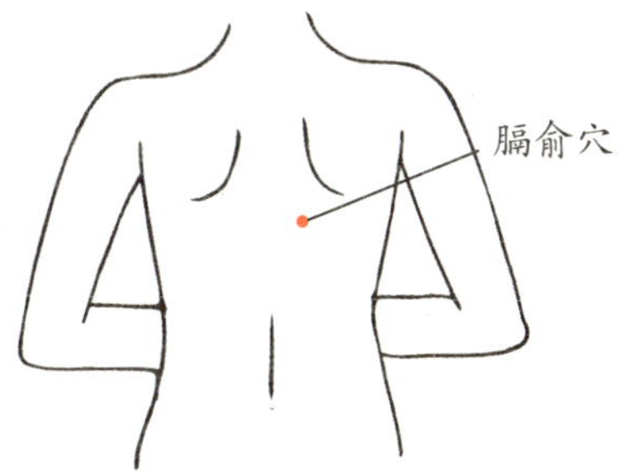

穴位按摩　可以选择中脘穴、膈俞穴和肢体瘫痪的局部。中脘穴位于上腹部正中线上，心窝胸骨下端与肚脐连接的中心处；膈俞穴在肩胛骨下端突出脊骨的高度，左右各往外侧二指宽度处。按摩时可以交替用双手的中指在穴位上进行按摩，至局部有热感或胀感为止，力量宜轻，而在肢体瘫痪的局部的手法刺激力度宜强。

食　疗　选择一些可以补益正气，促进血液循环的食物。如可以吃鲜山楂或用山楂泡开水，加适量蜂蜜，冷却后当茶饮。它能扩张血管，具有降压和促进胆固醇排泄的作用。若中风并发糖尿病，不宜加蜂蜜。

气虚血瘀型　补气活血治中风

本型的脑中风主要是由于病人先天的体质遗传不足，或者在生长发育时期营养供应不足，或者是年老体衰造成了脾胃虚弱，没法从食物中摄取充足的营养，导致气血不足，气血不足不能推动气机的正常运行，在脑部容易形成瘀血，从而诱发本病。因此，本型的保健关键是补益气血，增强全身的营养供应，促进血液的正常循环。

首先，要注意生活的规律和休息，有规律的生活，充分休息，比什么都重要。所谓规律，就是要调节你的起居活动适应你的生物钟。早晨醒来，不要急于起床，先在床上仰卧，活动一下四肢和头颈部，使肢体肌肉和血管平滑肌恢复适当张力，以适应起床时的体位变化，避免引起头晕。然后慢慢坐起，稍活动几次上肢，再下床活动，这样血压不会有大的波动。过热、过凉的水都会刺激皮肤感受器，引起周围血管的舒缩，进而影响血压；饮白开水一杯，冲洗胃肠、稀释血液、降低血液粘稠度，通畅血循环，降低血压，避免血压升高引发的脑中风。切忌排便急躁，屏气用力，那样有诱发脑出血的危险。要坐便，这样可持久，蹲位容易疲劳，如有习惯性便秘，要多吃蔬菜、香蕉和纤维素多的食物，也可用些缓泻药，克服排便困难。

抑郁症

抑郁症是由各种原因引起的心情抑郁、情绪烦躁不宁、胸部胀闷、胁肋胀痛，或者经常易怒易哭，或者经常感觉咽喉部有阻塞感，情绪低落就是高兴不起来，总是忧愁伤感、甚至悲观绝望的病症，中医学称为“郁症”。

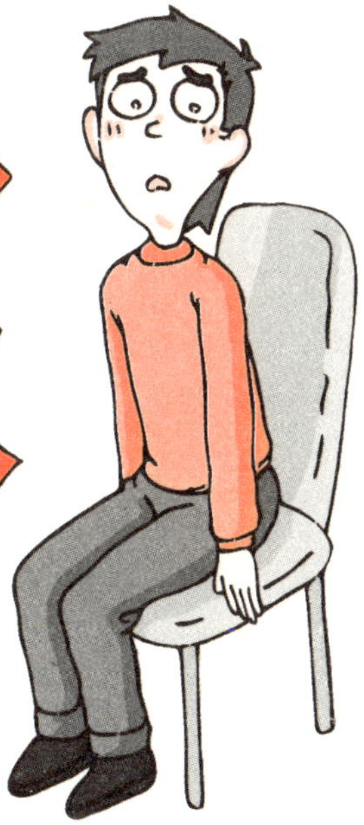

如果病人经常感觉到精神抑郁，胸胁部胀痛，这是由于肝气郁结的原因，肝的疏通功能发生了异常，肝气不能舒展，郁积在胸中，并影响食欲；如果情绪急躁，容易发脾气，大便不通，口苦而且干涩，经常伴随着头痛等症状，这是由于体内火邪过盛导致的抑郁症；咽喉中经常像有东西梗阻，吐不出来也咽不下去，胸中满闷，这是痰郁型的抑郁症，主要是由于体内的水液代谢失常，其病理产物阻塞了经脉；还有一种情况就是由于经常的思考过度，或者熬夜工作，导致了心和脾的功能衰弱，逐渐形成了阴虚的体质，从而产生了失眠、健忘、食欲不振等伴随症状。

抑郁症是一种对社会和家庭危害较大的病种，我国抑郁症的发病率约为2%~5%，因为得不到及时有效的专业治疗，复发率更是高达85%，很多抑郁症患者为了结束痛苦，受罪和困惑，不能忍受痛苦，想到以死来解脱痛苦，自杀率高达15%。

分 型	特 征	病 因
经常叹息的抑郁症（肝气郁结型）	精神抑郁，情绪不安宁，胸部感觉到胀满而发闷，胁部和肋部疼痛，并且疼痛没有固定的部位，经常会感觉有气从胃脐中向上窜，食欲不佳，没有进食想法，排大便的时间不规律	主要是由于肝的功能受到了损伤，气机的运行也相应地影响，从而变得不通畅，如果局部形成了瘀滞，就会呈现出一种被抑制的状态，因而情绪表现出低靡、精神不振奋，而抑郁的特征
咽喉不适的抑郁症（痰气交阻型）	咽喉中感觉到不舒服，总像是有东西卡在咽部，既咯不出来，也吞咽不下去，而且是持续一直不能缓解，胸部感觉窒息而满闷，或者伴发有胁部的疼痛，脉膊跳动有力	主要是由于脾胃的功能受损伤，或者是肝的功能受到了抑制，使气机不畅，水液代谢障碍，形成了气滞和痰湿的相互夹杂的情况，聚积在身体的经脉之中，影响了心神的营养，导致了精神的抑郁
精神恍惚的抑郁症（心神惑乱型）	精神恍惚，心神不宁，疑心重而且容易受惊吓，情绪十分的悲观，喜怒无常，或者连续地打哈欠伸懒腰，或者手舞足蹈，喊叫骂人等等，此种证候多见于女性，常因精神刺激而诱发	主要的发病原因是年龄增长，使体内的阴液逐渐消耗，影响了全身的营养供应，而心神的供养也出现了不足，使精神抵御外来刺激的能力明显下降，一旦到了强烈的精神刺激，就会使不良的情绪持续很长时间而不能恢复正常
胆怯气短的抑郁症（心脾两虚型）	经常长时间的固定问题，不能很好的休息，还容易产生疑虑心理，心慌心跳，胆小怯懦，睡眠不佳而且容易忘记事情，面色不好没有光泽，头晕疲惫，食欲不振，脉膊跳动无力	主要是由于心和脾受到了外界邪气的侵袭，气血不足，不能补充相应脏腑的消耗，使心脾功能失调，心神的营养也不足，精神的控制也就出现了障碍，不良的情绪也是发病的主要诱因
急躁易怒的抑郁症（气郁化火型）	情绪急躁，很容易发怒，胸胁部常感觉到胀满，口里发苦而且干燥，或者出现头痛、眼睛发红，偶尔会有耳鸣的症状，或者消化不良，胃中总是胀满不舒服，大便不通畅，舌头发红	主要是由于情绪原因，或者是热性疾病，造成了肝的疏泄功能受损，形成了肝热的体质，长时间得不到良好的疏导就会形成火热之邪，并且影响到脾胃的正常消化功能，形成了抑郁症的各种症状，而且消化不良

❶肝气郁结型

中　药 主要选用可以疏理肝气，顺气活血的柴胡疏肝散来治疗。如果肝的功能影响了胃的消化，出现了消化不良的症状，则可以加一些帮助消化的食物，如旋覆花、代赭石、半夏等中药；如果出现了腹泻，可以加苍术、厚朴、茯苓、乌药等清除湿邪，健脾利湿。

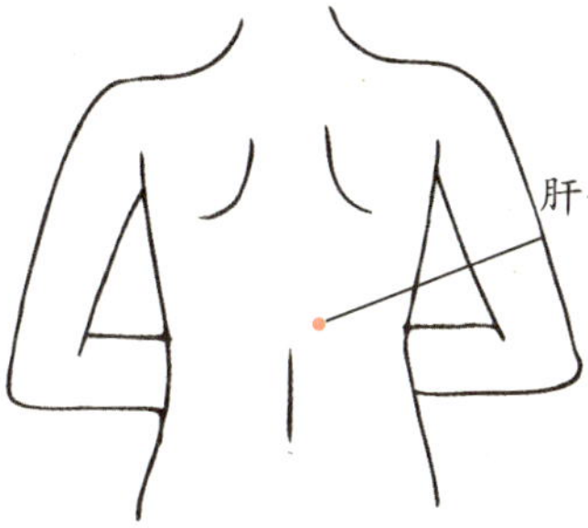

穴位按摩 选用肝俞穴和太冲穴。肝俞穴是从肩胛骨下端的背骨高度起，往下找两节背脊骨后，各在其左右外侧二指宽处；太冲穴在沿着脚拇指与食指往上，在碰到骨骼突出部分前的凹陷处。按摩时可以用拇指的尖端，轻按在穴位上，作环形平揉的缓慢按揉，揉动时手指的尖端不能离开所接触的皮肤，力度由轻到重，逐渐加力，直到局部感觉酸胀感为止。

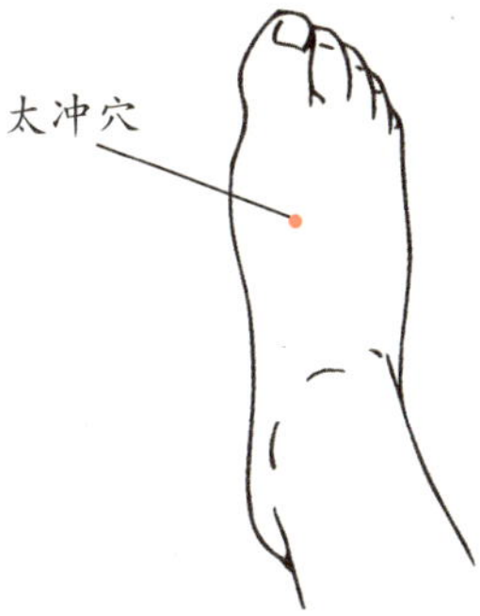

食　疗 最好选择可以疏通经脉，促进气血流通的食物，可以素食为主，适宜食用萝卜、菠菜、蕃茄、芹菜、山药、冬瓜、柑橘、金橘、山楂、麦芽、苡仁米、神曲、赤豆、荠菜、麦冬、木香、瓜蒌、当归、黄芪、党参、银花、海带、海藻，紫菜等。

肝气郁结型 舒肝解抑郁

肝气郁结型的抑郁症主要是肝的功能发生了异常，使气血的运行不畅，心神的营养也就出现了问题，表现为一系列抑制型的表现，都是由于气机闭阻了经脉，使营养不能充分地供应给脑部，长时间的缺少营养，会精神状态处于相对减弱的情况之下。因此，本型的保健重点在于促进肝功能的活跃，加强气的流通，兴奋神经。

此型的病人对待事物较为敏感，表现为自卑、思维活动迟缓、厌世甚至自杀。由于现在许多人对这样的疾病还认识不足，认识不到自卑、唉声叹气、生活的缺乏朝气和意志消沉不是思想问题，而是疾病的症状，而根本未考虑医治，更有甚者横加指责，于是造成了时机的丧失甚或促发了自杀。在护理时应该态度要和蔼，工作要耐心细致，与病人交谈，加以疏导和鼓励，培养乐观情绪。若病情发作时，避免其他人在旁边围观，以免加重病情；对于精神抑郁较严重者，可以用喜悦疗法，即应用恰当的言行、事物和有兴奋作用的活动，使病人情志愉悦，心情舒畅，以达到气机调畅，通利经脉的作用。在饮食方面应以素食为主，要少量多餐，少吃辛辣的食物，避免因为损耗了阴液而加重气滞而加重病情。

❶痰气交阻型

中 药 主要选择既可以促进痰的代谢与吸收，又可以调理气运行的半夏厚朴汤。如果痰在体内瘀积了过久，已经开始转化为热邪，就可以再加竹茹、瓜蒌、黄芩、黄连等清除热邪，安神以使情绪恢复稳定。

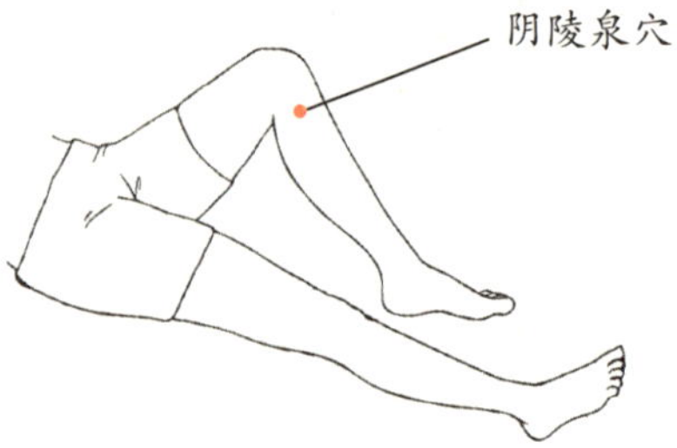

穴位按摩 选用阴陵泉穴和合谷穴。阴陵泉穴位于膝盖外侧小腿部，膝盖骨斜下方，胫骨突出部位下方的凹陷处；合谷穴在拇指与食指中间，骨头根部前的位置。可以在穴位上使用捏法，用两个手指对称捏压穴位，用拇、食二指及拇、中二指，在上、下或左、右方对称的相向用力，捏压在两个穴位上，另一指或其他各指则在对称的地方用力。

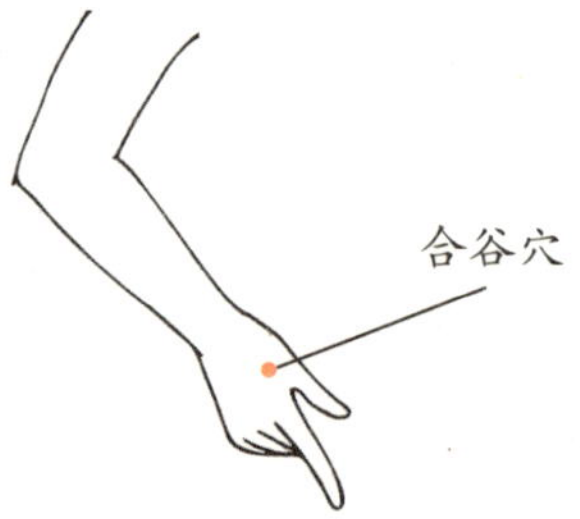

食 疗 可以选择一些可以补益脾胃，化痰理气、降低神经兴奋性的食物，可常食用芦笋、香菇、瘦猪肉、竹笋、萝卜、梨、柑橘、荸荠等。还可以配合一些药物的食疗方法，如可用茯苓饼、萝卜丝等。

痰气交阻型 化痰除抑郁

痰气交阻型的抑郁症主要原因有两个方面，就是“痰”和“气”。痰指的是由于脾胃功能失调或者身体内的水液代谢异常，使水湿之邪在经脉中阻碍了气血的流通，时间一长就化生了痰；气指的是由于气机运行不畅，或者是在体内的运行失调，同样聚积在经脉中，形成气滞，气和痰夹杂在一起，就更加难以祛除，加重了病情。因此，本型抑郁症的保健应该更重视祛痰和理气结合，才能取得更好的效果。

此型病人的症状多表现为心胸多较狭窄，思想偏激，而且很不讲道理，不容易说服，因此平时说话时应谨慎，注意语调和用词，避免造成不必要的猜疑和错觉，还要帮助病人学会自我排解，如在吃饭时不要谈论不愉快的事情，可以配合放些轻松的音乐。由于在本型的症状中有咽喉如有异物梗阻，吐不出来，也吞不下去，持续时间较长，许多病人会怀疑这是癌症，而更加重了多疑的病症。因此除了必要的解释外，还要做适当的检查，更有利于解除病人的顾虑；饮食不宜过饱，而且最好少量多餐。还可以使用替代性疗法，包含意向引导、瑜伽、催眠、按摩、放松疗法、香料按摩疗法、脊柱指压疗法、生物反馈疗法等等，都有助于病情的恢复。

心神惑乱型

中　药　一般是选用甘麦大枣汤最为合适。因为这个方剂可以针对心失去营养的原因，通过调理体内的气血不足，来使心神安稳，解除失常的精神状态。如果失眠的症状较为明显，则可以加酸枣仁、柏子仁、茯神、制首乌等中药，加强安眠的作用；如果出现气喘的症状，就可以配合五磨饮子进行治疗。

穴位按摩　选用哑门穴和涌泉穴。哑门穴在头后部正中线上，头发后面边缘向上一横指的凹陷处；取涌泉穴时，弯起脚指时，脚中指与无名指的骨骼间凹陷的部分。用拇指指端或拇指的罗纹

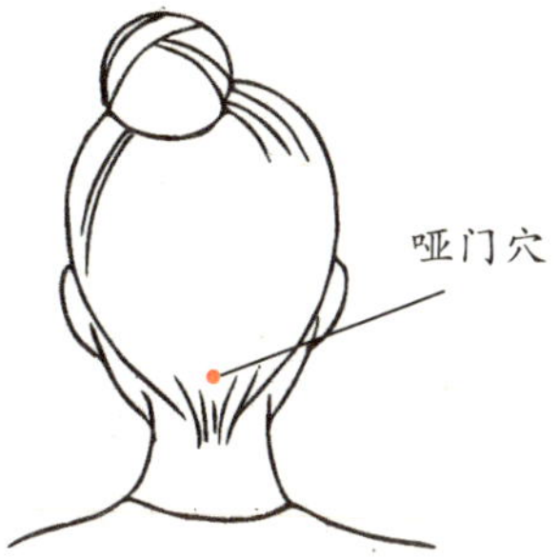

面按压在一定穴位上，拇指接触点在指甲下方，逐渐加力，再逐渐收力，重复数次，用力宜大，使穴位有较明显的疼痛或酸胀感。

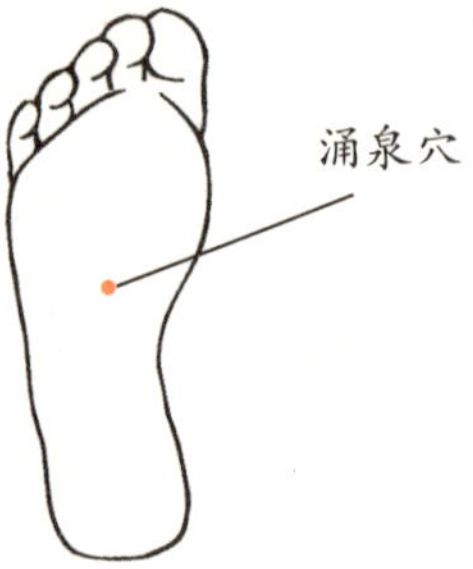

食 疗 可以吃一些具有安神，解除烦躁情绪的食物。如小米、牛奶、百合、猪心、酸枣仁、茯苓、莴苣汁、小麦、糯米、西谷米、鹌鹑蛋、鳗鲡、龙眼肉、桑椹、葡萄、胡桃、柏子仁、大枣、莲子、芝麻、银耳、蜂乳、枸杞子、人参，黄鱼等。

心神惑乱型 安神定抑郁

心神惑乱型的抑郁症多数都与人体的内分泌功能有关系。中医认为是情志的原因，各种激烈的情绪刺激，使正常的气机受到影响，而变得运行不规律，造成了心神的营养失常，变得更容易受到外界的刺激的影响。因此增加心神的营养，保持良好的心理疏导教育是本型保健的关键。

本型发病的人群主要是更年期的妇女，首先要稳定病人的情绪，避免各种不良因素刺激，处理好家庭、社会关系，更年期妇女情绪易于激动，容易与家人发生矛盾，这就要求家人相互体谅，遇事要镇静，不要为一点小事，一句不顺耳的话而大动肝火。家庭和睦是全家人的幸福，也是预防本病的重要因素。更要适应社会，对当今社会上的一些现象要有一个正确认识，不理解的要多与他人交流看法，不要闷在心里，自寻烦恼，要以乐观态度对待生活、对待社会，这对病情十分有利。本型发作时，病人的情绪非常激动，因此要密切观察病人的情绪变化及其语言行为，提高警惕、防止伤人、毁物或自伤行为的发生。

生活起居要有规律，保证病人足够的睡眠时间，必要时要服用一些催眠的药物帮助入睡，饮食调养有助于缓解病情，也可常用一些莲子汤、红枣桂圆汤、桂圆参蜜膏、大麦粥、龙眼粥等。

❶心脾两虚型

中 药 选用可以补气生血、促进脾和心营养恢复的归脾汤。如果胸部气闷的症状比较明显，可以加郁金、佛手等中药加强疏散胸部气滞的作用；如果头痛成为突出的症状时，可再加川芎、白蒺藜等，活血止痛。

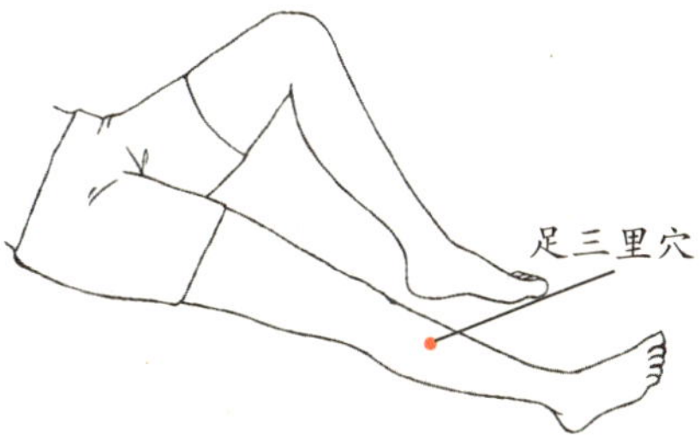

穴位按摩 选择足三里穴和神门穴。足三里穴位于胫骨的外侧筋肉的起端，膝盖往下四横指，胫骨前缘外侧一中指按压时的凹陷处；神门穴位于手腕皱褶靠小指侧，转动手腕时会出现凹陷的位置。按摩时可以用拇指的尖端，轻按在穴位上，作环形平揉的缓慢按揉，揉动时手指的尖端不能离开所接触的皮肤，力度由轻到重，逐渐加力，力量宜轻，直到局部感觉酸胀感为止。

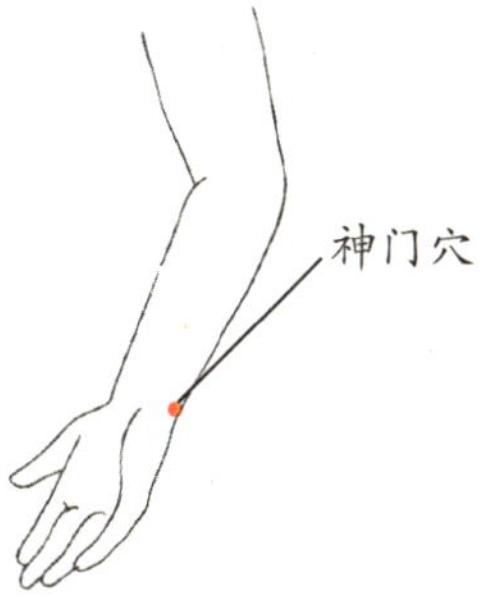

食　疗 可以食用一些既能够补充心气，又可以补充脾胃之气的食物，如莲子、大枣、酸枣、百合、龙眼、山药、鹌鹑、牡蛎肉、黄花鱼，以及动物心脏等。也可常食桂圆肉、莲子、山药、莱菔子、扁豆、大枣及黄芪粥等。

心脾两虚型 补益消抑郁

心脾两虚型的抑郁症主要是因为外邪或者长期的劳累使心和脾受损，导致脾胃这一后天运化气血的源泉功能失常，整个身体的营养供应不足，呈现了一种精神疲惫，功能减退的精神障碍。因此，本型的保健应该从心和脾两个方面入手，补益正气，增加身体的机能是最重要的。

此型病人饮食调整尤为重要，饮食宜清淡而富有营养。多吃一些食含钙类的食物，忌食辛辣的食物，忌食酒类及咖啡。餐前不宜用脑过度，进餐时情绪激动、愤怒，餐后立即用脑、用力工作劳动，均不利于病症的消失。注意观察和分析病人的言行，抓住其主要心理因素，针对性地进行关心体贴，善劝慰，使其多与家人交谈，倾诉心中的烦恼，信任别人，以便进一步配合做好精神护理。可用气功导引法，气功导引是情志导引的有效手段，气功强调“入静”、“意守”，练功时要求目不为视，身不为听，口不为言，调和气息，运气御神，以达到“精神专一”，而克服多思善虑、心悸胆怯等症。保持心情开朗，多增加一些爱好，尽量参加一些力所能及的工作，多参加一些集体娱乐活动，如跳舞，唱歌等。听轻快欢畅的乐曲，每日数次，这些都可以帮助补益正气，调理身心。

气郁化火型

中　药 主要应用丹栀逍遥丸加减进行治疗，一方面可以疏泄火邪，一方面还可以调理情绪。如果热的程度比较严重，口苦、大便秘结，可以加龙胆草、大黄泻热；如果胁肋部疼痛剧烈，可以加黄连、吴茱萸；如果发生了头痛、眼睛红、耳鸣的症状，可以加菊花、刺蒺藜等中药配合治疗。

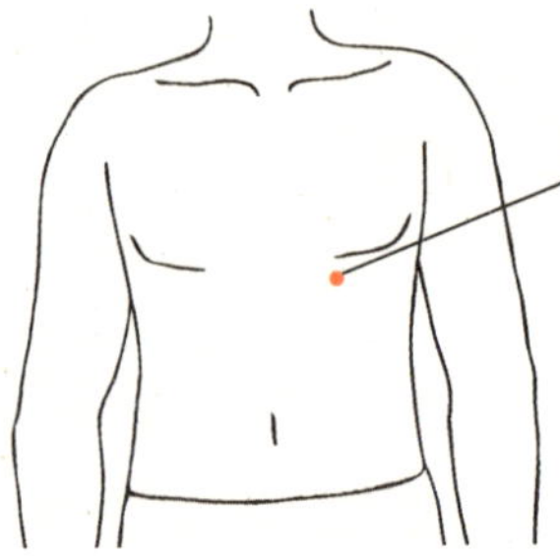

穴位按摩 可以选用期门穴和曲池穴。期门穴在乳中线上，乳头下二个肋间隙，即在第六肋间隙处；曲池穴位于肘横纹外侧尽头与肱骨外上髁在线中点。在做穴位按摩时两个穴位都可以用拇指或中指指端在穴位的局部进行按压，力量由轻到重，缓缓加力，直到穴位局部有较为强烈的酸胀感为止。

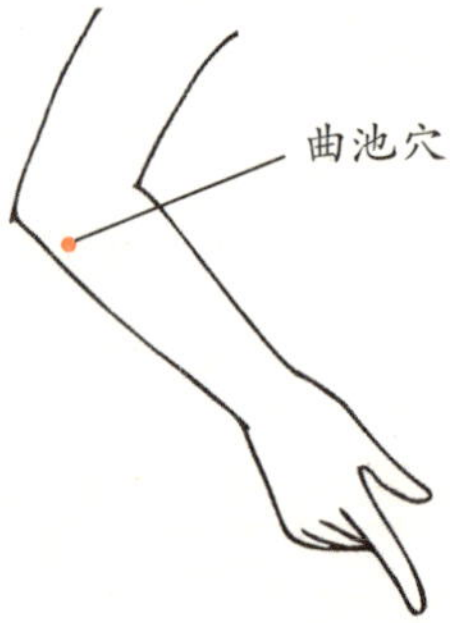

食　疗 多数情况下要选择一些能够祛除火热邪气的食物，如用莲心3克。研末，大枣10枚煎汤送服，每日1次，在饭后服用。或者取生萝卜200克，洗净切丝，浇上香麻油，加精盐、味精少许，拌匀，分次服食，一日内将其吃完，连吃数日。

气郁化火型　理气治抑郁

气郁化火型的抑郁症主要是由于体内的气机不畅通，使气积聚在局部，时间一长形成了火热的邪气，归结起来主要包括气机不畅和火热之邪两个方面，多表现为情绪的易怒，经常没有原因的与人争吵等。因此，降低体内的火热之邪，疏通气机，调整肝功能是保健的关键。

本型的抑郁症病人常常因为情绪低落，急躁易怒，常伴有食欲下降，有些病人想通过拒食来达到消极身亡的目的，所以应注意加强病人的饮食护理。另一方面，病人由于情绪抑郁，常卧床不起，需多注意督促起起床活动，督促及协助病人自理个人卫生，必要适当的个人卫生可使病人精神振奋。对病情较轻的病人，应鼓励其参加一些力所能及的劳动，当病人能完成某项任务时，则给予鼓励，以增强他们的生活信心，使之感到自己仍是一个有用的人。有些抑郁病人常用不停的劳动来自惩及赎罪，这时则需劝其休息，防止过劳或发生虚脱。平时多听轻松、快乐的音乐，或是跳跳舞等，也可带病人到公园散步，到郊外活动，不与病人进行争吵，保护病人的情绪，这些活动对改善病人的抑郁症状，是很有好处的。有时症状比较严重时，要给一些镇静剂治疗。

更年期综合征

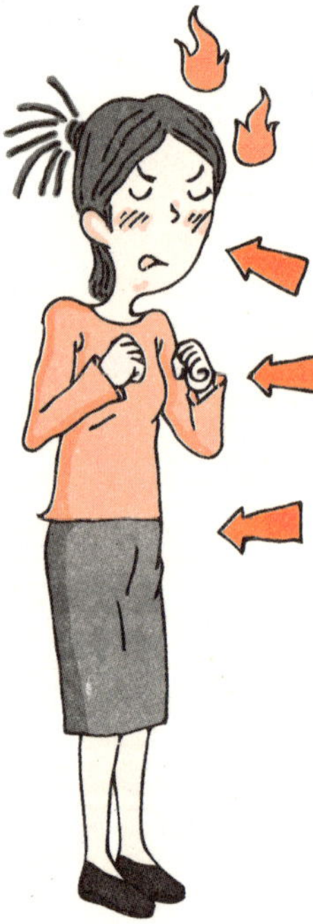

是由于雌激素水平下降而引起的一系列症状。更年期妇女，由于卵巢功能减退，垂体功能亢进，分泌过多的促性腺激素，引起植物神经功能紊乱，从而出现一系列程度不同的症状。如月经变化、面色潮红、心悸、失眠、乏力、抑郁、多虑、情绪不稳定、易激动、注意力难于集中等，统称为“更年期综合症。”

西医学认为大多数妇女由于卵巢功能减退比较缓慢，机体自身调节和代偿足以适应这种变化，或仅有轻微症状。少数妇女由于机体不能很快适应，症状比较明显，但一般并不需特殊治疗。极少数症状较为严重，甚至影响正常的生活和工作者，则需要药物治疗。一般认为，妇女进入更年期后，家庭和社会环境的变化都可加重其身体和精神负担，使更年期综合症易于发生或使原来已有的某些症状加重。有些本身精神状态不稳定的妇女，更年期综合症就更为明显，甚至喜怒无常。

中医认为更年期综合征的发生，以肾精的亏虚，精血不足，冲任两条经脉不通畅为根本原因。肝肾不足，肝部的火热邪气的旺盛则是发病的常见诱因，体内的痰湿或瘀血等病理产物的阻滞常使病情加重或发展。

人类寿命的高龄化是现代社会的重要发展趋势，因此更年期和绝经后妇女的健康保健和疾病防治，则是妇产科医生乃至整个社会所面临的重要任务。

分 型	特 征	病 因
消化功能失常的更年期综合症（脾虚肝郁型）	表现为情绪低落，时时感觉烦闷，失眠，经常疑虑不定，注意力不集中，会强迫自己思考问题，眩晕，食欲不振，大便稀溏，胸胁满闷，腹部胀痛，月经周期出现紊乱，而且经期出血量过少	主要是由于女性随着年龄的增长，肾中的精气发生了变化，肾气逐渐变弱，生理功能变得低下，肾气的不足，使脾和肝的功能也出现了异常，不能正常的运化食物，而肝气的郁结，使情绪低落烦躁，进而影响了月经周期
情绪易怒的更年期综合症（肝郁化火型）	情绪很不稳定，烦躁易怒，有时会出现肢体瘫痪，突然失去听力或者突然视力急剧减退，声音嘶哑，神志不清，失眠多梦，肌肉紧张。头痛并伴有眩晕的感觉，面色发红，眼睛瞳孔也会发红，口苦咽干，胁肋部胀痛，大便秘结	主要是随着年龄的增长，肾中精气不足，身体的营养相对不足，造成了阴液不足的情况，肝经中的阴液减少，使诱发火邪的出现，使情绪受到了火邪影响，而变得十分烦躁，出现了更年期综合症的一系列症状
睡眠不安的更年期综合症（心脾两虚型）	多表现为精神萎靡不振，思想有过多的顾虑，失眠或者表现为睡眠过多，记忆力减退。或者有时会表现为不由自主的惊恐不安，心慌心跳，全身没有力气，进食量少，食欲差，腹胀或者出现大便溏稀	主要是由于女性肾中精气随着年龄的增长而不断减弱，使全身的气血、阴液、阳气都表现出不足的情况，而最直接的就是影响到了脾胃的功能，以及心神，两者的同时虚弱就会使消化功能以及神经系统都出现紊乱的情况，从而造成了睡眠的障碍，以后消化不良等症状
身体发冷的更年期综合症（脾肾阳虚型）	多数表现出精神的萎靡不振，全身经常感觉疲倦，而且不喜欢活动，或者表现出喜欢躺卧却睡眠不足，胆小怕事，莫名的感觉到恐惧等，记忆力减退，全身不温暖，四肢发冷或者进食量较少，腹泻，性欲减退，月经不调	由于年龄增大，肾中的阴阳平衡受到破坏，多表现为阳气不足，肾中阳气不足就会直接影响到脾阳的功能，也就是脾胃消化食物的能力减退，随之就会使神经系统的营养不足，出现了一系列更年期的症状

❶脾虚肝郁型

中　药 治疗的原则是舒达肝部的气机，解除郁闷的心情，加强脾胃的功能，消除痰湿，可以选用逍遥散。如果是气机阻滞的比较严重的，可以再酌情更多加一些香附，陈皮等。如果血液量少者，加熟地；如果出现了上火的症状，还可以加丹皮，栀子。

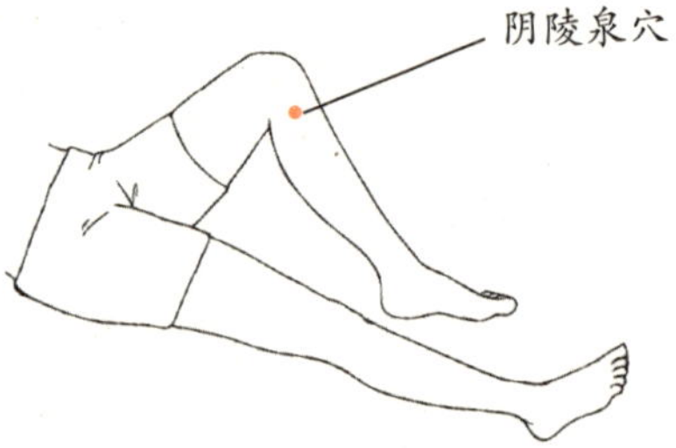

穴位按摩 可以用阴陵泉穴和太冲穴。阴陵泉穴位于两腿胫骨内侧髁后下方凹陷处，按摩时可以用右手的拇指按揉左腿的阴陵泉穴，再用左手的拇指按揉右腿的阴陵泉穴，至局部有强烈的酸胀感为度；太冲穴在沿着脚拇指与食指往上，在碰到骨骼突出部分前的凹陷处，按摩时可以用拇指指端在穴位上按压，力度由轻到重，逐渐加力，直到局部感觉酸胀感为止。

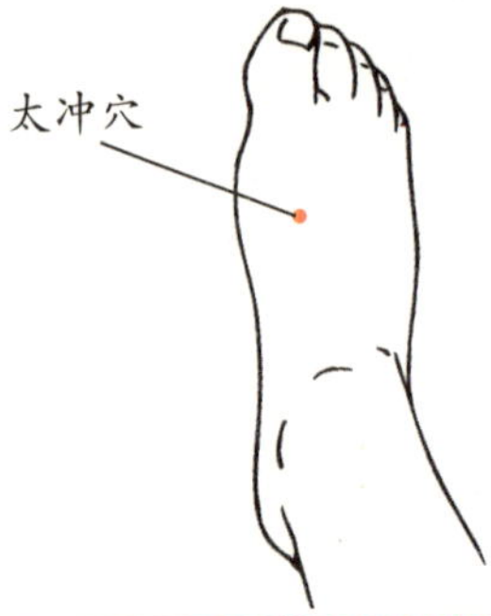

食　疗 最好选择可以疏通经脉，促进气血流通的食物，可以素食为主，适宜食用萝卜、菠菜、蕃茄、芹菜、山药、冬瓜、柑橘、金橘，山楂、麦芽、苡仁米、神曲、赤豆、荠菜、麦冬、木香、瓜蒌、当归、黄芪、党参、银花、海带、海藻，紫菜等。

脾虚肝郁型 疏肝疗抑郁

本型的更年期综合症主要是肝的功能发生了异常，使气血的运行不畅，心神的营养也就出现了问题，表现为一系列抑制型的表现，都是由于气机闭阻了经脉，使营养不能充分地供应给全身的各个脏器，长时间的缺少营养，会精神状态处于相对减弱的情况之下。因此本型的保健重点在于促进肝和脾功能的活跃，加强身体的营养和神经系统的兴奋。

更年期是妇女生殖功能由旺盛时期过渡到完全停止的一个过渡时期。一般可持续10年，从45～55岁，有的女性甚至更早或更晚，因此要从养成良好的习惯入手，做好长期的保健调节的准备，首先要注意保持心情舒畅，学会调节自身的精神状态，利用一些分散精力的方式，来减少精神负担，排除紧张、消极、焦虑情绪，维持神经系统的稳定。可培养一些业余爱好如书法、绘画、缝纫和老年歌咏团体等。

进行适当的健身活动和体育锻炼，如太极拳、气功、集体舞、散步、慢跑等，改善机体血液循环。在生活习惯上，养成良好的起居习惯，注意劳逸结合，保证充分的休息和睡眠时间。注意控制饮食，避免体重过度增加。但要加强营养，食用含蛋白质和维生素高的饮食，少食盐和刺激性食物。注意阴部清洁，预防感染。定期进行妇科检查，注意月经变化。由于体内雌激素减少，会加速皮肤老化，可使用一些护肤品，减缓衰老。

肝郁化火型

中　药　可以选用能够清除肝部火热邪气，使心神安稳的方剂治疗，如天麻钩藤饮或泻青丸加减。如果还有心部阴液缺少而引发的，不自主的心慌心跳，夜晚睡眠不佳，多梦的病人，可以去掉桑叶，再加上麦冬、炒枣仁，来增强阴液的滋养功能，使心神安稳。

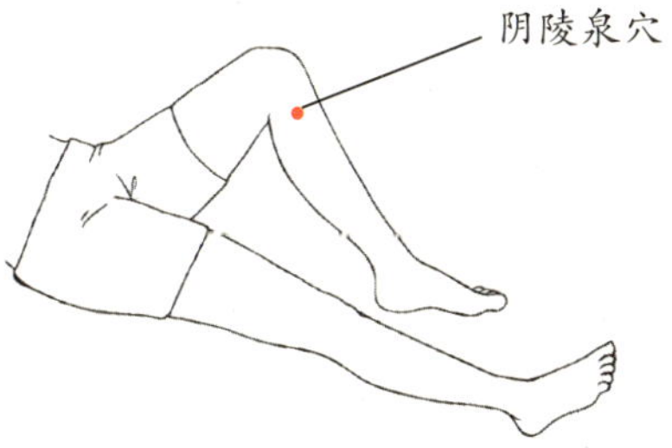

穴位按摩　可以用阳陵泉穴和太冲穴。阳陵泉穴位于小腿部，膝盖外侧，膝盖骨斜下方，腓骨小头突出部位下方的凹陷处；太冲穴在沿着脚拇指与食指往上，在碰到骨骼突出部分前的凹陷处。按摩时可以用拇指指端在穴位上按压，力度由轻到重，逐渐加力，直到局部感觉酸胀感为止。

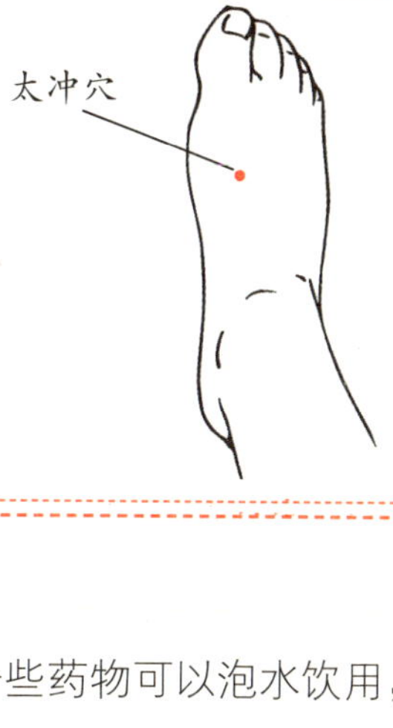

食　疗　以清淡、易消化而且营养丰富的饮食为主，忌食生冷、辛辣、海鲜、油炸之类的食品，还应多食新鲜水果，如柑橘，金桔等。这些食物都可以理气，还有一些药物可以泡水饮用，如

绿茶、菊花等，都可以起到祛火安神的作用。

肝郁化火型 降火宁心神

肝火型的更年期综合症主要是由于情绪的抑郁，或者思虑过度，引起了肝的功能的减退，使气机的运行变得缓慢而不通畅，在身体内部形成了瘀滞，影响了气血的正常功能，瘀滞的气经过一段时间的积聚就变得了具有炎热性质的火邪，火邪使血液的流动加快，血压不断的升高，而且不宜缓解症状。因此，补充身体内的津液，以降低火邪的温度，是肝火型更年期综合症的保健关键。

一般调理情绪应该从缓解心理压力入手，随着社会竞争的日趋激烈，人们的生活节奏越来越快，工作的压力使心情一直处于高度紧张的状态，这种持续紧张的情绪会使肝的疏泄功能就会因此而受到影响，气机的运行也会出现阻碍。应该避免忧虑，激动和紧张，要树立信心，积极配合治疗。要教育患者的家属体贴、安慰、不能责难、威胁，否则反而事与愿违，不利于疾病的康复。不能轻率地使用药物，以免使身体的其他器官受到更大的损伤。为预防更年期妇女患更年期综合症及其并发症，这一时期的妇女应定期到医院做健康检查，包括妇科检查、防癌检查等，做到心中有数，发现病情及早治疗。

❶心脾两虚型

中药 主要选择能够补益气血，更好的营养心和脾的方剂，一般选用归脾汤。如果有心胸郁闷，情志不舒畅的，加郁金、佛手片；如果头痛的症状比较明显，可以再配合川芎、白芷等活血止痛的中药。

穴位按摩 可以用阴陵泉穴和神门穴。阴陵泉穴位于膝盖外侧小腿部，膝盖骨斜下方，胫骨突出部位下方的凹陷处；神门穴位于手腕皱褶靠小指侧，转动手腕时会凹陷的部分，按压时能感到脉搏的存在，两个穴位在进行按摩时，应该用较为轻柔的手法，可以用按揉法在穴位的局部进行按摩，直到局部有温热感为止。

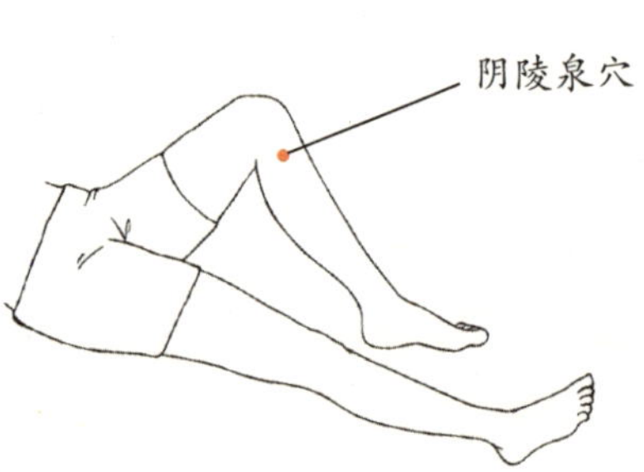

食疗 建议食用能够促进心

和脾功能，并能促进气血产生，安定心神的食物，如莲子，菠菜、胡萝卜、大枣、海参、南瓜、西红柿、奶类、人参、鲤鱼、桂鱼、猪肝、猪肚、牛肉、猪瘦肉、瘦羊肉、花生米、龙眼肉、小麦、粳米、糯米、小米、黄豆及制品等。

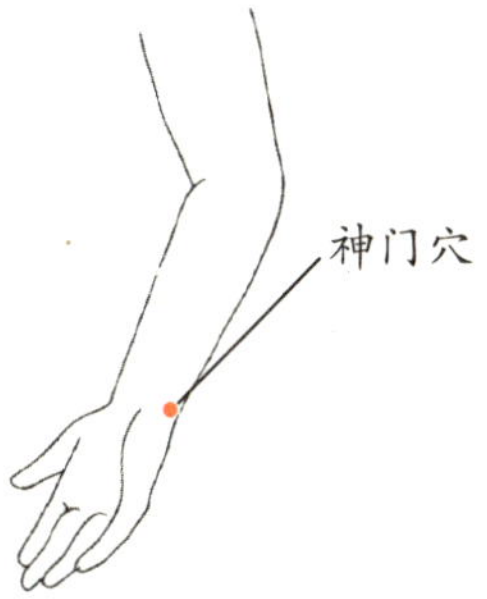

心脾两虚型 补虚畅情志

本型的更年期综合症主要是特点是就算感到全身无力，有睡意，但却无法入睡，这都是由于心和脾的功能机能就减弱，劳累过度与思考过度，都会造成无法维持心神的安定，以及心脾气血的不足，因此补充心和脾的气血，增强心脾功能是保健的关键。

主要从补益脾胃的功能入手，立足于建立起良好的生活饮食习惯，同时养成适宜于更年期女性的睡眠习惯。饮食宜以营养丰富的食物为主，用来补益心脾，还可以配合一些中药的药粥，如黄芪粥、党参粥、红枣粥、山药粥等。此外，还要注意足部的保暖，心脾虚弱的病人一般手脚都会发凉，如果睡觉时脚受凉，则会加剧心脾虚弱的症状，因此建议在睡眠时可以穿着厚袜子。

在睡眠的习惯方面，每天保持半小时至一小时的运动，用以灵活身体的各部器官，有些人认为想借睡前进行剧烈运动，使身体疲倦从而容易入睡，这是错误的想法。剧烈的运动在睡眠前是应该尽量避免的，而且在睡前半小时内避免过份劳心或劳力的工作，即使第二天有非常重要的事情，也绝不带着思考上床，在临睡前最好还能听听轻音乐，这样可以有助于睡眠。

❶脾肾阳虚型

中 药 临床一般选用金匮肾气丸或理中丸，都能够起到温补脾肾阳气的作用。如果出现了阳气虚弱，总是感觉寒冷的情况，可以单独使用理中丸，如果呼吸较浅表的，可以用人参、蛤蚧、五味子、山萸肉、牡蛎等中药，帮助提高人体阳气的功能。

穴位按摩 取公孙穴和中脘穴。公孙穴位于脚拇指根部突出的脚骨末端，脚底弓开始的地方；中脘穴位于上腹部正中线上，心窝胸骨下端与肚脐连接的中心处。因此在按摩时最好是用较轻的力量，使穴位局部有轻微的酸胀感即可。

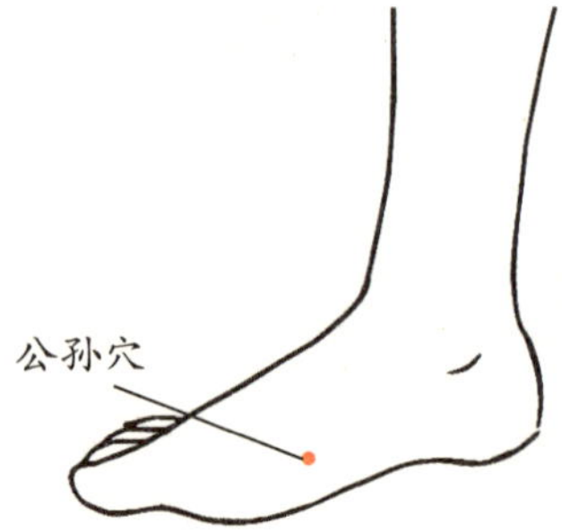

食 疗 可以多选择一些补益脾胃，加强脾胃消化机能的食物，如山芋、大枣、山药、粟米、高粱、青稞、蚕豆、狗肉、羊肚、鸡肉、青鱼、鲢鱼、乌鱼、鲂鱼、白鱼、银鱼、鳜鱼、白木耳、花生、黄芪、紫河车、白术，甘草等。

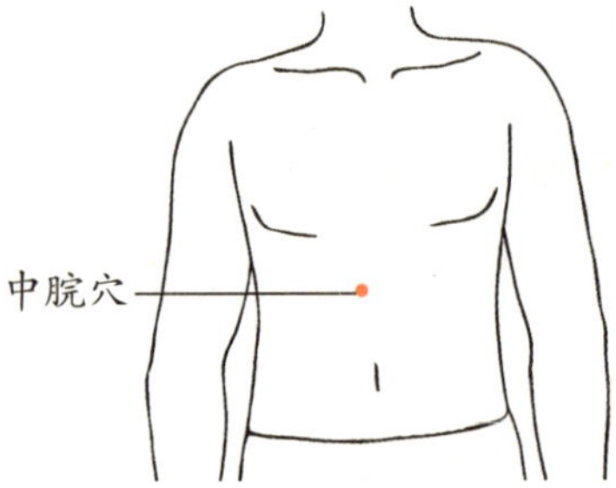

脾肾阳虚型 助阳调情志

本型的更年期综合症主要是由于年龄的增长，人体脾肾的阳气就会逐渐减少，或者长时间的工作和生活的压力，使肾的功能逐渐衰退，尤其是肾阳，肾的阳气是决定人体功能状态的重要因素，所以肾阳的虚衰就会导致神经系统功能的失常，就会引起一系列的症状。因此，补益人体脾肾的阳气是本型保健的关键。

首先应该从饮食入手，多吃补益阳气的食物，动物的内脏尤其是动物的肾脏都含有大量的性激素和肾上腺皮质激素，可以大大补充阳气。此外含锌食物如牡蛎、牛肉、鸡肝、蛋、花生米、猪肉、鸡肉等。含精氨酸食物如山药、银杏、冻豆腐、鳝鱼、海参、墨鱼、章鱼等，都有助于维持身体处于良好的功能状态。

虽然在更年期会有诸多不适，但依然要让自己过得快乐。参加一些集体活动，多与同龄人交流，跳跳舞，会使患者变得更开朗，良好的心情会让人忘记很多烦恼。这一时期的妇女特别需要家人的理解与关心，尤其是要给予她们足够的理解，原谅她们莫名其妙的坏脾气，并给他们以鼓励，使她们能够平安地度过更年期，还可以通过适当的体育锻炼来提高身体素质，增加阳气的产生。避免各种类型的性刺激，让中枢神经得到充分休息，也是防治更年期症状的有效措施。

第七章

骨关节疾病

掌管活动的「机构」失灵

关节炎

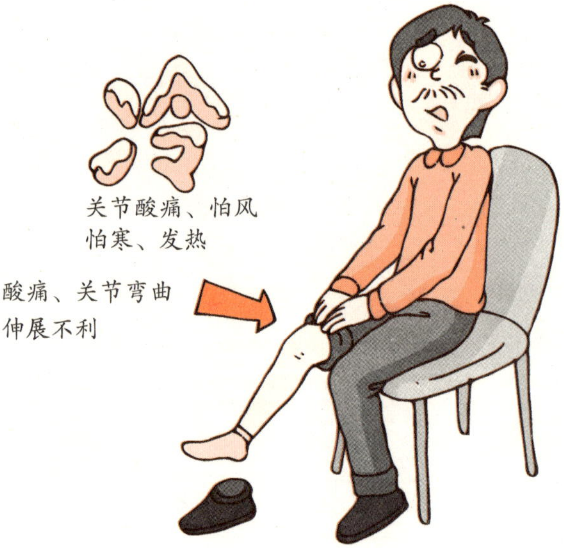

关节炎是由于风、寒、湿、热等外邪侵袭人体，经络闭阻，气血运行不畅所导致的，以肌肉、筋骨、关节发生酸痛、麻木、屈伸不利甚至关节肿大灼热等为主要临床表现的病症。属于祖国医学的“痹证”范围，是风湿病的主要症状之一，是一种常见的反复发作的急性或慢性全身大关节为主的炎症。

痹证的发生主要是由于人体正气不足，因此容易感受风、寒、湿、热邪气。先天体质虚弱，正气不足，人体的抵抗力不强是引起痹证的内在因素，经常是由于居住的地方潮湿、淋雨受湿、气候突然发生变化等原因，导致风寒湿邪乘虚侵袭人体，积留在关节，使气血痹阻而发作，或者由于感受风热邪气，与湿邪相结合，形成了以热为特征的关节炎。

现代医学对本病的病因尚未完全明了，但一般认为，与溶血性链球菌的感染有关，但又并非溶血性链球菌感染后的一种变态反应性疾病。本病以冬春二季及寒冷与潮湿地区较为多见，在青少年人群中发病率较高。儿童患关节炎症状多轻微而仅局限于一、二个关节，成人则比较显著。不典型发作的病人仅有关节酸痛，部分患者几个关节同时发病，手、足小关节或脊柱关节等也可波及。急性炎症消退后，关节功能完全恢复，不遗留关节强硬不能弯曲和畸形等后遗症，但容易反复发作。

分型	特征	病因
遇冷加重的关节炎（风寒型）	身体的各个大的关节酸痛，并且疼痛移动不固定，关节弯屈和伸展不利，或者害怕风，发热，如果遇到温热的刺激疼痛就会减轻，遇到寒冷刺激疼痛会加重	主要是身体感受到了外界的风邪和寒冷气候的刺激，人体的正气受到了抑制，不能正常的升发，使阳气不能散布到各个大的关节，血液受不到足够的温暖，因此会异致关节的运动不利
局部红肿的关节炎（风热型）	关节疼痛，局像火烧一样的疼痛，并且又红又肿，如果受到冷刺激就稍微舒服一些，疼痛不能碰，可以是一个关节发病或者多个关节同时发病，多兼有发热、怕风、口渴、烦闷不安等全身症状	身体受到了外界火热邪气的刺激之后，体内的阴液受到了损耗，经脉中的气血明显不足，运行失常，从而影响了关节部位的营养，同时有痰浊积聚在关节处，不通则痛，产生了屈伸不利等症状
疼痛不固定的关节炎（风湿型）	关节疼痛的部位不固定，常常几个关节会相继出现疼痛，活动不灵便，关节局部有灼热的感觉，而且红肿、疼痛不能触摸，如果得到冷刺激疼痛可以缓解。皮肤下有结节或或红色斑块，常常伴发有发热、怕风、出汗、口渴等全身症状	主要是由于自然界中的风邪、湿邪通过风的作用侵入到人体，在人体的经络中聚积，使气血的正常运行遭到了破坏，不能很好的营养关节，气血的不通也加剧了热邪的产生，使关节局部疼痛、肿胀
长期反复发作的关节炎（肝肾两虚型）	关节疼痛的症状长时间内反复发作，关节活动屈伸不利、肌肉萎缩，没有力气，同时还会出现腰酸腿软，或者怕冷，男性会出现阳痿、遗精等，有时出现口渴、心烦的症状	主要是由于先天肝肾功能不足，或者年老体衰，体质虚弱，或者是长时间患有慢性疾病等造成了肝肾的功能受损，不能产生足够的营养物质来濡养关节，造成了关节的功能失常和局部的疼痛

风寒型

中　药　可以选择能够发散风寒，通畅经络的防风汤治疗。如果寒邪比较盛，关节疼痛较为剧烈最好选择乌头汤治疗。如果关节发生的肿胀，而且肌肉发酸的话，可以改用薏仁汤进行治疗。下肢关节症状明显，可以加杜仲、桑寄生、巴戟天等中药治疗。

穴位按摩　可以选用风门穴和阿是穴。风门穴位于低头时颈椎最突出的脊柱骨下方，向下一个脊椎骨左右侧二横指的横度；阿是穴是发病的关节局部最疼痛的部位。在按摩的时候可以用掌面在病变的关节局部来回进行擦法，直到局部有温热感为止，一天2～3次。在风门穴处，可以将双手搓热后，用两手的掌心对着风门穴，使热感由穴位的皮肤处向内传导。

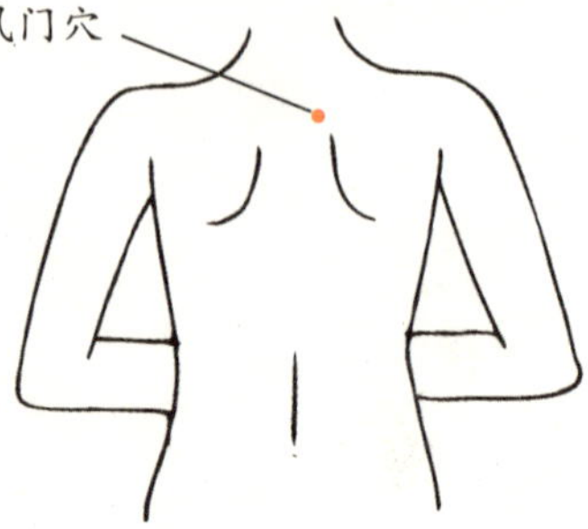

食疗 可以选用能够增加人体的正气，祛除风寒邪气的食物，如胡椒、紫苏、辣椒、羊肉、狗肉、姜、葱、干姜、薏仁、山药等，其中又根据症状的不同，可以选择食用，风邪较重可以选胡椒、紫苏、辣椒，而寒邪较重要选用姜、葱，干姜等。

风寒型 祛寒除痹痛

对于风寒型的关节炎来说，主要是由于风寒邪气侵入人体，造成了气血流通不顺畅，寒气使血液循环变慢，造成了关节局部的气血虚弱，不能充分的营养，使关节不能正常地维持生理活动范围内的运动，并且还会由于受寒而产生疼痛，或者使慢性的疼痛加剧。因此补充人体的正气，温暖关节局部是保健的关键。

本型的病人最怕的就是寒冷的风邪、潮湿，因此居住的房屋最好向阳、通风、干燥，保持室内空气新鲜，床铺要平整，被褥不要过厚过重，要保持温暖干燥，经常洗晒。尤其是对病情比较严重的病人最好睡木板床，床铺不能安放在风口处，防止在睡眠过程中受凉。洗脸洗手宜用温水，晚上洗脚，热水以能浸至踝关节以上为好，时间在15分钟左右，可促进下肢血液流畅。对四肢功能基本消失长期卧床者，应注意帮助经常更换体位，防止发生褥疮。

同时还要注意饮食要根据具体病情而有所选择，风寒型的患者饮食，一般应以高蛋白、高热量、易消化的食物为主，少吃辛辣刺激性的食物以及生冷、油腻的食物。饮食不可以过于单调，瓜果、蔬菜、鱼肉、鸡、鸭均有营养，要全面地食用，保持营养的均衡。

可以配合红外线、超短波或短波透热疗法等物理疗法，也可增加局部血循环，促使炎症及肿胀消退，疼痛减轻，并能配合和增强药物对病变局部的治疗作用。

风热型

中 药 可以选择能够清利湿热、通畅经络止疼痛的白虎加桂枝汤合宣痹汤治疗。如果皮肤有红斑的症状，可以加丹皮、赤芍、生地、紫草等；如果关节有灼热感，到晚上症状加重，可以用五味消毒饮合犀黄丸进行治疗。

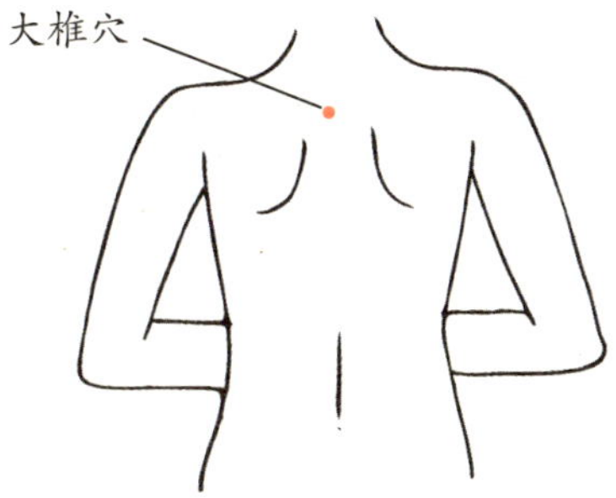

穴位按摩 可以选用大椎穴和阴陵泉穴。大椎穴位于低头时最突出的颈椎棘突下方凹陷处；阴陵泉穴位于膝盖外侧小腿部，膝盖骨斜下方，胫骨突出部位下方的凹陷处。在大椎穴处，要以一手握实拳，以拳面四指的第一节指背或掌根部、拇指罗纹面着力于大椎穴处，缓慢揉动2～3分钟；在阴陵泉穴局部可以用较大的力量，用拇指点压住，持续2～3分钟。

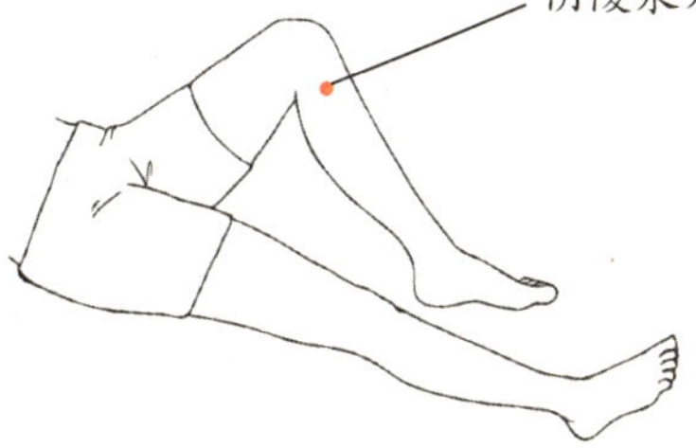

食 疗 风热型的关节炎适宜吃丝瓜、冬瓜、瓠子、苦瓜、绿豆、绿豆芽、赤小豆、豆腐、金银花、芦根、生地黄等清热止痛之物。此外青菜、水果可以满足人体对维生素、微量元素和纤维素的需求，同时具有改善新陈代谢的功能，从而缓解局部的红肿热痛症状。

风热型 解热治痹痛

风热型的关节炎主要是由于身体受到了外界火热邪气的侵袭，或者是体内脏腑功能的失调形成了阴虚的体质，身体内外的“实火”和“虚火”都会使体内的阴液受到损耗，经脉中的气血缺乏，不足以维持正常的身体营养，运行不畅，从而影响了关节部位的营养，同时有痰浊积聚在关节处，不通则痛，产生了屈伸不利等关节炎的症状。因此，根据病因的不同解除身体内的热邪是保健的关键所在。

首先应该注意改善生活居住的环境，避免久居低洼、潮湿的环境，多开门窗通风、晒太阳。衣服、毛巾、被单多晒太阳，保持干净、干爽。养成健康的生活习惯，避免淋雨，出汗后不要立即用凉水冲洗，不直接长时间的吹电风扇，夏季时空调也要适当使用，不宜在夜间开空调入睡，被汗打湿的衣服要及时换洗等。

加强锻炼，适度参加有氧运动如步行、跑步、游泳、健身操、太极拳、骑自行车等，以增强体质。保证合理饮食，摄取足量均衡的营养，多吃瘦肉、鱼、鸡蛋及豆制品、新鲜蔬菜和水果，补充体内的阴液，不要吃辛辣和刺激性的食物。还要保持良好的精神状态，正确对待疾病，不可焦虑急躁，情绪低落，因为如果情绪不佳，会使肝的疏泄功能受损，出现肝火也会加剧阴虚的症状。

风湿型

中　药　可以选用白虎加桂枝汤合宣痹汤。主要可以用来宣通局部的气血，驱除外来的湿热邪气。如果皮肤局部有红斑，可以加丹皮、赤芍、生地、紫草等；如果有发热、怕风、咽喉肿痛的症状，可以同时配合荆芥、薄荷、牛蒡子、桔梗等中药；如果病程较长，出现了口渴、心烦等阴虚的症状，可以加元参、麦冬、生地等滋补阴液。

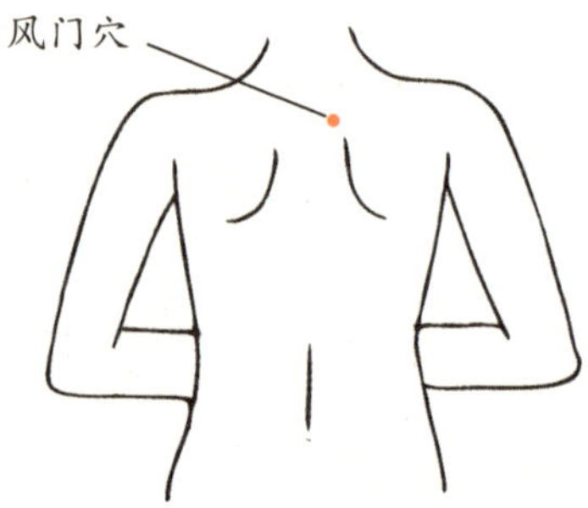

穴位按摩　可以选用风门穴和阴陵泉穴。风门穴位于低头时颈椎最突出的脊柱骨下方，向下一个脊椎骨左右侧二横指的横度；阴陵泉穴位于膝盖外侧小腿部，膝盖骨斜下方，胫骨突出部位下方的凹陷处。在做穴位按摩时两个穴位都可以用拇指或中指指端在穴位的局部进行按压，力量由轻到重，缓缓加力，直到穴位局部有较为强烈的酸胀感为止。

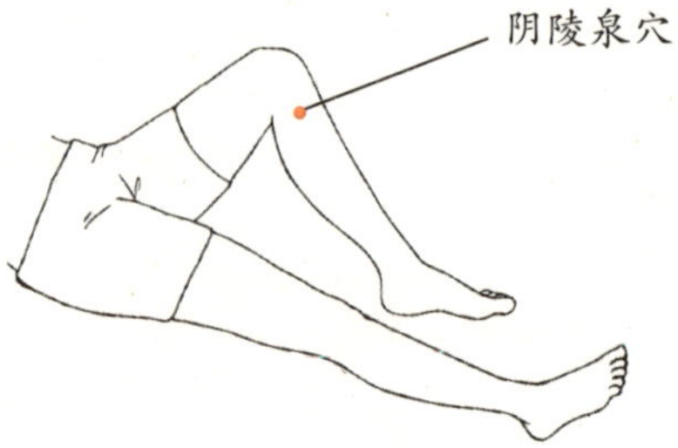

食　疗　本型关节炎的病人除了服用一些，可以解表的食物，如桂枝、防风等以外，还应该配合一些能够通利小便，祛除体内水湿的食物，如桂苓粥，取桂心3克，茯苓30克，粳米50克，先用水煮桂心、茯苓取汁去渣，用药汁煮

粥，每日作早餐服食，可以取得更好的效果。

风湿型 **除湿治痹痛**

风湿型的关节炎的主要原因是外界的水湿邪气在风邪的作用下，侵入到人体的关节，关节局部的组织液渗出增加，刺激神经产生了疼痛，同时也造成了关节腔内出现骨质增生等病理变化。与此同时，风湿邪气也损伤了脾胃的功能，不能很好的调控身体的水液代谢，因此也加剧了关节局部的症状。本型的保健关键就是清除身内的风湿邪气，促进关节功能的恢复，缓解疼痛。

首先病人所居住的房屋应该是朝向阳面的，并保持室内的通风和干燥，保持空气的新鲜，床铺要平整，被褥轻暖干燥，常常洗晒，并尽量避免在门窗等通风口处睡觉。洗脸水要用温水，晚上洗脚，热水应能浸至踝关节以上，时间在15分钟左右，以促使下肢血液流畅。如果汗出的较多，要用干毛巾擦干，衣服被褥被汗湿后应及时更换、洗晒，避免受凉受湿；夜间出现盗汗的病人，可用五倍子粉加水调匀，在睡前敷于肚脐；大便秘结的病人，应多吃蔬菜、水果，保持大便通畅。饮食应以高蛋白、高热量、易消化的食物为主，少吃生冷、油腻、辛辣刺激的食物；注意气候变化，天气剧变寒冷时，及时添加衣服。注意保暖，预防感冒。保持良好的精神状态，正确对待疾病，不可焦虑急躁，情绪低落，也不能不在乎。要善于自制，努力学习，积极工作，愉快生活。保持心胸宽广。坚持锻炼身体，增强体质，提高自己的抗病能力。

肝肾两虚型

中　药 常常选用补血养筋丸，起到滋补肝肾、祛除风湿之邪气的作用。如果腰酸腿软的肾虚症状明显，可以加鹿角霜、续断、狗脊，如果怕冷，关节疼痛较剧烈，则可以加附子、干姜、巴戟天，或者合用阳和汤治疗，如果每天中午之后有低热的症状，则可以加龟板、熟地、女贞子，或者合用河车大造丸。

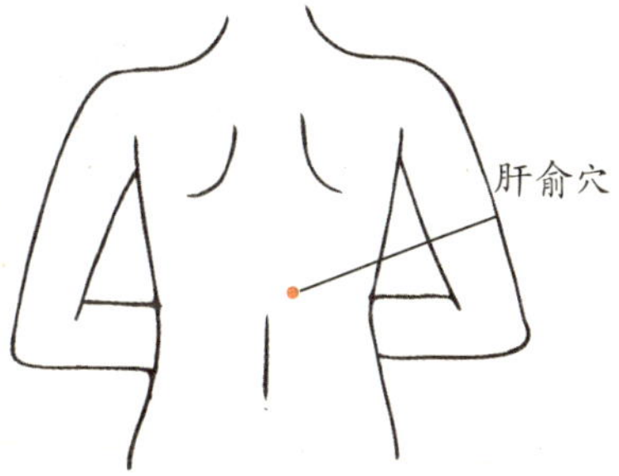

穴位按摩 可以选用肝俞穴和太溪穴。肝俞穴是从肩胛骨下端的背骨高度

起，往下找两节背脊骨后，各在其左右外侧二指宽处；太溪穴位于足踝内侧，足内踝尖的最高点与跟腱连线中间的凹陷中。在按摩手法上，应该选择用轻手法，但力度要求有渗透力，可以用拇指或中指的指端，在穴位处用按压法，力量由轻到重，一直到穴位局部感到有酸胀感为好。

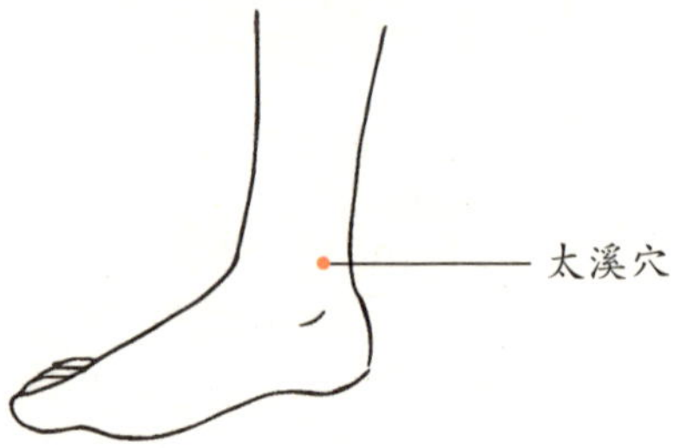

食　疗 选择具有补益肝肾功能的食物，或者食疗方，如猪肉鳝鱼羹。取黄鳝250克，猪肉糜100克，杜仲15克，把杜仲水煎去渣取汁备用。黄鳝洗净，用开水略烫，刮去外皮上的黏物，切段。猪肉糜放油锅内煸炒，加水及杜仲汁，放入鳝鱼段、葱、姜、料酒，烧沸后改用文火煮至黄鳝酥烂，加醋、胡椒粉等调味，起锅，撒上香菜即可。

心肾阴虚型 补益止痹痛

肝肾两虚型的关节炎多数是由于老年人随着年纪的增长，肝肾的功能出现了衰弱的迹象，负责控制人体筋骨的肝和肾的功能不能维持良好的正常状态，使人体的抵抗力下降，使关节的局部营养不足，局部就会产生疼痛和活动的障碍。因此，补充肝肾的精气，促进关节功能的恢复是本型保健的关键。

应该先从补益肝肾入手，在饮食方面主张少吃多餐，以高蛋白、高维生素、高能量的食物为主，宜常吃黄鳝、鸭、骨髓、鱼、瘦肉、板栗等，禁忌食用生冷辛辣的食物同，切忌暴饮暴食，以免损伤脾胃的消化吸收功能。此外要多晒太阳，注意防寒湿，保暖，使膝关节得到很好的休息。疼痛缓解后，要每日在平地上慢走1～2次，每次20～30分钟。尽量减少上下台阶、跑步等使膝关节负重的运动，避免、减少关节软骨的磨损，不得已上下台阶时最好扶楼梯或手杖。不要长时间处于一种姿势，更不要盲目地做反复屈伸膝关节、揉按髌骨、抖晃膝关节等运动。锻炼股四头肌功能，让股四头肌强壮有力，可减轻膝关节疼痛。具体锻炼方法是：坐位或仰卧位，将膝关节伸直，绷紧大腿肌肉，足向头部背屈，同时绷紧小腿肌肉，每次坚持3～4秒，每分钟做10次，连续做3～4分钟。每天可做3～4遍。

肩周炎

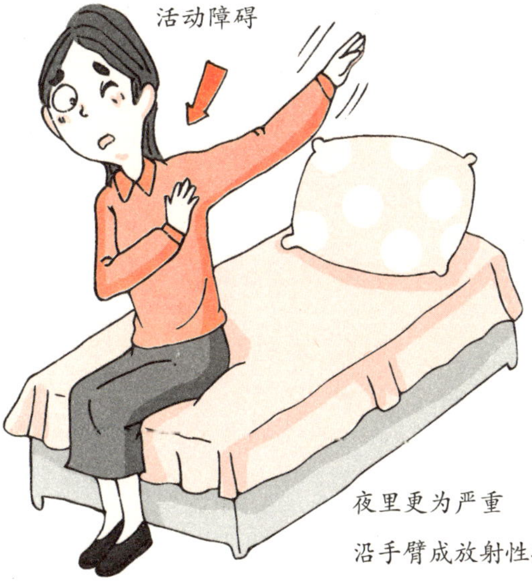
肩部疼痛
活动障碍
夜里更为严重
沿手臂成放射性疼痛

肩周炎是肩关节周围发炎的简称，“漏肩风”、“冻结肩”、“肩凝症”等，是一种肩关节周围的软组织与关节囊发生慢性退行性病变的疾病。本病多是由于肩关节周围软组织发生了无菌性的炎症，肩部疼痛剧烈，肩关节运动功能受限，甚至不能完成梳头、穿衣服等日常动作。

本病多数都是由于年龄较大，体质虚弱而且气血不足，肌肉和筋骨的营养逐渐减弱。肩关节活动范围大，是全身最为灵活的关节，平时活动较多，因此往往容易因运动幅度或力度过大而导致关节囊、肌腱或韧带的损伤，如果肩部受了外伤，或者长时间的劳动慢性损伤，使气血运行受阻造成了局部瘀血从而产生了疼痛。另外一种情况，是夜间睡觉的时候，没有盖好被子，将肩部露在外面而受凉，气血运行不畅，局部组织发生了粘连，肩部的功能失常而引起了本病。

多见于50岁左右的中年人，故俗称“五十肩”，是影响中老年人健康的常见病和多发病，起病往往没有明显的原因就可以发病，常常是一侧肩膀发病，也偶尔有双侧同时发病的情况，肩部疼痛范围比较广泛，常本病得病的时间可以持续很长的时间，一般可以分为急性期、粘连期和缓解期三个阶段。一般在急性期疼痛较为剧烈，尤其是在晚上，往往会彻夜不能缓解，也是治疗的最佳时机，因此要注意及时地治疗。

分型	特征	病因
遇冷加重的肩周炎（寒湿型）	肩部疼痛，尤其到夜里更为严重，遇到寒冷的气候症状会加重，活动发生了障碍，上举、向后的动作不能完全做到位，从而影响了梳头等动作，有时会沿手臂产生放射性的疼痛，影响了正常的生活和学习	主要是感受了风、寒、湿三种外界的邪气，或者是居住的地方潮湿，邪气长期滞留在肩部的关节内，使局部的组织发生了粘连，气血的运行受到了阻碍，肌肉和组织的营养也相对的缺乏，使肩关节运动不利
肌肉萎缩的肩周炎（肝肾亏虚型）	发病多在50岁左右，往往发病的过程较长，出现肩部的疼痛，疼痛的性质是隐隐作痛，到夜晚的时间更为严重，到白天的时候可以缓解，肩部的肌肉较硬，并且有持续性的疼痛	主要是由于人到了50岁左右，气血开始衰退的现象，肝肾的功能不如以往旺盛，从而不能很好的完成对全身气血的供应，反映在肩关节的部位，肌腱就发生了粘连，经过一段时间就会出现活动障碍等症
肌肉刺痛的肩周炎（血瘀型）	肩部疼痛剧烈，而且疼痛的感觉是刺痛，并且会伴发有每天午后定时发热的现象，肩关节的活动受到限制，不能完成梳头、穿衣等运作，而且持续的时间较长，以肩关节后面的肌肉僵硬再为明显	主要是由于外伤，或者长时间从事体力劳动，造成了肩关节的慢性劳损，使肩关节局部的肌肉韧带等发生撕裂等病理性改变，产生瘀血，不能够及时的被吸收，也就形成了粘连，影响了肩部的活动

❗ 寒湿型

中　药　一般选择可以散除寒湿邪气，温暖腰部局部，通畅经络的方剂渗湿汤。如果疼痛较为剧烈，肢体发凉面部苍白，可以加附子、肉桂、白芷用来温阳散寒。湿盛阳微；如果腰和身体感觉沉重，可以加独活、五加皮除湿通络。疼痛游走不固定的，可以加防风、羌活疏风散邪；如果得病很长时间得不到好转，可以改用独活寄生汤。

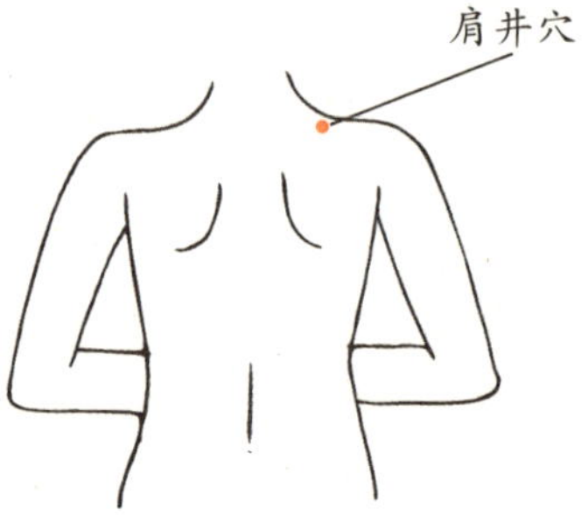

穴位按摩　选用肩井穴和丰隆穴。

肩井穴位于低头时最突出的脊椎骨下方的凹陷与肩膀外侧最高骨头连线的中点处；丰隆穴位于膝盖外侧下方突出的骨头与外脚踝最高点连线中点处。可以把拇指或者是食指弯屈指间关节的突出部位，在穴位的局部进行点按，力量由轻到重，缓缓用力，力量要稍大一些，到局部有较强的酸胀感为度。

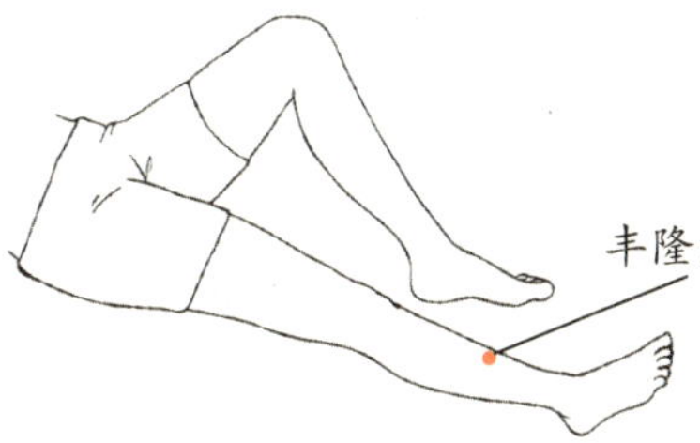

食 疗 可以选用一些可以温热性质的食物，以驱除体内的寒湿邪气，如韭菜、鲜姜、白糖、鸡肉，还可以用鳟鱼加葱、花椒煮食。辣椒、胡椒、山椒等香辛料也可以起到温暖身体，祛除湿邪的作用，少量的饮用白酒也可以促进血液的物质循环。

寒湿型 祛邪治肩痛

寒湿型肩周炎主要是肩部感受了风、寒、湿三种外界的邪气，或者是居住的地方潮湿，或者是淋雨之后，湿邪没有及时排出体外，邪气长期滞留在肩部的关节内，使局部的组织发生了粘连，气血的运行受到了阻碍，肌肉和组织的营养也相对的缺乏，使肩关节运动不利，时间一长，就形成了肩周炎的一系列症状。因此，祛除体内的风寒湿邪气，促进肩关节正常活动是保健的关键。

要注重肩部局部的保暖，寒冷的冬季或季节变化急剧的天气里，出门时应该在肩部垫上厚一点的垫肩，或者在睡前在患部贴敷一张活血止痛膏，晚上入睡前可以用热毛巾或者用热水袋（越热越好，放在内衣外或者用枕巾包裹后）放在患处，进行热敷，或者红外线照射等其他温热性质的物理疗法。保持居住房间的温暖，在睡觉的时候要注意不能将肩部露在被的外面，而且睡觉时也不能正对着门窗等有可能受到风吹的地方；还可以在患病的局部进行按摩，用双手夹住肩膀进行来回的搓擦，一直到肩膀的局部有温热的感觉为度。肩部的温暖可以促进炎症反应的渗出液体，重新被组织吸收，缓解粘连。

同时可以配合爬墙的功能锻炼，具体的方法是病人面对墙壁站立，用患侧手指沿墙缓缓向上爬动，使上肢尽量高举，到最大限度，在墙上作一记号，然后再徐徐向下落回原处，反复进行，逐渐增加高度。

肝肾亏虚型

中药 主要选择可以补益肝肾功能，一般选用四物汤、人参养荣汤等。还可以再加一些补益肝肾，缓解同时出现的腰酸腿软的症状，如杜仲、枸杞子、锁阳、茯苓等中药，或者配合六味地黄丸、金匮肾气丸等中成药。

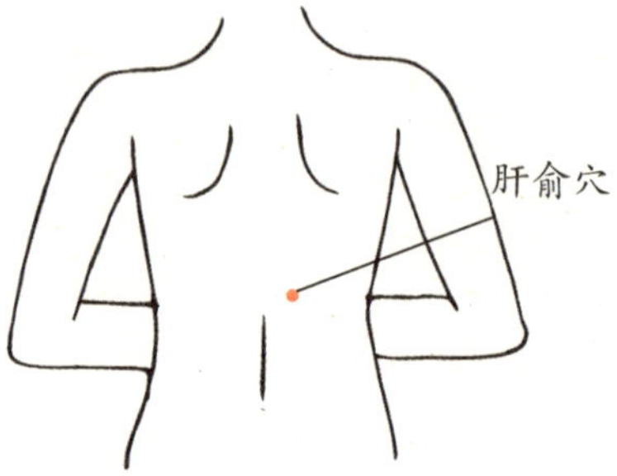

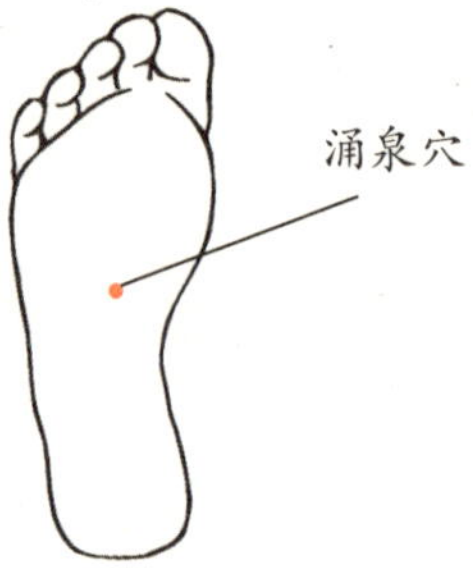

穴位按摩 选用肝俞穴和涌泉穴。肝俞穴是从肩胛骨下端的背骨高度起，往下找两节背脊骨后，各在其左右外侧二指宽处；涌泉穴位于弯起脚指时，脚中指与无名指的骨骼间凹陷的部分。肝俞穴宜用点压的方法，在穴位的局部缓缓用力，到局部有酸胀感为度，在涌泉穴处可以用手掌沿脚掌进行擦动，使热感沿涌泉穴向身体内传导。

食疗 可以选择补益肝肾，强健筋骨的食物或者食疗配餐，可以取牛膝茎叶20克加水200毫升，煎至100毫升，去渣留汁，入粳米100克，再加水约500毫升，煮成稀粥。每日早晚温热吃1次。也可以取何首乌粉25克，粳米50克，白糖适量。先将粳米加水煮粥，粥半熟时调入首乌粉，边煮边搅匀，至黏稠时即可，加白糖调味，均能起到补益肝肾的作用。

肝肾亏虚型 补虚治肩痛

肝肾亏虚型主要是由于人到了50岁左右，气血开始衰退的现象，肝肾的功能不如以往旺盛，从而不能很好的完成对全身气血的供应，反应在肩关节的局部，就是肌腱发生了粘连，如果再没有及时地得到锻炼，经过一段时间以后就会出现活动障碍等症状。因此，本型的保健关键是补益人体的正气，增强身体的营养，舒通局部经脉。

肝肾功能的恢复应该注意从生活细节出发，慢慢地进行积累，并且要做到持之以恒。首先要保持心情舒畅，精神愉悦，情绪的激动造成肝功能的过于旺盛，也要造成肝部阴液的不足，要养成良好的生活起居习惯，不要熬夜，注意劳逸结合。工作之余要注意休息，适当地进行文体活动，但不应该过于激烈，最好采用慢跑、打太极拳等较为缓合的运动项目。在饮食方面，要注意补充富于营养的食物，如瘦肉类、坚果类等有助于增强肝肾的功能。

在进行生活调理的同时，还要注意配合一些较为和缓的功能锻炼，促进粘连的松解，如拉手运动。两只手在身体背后拉紧，病人自然站立，在患侧上肢内旋并向后伸的姿势下，健侧手拉住患侧手或腕部，逐步拉向健侧并向上牵拉，病人要注意掌握锻炼的强度，避免在运动中造成骨骼的损伤。

! 血瘀型

中　药　建议使用能够起到活血化瘀，改善体内血液循环作用的方剂，如桂枝茯苓丸等等。还可以配合一些中成药，如小活络丹　等，同时还可以用当归、桑枝、路路通、丹参等中药煮沸后，外用熏洗肩部局部。

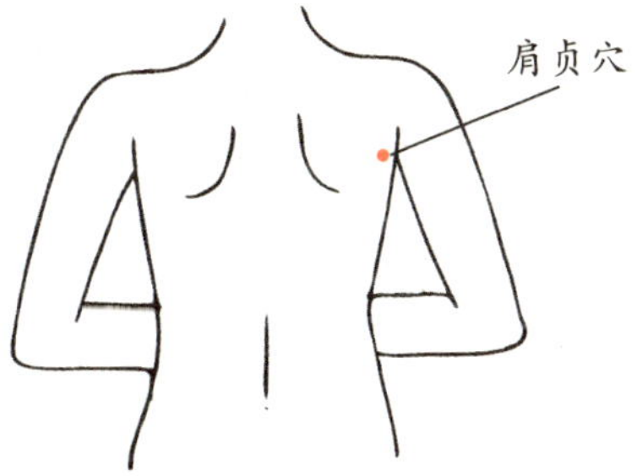

穴位按摩　选用肩贞穴和膈俞穴。肩贞穴位于身体后面，腋窝后面竖纹尽头几上两横指的位置；膈俞穴在肩胛骨下端突出脊骨的高度，左右各往外侧二指宽度处。在肩贞穴处用拇指和其他四指相对用力施行掐法，膈俞穴可以用掐法，用拇指和食指将局部皮肤捏起再放下，直到局部皮肤有红紫色瘀血点为度。

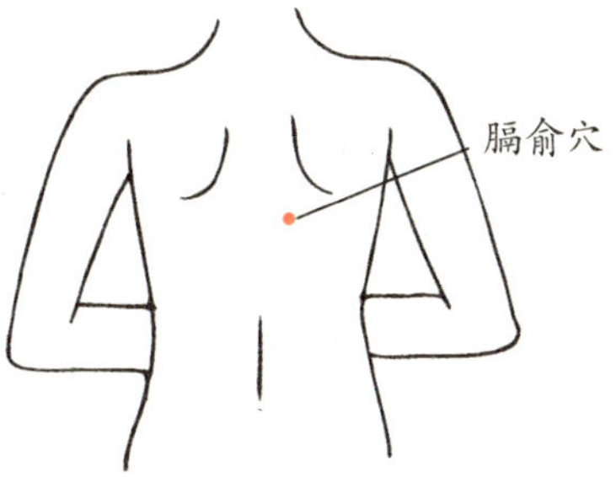

食　疗　选择能够促进血液循环的食物，如油菜、韭菜、大蒜、慈姑、山楂子等。另外醋与适量的白酒也对改善血液循环也有效，可以多加一些桂皮、生姜、细辛等。如果得病较长的时间，可以再多吃一些桑叶、菊花、芹菜等。

血瘀型 活血治肩痛

血瘀型的肩周炎主要是由于外伤，或者长时间从事体力劳动，造成了肩关节的慢性劳损，使肩关节局部的肌肉韧带等发生撕裂等病理性改变，产生瘀血，不能够及时的被吸收，也就形成了粘连，影响了肩部的活动。因此，本型的保健关键就是促进局部血液的循环，松解关节韧带的粘连。

首先，可以通过增加身体的热量，使体内的血液加快，新陈代谢旺盛起来，就能促进局部瘀血的重新吸收和循环。可以吃一些温热性质的食物，或者在饮食中多加一些热性的调料，如姜、蒜、胡椒等，都可以温暖身体。同时还可以配合做肩部的按摩，恢复局部气血的流通。

血瘀型的复康主要是要进行活动患病的肩关节，可以借助日常生活中常用的物品进行关节的活动。如两手拉一条手巾或一根绳，放在背后，象自己洗澡时擦背一样，上下斜行牵拉，两只手轮流；用头枕在双手上，患者仰卧位，两手十指交叉，掌心向上，放在头后部（枕部），先使两肘尽量内收，然后再尽量外展，反复多数，直到肩关节感觉有较明显的酸痛的感觉为止，这样既可以加强局部血液循环，又能松解肩关节周围粘连。在进行功能锻炼的过程中要注意循序渐进，不能急于求成，避免因为运动量过大而造成肩部肌腱和组织的撕裂而加重病情。

颈 椎 病

颈椎病，又称颈椎综合征，是由于颈椎间盘退行性变、颈椎骨质增生所引起的一系列临床症状的综合征。颈椎病可分为神经根型、脊髓型、椎动脉型、交感神经型和混合型，同时具备两种或者两种以上特征的称为混合型，其中脊髓型颈椎病需要进行手术或者综合治疗，不属于本书讨论的范围。临床常表现为颈、肩臂、肩胛上背及胸前区疼痛，臂手麻木，重者可以表现为肢体酸软无力，肌肉萎缩，甚至大小便失禁，四肢瘫痪等，如果病变累及到颈部的椎动脉及交感神经时，还可出现头晕、心慌等症状。

本病可发生于任何年龄，但以40岁以上的中老年人为多，且男性多于女性，该病具有发病率高，治疗时间长，治疗后极易复发等特点。中医认为本病的发生，主要与感受风寒之风，致使颈部的经络不通，而出现颈项强痛的症状。

颈椎病是多种疾病的根源，随着年龄的增长，颈椎的骨质会逐渐疏松，颈部肌肉也会逐渐变得容易疲劳，这是一个长期、缓慢的过程，并非一日之寒，因此，要重视早期锻炼和颈椎病的预防保健，早发现并做到正确治疗。

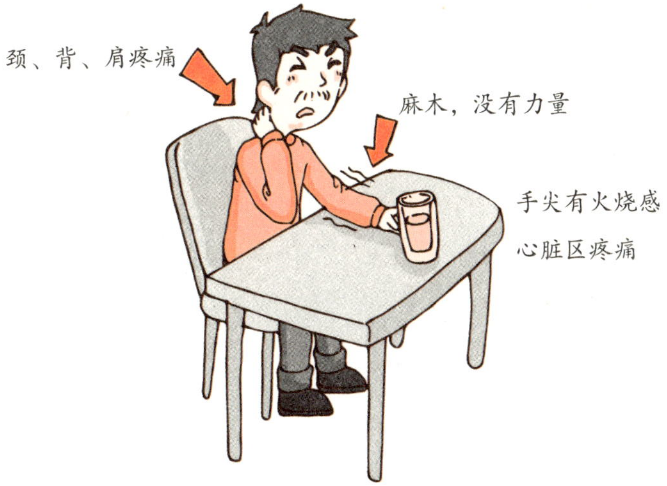
颈、背、肩疼痛
麻木，没有力量
手尖有火烧感
心脏区疼痛

分型	特征	病因
手臂麻木的颈椎病（神经根型）	主要表现为肩背部或者是颈项后面的枕骨局部有阵发性或者持续性的疼痛，疼痛的性质是隐隐作痛或剧痛，沿手臂向手尖方向有像火烧一样的疼痛感或者麻木的感觉，上肢在握东西的时候会感觉到没有力量	主要是由于年龄的增大，或者是长时间的伏案工作，使颈椎发生了退化的改变，使局部的结构出现了增生，压迫了从脊椎孔发出的神经，使神经分布的部位就会出现的异常的疼痛感觉
头晕目眩的颈椎病（椎动脉型）	每当头部过度转向某一个方向时，就会出现眩晕、恶心、呕吐、耳鸣等症状，严重时会出现突然的跌倒，但是摔倒的时候，神志多数都是清醒的，同时伴有颈肩部的肌肉僵硬和持续性的疼痛	主要是由于年龄增大，或者是长时间的伏案工作，或者是由于外伤，引起了颈椎的退化改变，使局部的结构出现了增生，压迫了从脊椎孔发出的椎动脉，使头部的血液供应出现了缺乏而产生了一系列的颈椎病的症状
心慌心跳的颈椎病（交感神经型）	主要的症状是头痛或者偏头痛，感觉头部发沉或者有眩晕的感觉，心跳明显加快，或者出现心跳过于缓慢的症状，会有心脏区的疼痛，肢体发凉，局部的皮肤温度降低或者遇到寒冷刺激有痒的感觉	主要是由于颈部受寒、或者长时间的从事打字等颈部活动较少的工作，使颈肩部的肌肉不能及时的得到放松和休息，颈椎的病理性增生，压迫了颈部的交感神经，从出现了一些压迫引起的症状

❶ 神经根型

中 药 可以选择畅通经脉，缓解肢体麻木的方剂，如桂枝葛根汤，如果颈部局部有寒冷的感觉，可以加附子；颈项感觉沉重加羌活、独活。如手臂麻木厉害，可加当归、川芎、川牛膝。病程较长者加天麻、全蝎、地龙。

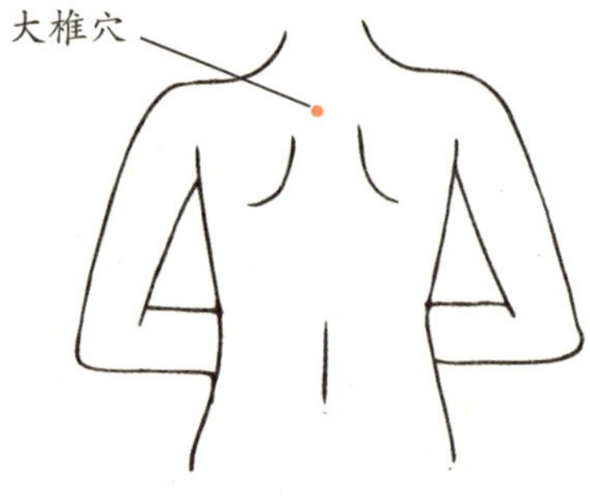

穴位按摩 取大椎穴和天宗穴。大椎穴位于低头时最突出的颈椎棘突下方凹陷处；天宗穴在肩胛骨下窝正中央的位置，大椎穴处。可以一手握实拳，以拳面四指的第一节指背或掌根部、拇指罗纹面着力于大椎穴处，缓慢揉动2～3分钟，用点压法在天宗穴操作，有麻胀的感觉向手臂部传导为最佳。

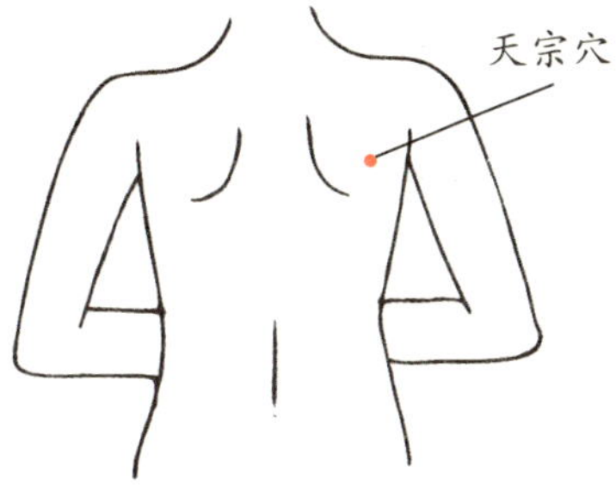

食 疗 可以食用一些祛风通络，并能够缓解肢体疼痛麻木症状的食物。如用乌蛇1条，将乌蛇去皮、内脏，洗净，切成长5厘米左右的小段，放入沙锅，加葱、姜、黄酒、清水。急火煮沸后，再用小火炖至熟透，再加盐就可制成，分次服食。

神经根型 理筋止颈痛

神经根型主要是由于年龄的增大，或者是长时间的伏案工作，使颈椎发生了退化的改变，使局部的结构出现了增生，压迫了从脊椎孔发出的神经，神经受到刺激之后，出现了兴奋的反应，使神经分布的部位就会出现的异常的疼痛感觉。因此，本型的保健关键是缓解神经压迫的疼痛麻木等症状，促进颈部肌肉的放松。

主要可以采用相应的颈部活动休操，进行自我锻炼，以缓解症状。具体的方法是头颈部缓慢进行前屈后伸，左右侧弯，内外旋转等各个方向的活动，注意幅度要逐渐增大，开始时力度和动作幅度都不可过大，在进行完放松动作之后，开始做扩胸运动，双肩肋骨向一起并拢，慢慢加力，直到肩背部的肌肉有较为明显的酸痛感觉。在坐位时，可以双手交叉紧握并拢于头枕之后，向缓缓地使头向后仰，胸部前挺，以扩大颈椎之间的间隙，缓解压迫的症状。还可以平躺在床上，颈项枕在枕头上，使头后仰，然后可左右转动头部，可帮忙颈部肌肉放松。

同时可以配合牵引疗法，注意牵引力的方向和躯体呈20～30度角，以适合颈椎生理曲度，这样才能使颈部肌肉更好的放松，牵引的重量应逐渐加大，最大量以牵引后感到舒适和症状缓解为最佳，牵引中如感到腮部的关节酸痛、头晕等不舒服的感觉应立即停止牵引。

椎动脉型

中 药 常用既能够通畅局部气血，又能缓解心晕等供血不足症状的方剂，如通化调理汤。如果有肾虚，腰发酸腿发软的症状，则可以加鹿角霜、山萸肉、仙灵脾；如果疼痛遇到寒冷刺激加重，可以选用加防风、秦艽、羌活、独活等中药进行治疗。

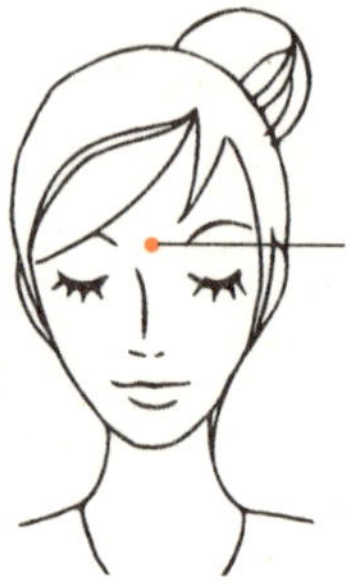

穴位按摩 取印堂穴和颈部的夹脊穴。印堂穴位于两眉头连线的中点处，按摩时可以交替用双手的中指在穴位上进行按摩，至局部有热感或胀感为止；颈部夹脊穴位于大椎至后发际之间的脊椎旁开一横指处，可以用推法由上至下推按，或者依次用点法，由上至下点压。

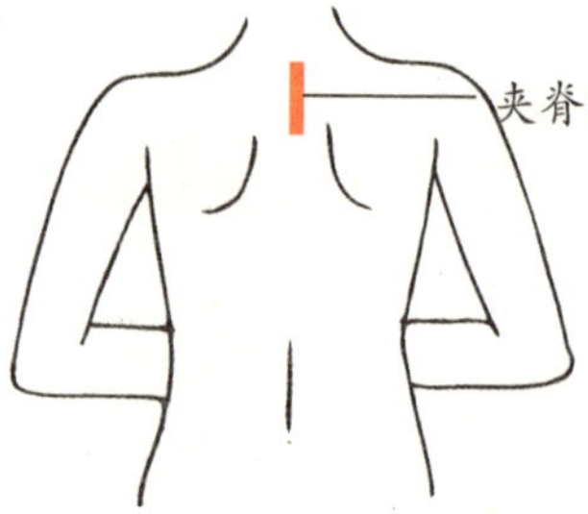

食　疗 可以选择能够缓解眩晕、困倦症状的食物，如天麻炖猪脑。具体制作方法是将天麻10克，猪脑1个洗净，天麻切碎，与猪脑一并放入锅内，加水、盐适量，隔水炖熟。每日吃1次，连服3～4次，或者将人参3克粉碎成细粉、粳米50克，大枣15克，洗净后入锅，加水适量，以急火煮沸，小火熬成粥，再调入人参粉及白糖适量，每天服用2次。

椎动脉型 除晕止颈痛

椎动脉型颈椎病主要是由于年龄增大，或者是长时间的伏案工作，或者是由于外伤，引起了颈椎的退化改变，使局部的结构出现了增生，压迫了从脊椎孔发出的椎动脉，使头部的血液供应出现了缺乏而产生了一系列的颈椎病的症状。因此，本型的保健关键是缓解肌肉的痉挛，松解局部筋肉的粘连。

注意改善不良的睡眠习惯，正常人仰卧位枕高应在12厘米左右，侧卧与肩等高、枕头的高低因人而异，约与个人拳头等高为好。颈椎病患者与正常人大致相同，如果颈椎增生比较明显，可相应偏高些，枕头的内容物要求细碎、柔软，常用谷皮、荞麦皮、绿豆壳草屑等充填，而海绵、棉絮、木棉等均不适合。枕头的形状以中间低，两端高的元宝形为最好，这种形态可利用中部凹陷部来维持颈椎的生理曲度，对头颈部可起到相对制动与固定作用，这对于放松颈部肌肉，缓解症状有非常重要的意义。

对于从事低头工作或头颈部固定在一姿势下工作的人，首先要使案台与坐椅高度相称，适于自身，尽量避免过度低头屈颈，桌台可适当高些，不要过低，半坡式的斜面办公桌较平面桌更为有利。在长时间工作中，做短暂的颈部前屈、后伸、左右旋转及回环运动。以改善颈肌疲劳。另外，椎动脉型的颈椎病一定不要做牵引治疗，以免加重病症。

交感神经型

中　药　一般选用能够缓解心慌心跳和颈项部疼痛的方剂，如鹿丹汤。如果还伴发有胸闷肋胀，肢体肿胀不适的症状可以加木香、元胡、枳壳、乌药等；如果疼痛固定不移动，有刺痛的感觉加桃仁、红花、制乳没等；如果疼痛不固定，或疼痛遇到寒冷刺激加重，则应该选用防风、秦艽、桂枝、羌活、独活等配合治疗。

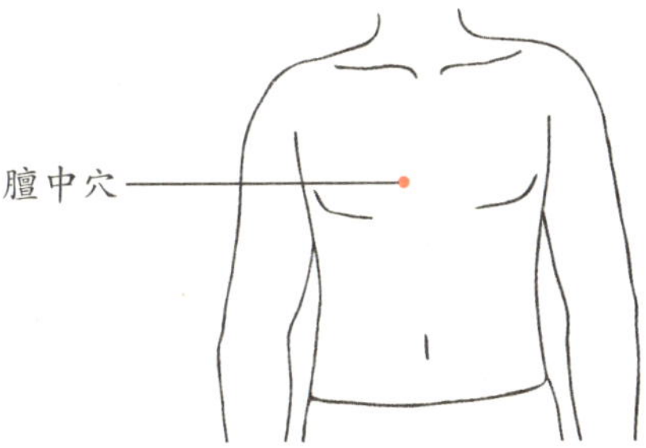

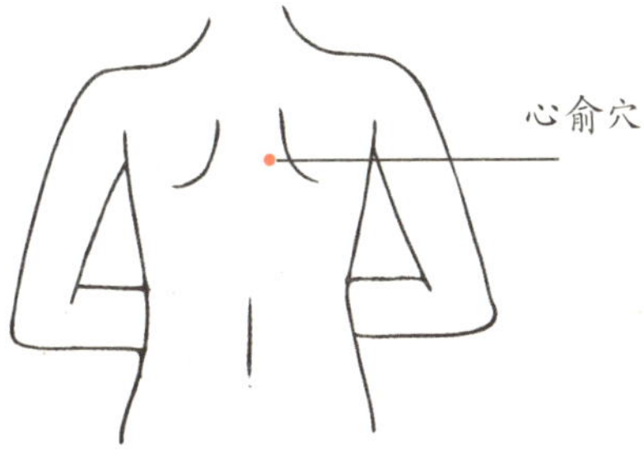

穴位按摩　可以选用膻中穴和心俞穴。膻中穴在胸骨柄上，左右乳头连线与人体前正中线相交的点上；心俞穴位于自肩胛骨中央的背脊突起处，左右各往外侧二指宽的部位；在按摩时可以先将双手搓热，然后以手掌心置于穴位处，使热力可以通过穴位向人体内部渗透，这样能够达到增强心肾功能的作用。

食　疗　主要是选择一些能够缓解心慌心跳不能自主的症状的食物，如玫瑰花、山楂、红糖等，或者食疗配方，如将党参、黄芪、桂圆肉、枸杞子各20克，粳米50克洗净，党参、黄芪切碎先煎取汁，加水适量煮沸，加入桂圆肉、枸杞子及粳米，用小火长时间煮成粥，加适量白糖即可。

交感神经型 宁神止颈痛

交感神经型的颈椎病主要是由于颈部受寒、或者长时间的从事打字等颈部活动较少的工作，使颈肩部的肌肉不能及时的得到放松和休息，颈椎的病理性增生，压迫了颈部的交感神经，从出现了一些压迫引起的症状。因此，本型的保健关键是解除交感神经的压迫症状，缓解心慌心跳，失眠等症状。

以上两种类型颈椎病的保健方法同样适合本型，除此之后，还应该注意饮食方面的调理。饮食要合理搭配，不可单一偏食。粗粮和细粮要一起吃，主食与副食相搭配，全面营养可满足人体需要，促进患者的康复和维持正常人体的需要。颈椎病由于有椎体增生的病理改变，因此应以富含钙、蛋白质、B族维生素、维生素C和维生素E的饮食为主。其中钙是骨的主要成分，以牛奶、鱼、猪尾骨、黄豆、黑豆等含量为多。蛋白质也是形成韧带、骨骼、肌肉所不可缺少的营养素。B族维生素和维生素E则可缓解疼痛。尤其对于交感神经型的颈椎病，应多进食公鸡、鲤鱼、黑豆等食物。

颈椎病治疗除了要很好地选好、用好枕头之外，还应选好床铺。从颈椎病治疗的预防和治疗角度来看，应该选择透气性好、柔软、富有弹性的卧床。此外还要注意颈部的保暖，防止由于寒冷刺激而加剧肌肉的痉挛而加重病状。

腰椎间盘突出症

腰椎间盘突出症，又称腰椎间盘纤维环破裂髓核突出症，它是腰椎间盘发生退行性变之后，在外力的作用下，纤维环破裂髓核突出刺激或压迫神经根、血管或脊髓等组织所引起的腰痛，并且伴有坐骨神经放射性疼痛等症状为特征的一种病变。

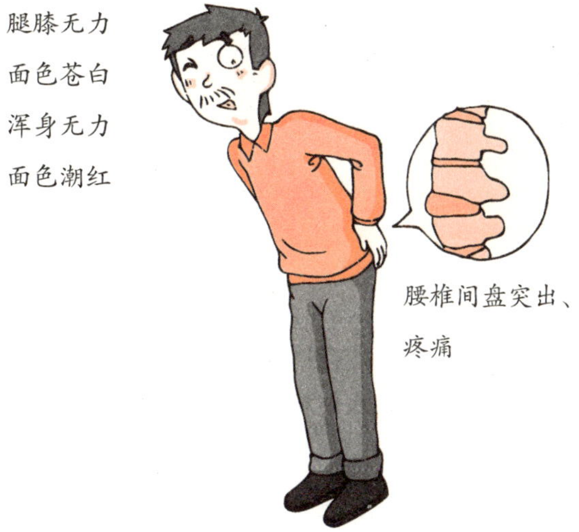

相邻两个椎体之间有椎间盘连接，构成脊椎骨的负重关节，为脊柱活动的枢纽。随着年龄的增长，以及不断遭受挤压、牵拉和扭转等外力作用，使椎间盘不断发生退化，髓核含水量逐渐减少、而失去弹性，继之使椎间隙变窄，周围韧带松弛，或产生裂隙，是形成腰椎间盘突出症的内在原因。在外力的作用下，如弯腰提取重物时，椎间盘后部压力增加，容易发生纤维环破裂和髓核向后外侧突出。此处也正是脊神经穿出椎间孔的所在，故突出物可压迫脊神经引起明显的神经痛症状。少数患者腰部着凉后，引起腰肌痉挛促使已有退行性变的椎问盘突山，神经根受压而变扁，发生充血、水肿、变性，表现出神经根激惹征象。久之可有周围组织的增生肥厚，甚至与突出的椎间盘发生粘连。

属中医腰腿痛、痹症范畴。中医认为该病主要因为气滞血瘀、风寒湿热之邪侵袭，肾亏体虚所致。目前是临床上最常见的腰腿痛疾患之一，好发于20～30岁的青壮年，男多于女。

分型	特征	病因
有刺痛感觉的腰椎间盘突出症（血瘀型）	腰痛就像是针刺一样，疼痛有固定的地方，或者腰部的疼痛沿着腿部放散的感觉，白天症状轻而夜晚重。症状轻弯腰或向后仰会出现疼痛，如果症状严重则不能转动腰部，疼痛的地方不能触碰，否则会加剧疼痛	主要是由于腰部受到暴力的打击，或者腰部扭伤挫伤，或者腰部突然用力不当都会造成腰部的经脉受损，产生瘀血等病理性的产物，聚集在腰部的经脉之中，使气血不通，腰部的肌肉力量不强，使椎间盘突出压迫神经出现一系列的症状
下半身冷痛的腰椎间盘突出症（风寒湿型）	腰部疼痛，而且感觉发凉者，转动腰部时会感到沉重而活动不方便，逐渐加重。静卧休息疼痛也不能减轻，遇到阴雨天腰痛的症状就会加重	主要是由于人体感受到了外界的风、寒、湿的邪气，使身体内的气血运行不通畅，寒湿瘀阻在腰部的经脉之中，使局部的气血供应出现了功能障碍，就会出现运动不灵活，发沉而疼痛的感觉，也导致了椎间盘的不稳固而出现突出的情况，压迫了神经出现了一系列的症状
腰部酸软的腰椎间盘突出症（肾虚型）	腰痛以酸软为主，喜按揉等轻柔的刺激，腿膝没有力量，劳作过度症状会更加严重，卧床休息疼痛会减轻，常反复发作。偏肾阳虚的情况，则小疼痛，面色发白没有光泽，手脚不温暖，浑身没有力量，偏肾阴虚的情况，会出现心烦失眠，面色潮红，手心脚心热	主要是由于肾的功能随着年龄的增长逐渐衰退的现象，使肾的阴阳都出现相应的不足，腰部是肾所在的地方，所以在腰部的脏腑不能得到足够的营养，出现经脉中气血运行不通畅，不通则痛就会导致了间盘的营养不足，出现滑脱的情况

❶ 血瘀型

中　药 可以选择能够活血化瘀，调理气机，解除疼痛的身痛逐瘀汤。如果疼痛剧烈，症状白天轻而晚上加重，可以酌情加广虫、地鳖虫、山甲珠配合治疗。由于闪挫扭伤，或体位不正而引起者，加乳香配合方剂中的没药，共同起到活络止痛的作用，如果为新伤也可配服七厘散。

穴位按摩 取三阴交穴和志室穴。三阴交穴在位于胫骨后方，足踝内侧最高点内侧沿小腿向上四横指处，按压时会感到疼痛的位置；志室穴位于后腰部，腰线高度的脊柱骨突出处下方，左右各四横指宽度处用拇指或中指的指端按压，力量由轻到重，缓缓用力，要用较大的力量按压，一定要保证穴位处的有较强的感觉。

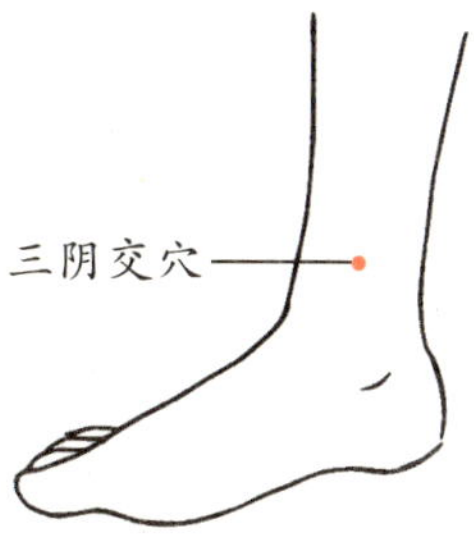

食 疗 可以多吃一些活血行气的食物，如芹菜、荠菜、菠菜、香葱、香菜、桃仁、油菜、慈菇、黑大豆等，还可以适当地少量常饮用药酒，如红花酒、桃仁酒等，同时醋也可以起到活血的作用，山楂粥、花生粥等也是有益的食疗方案。

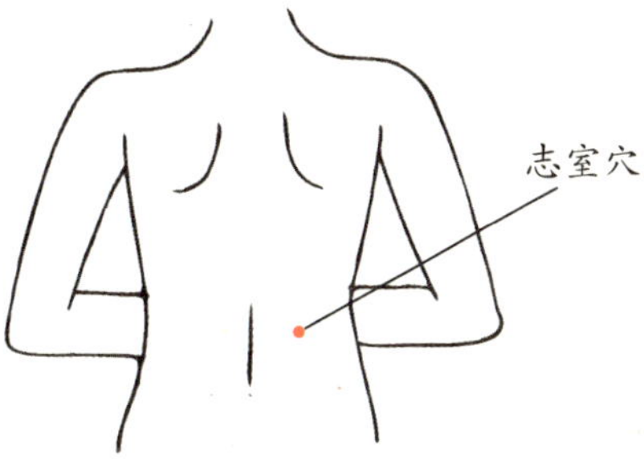

血瘀型 活血止腰痛

血瘀型腰间盘突出症主要是由于腰部受到暴力的打击，或者腰部扭伤挫伤，或者腰部突然用力不当都会造成腰部的经脉受损，产生瘀血等病理性的产物，聚集在腰部的经脉之中，刺激局部的神经，气血不通也使腰部的肌肉失去营养而出现腰痛的症状。因此，增加血液的循环，加强腰部局部的营养是保健关键。

要避免腰部的着凉，因为寒冷的刺激不利于瘀血被组织重新吸收，血液循环的速度也会减慢，可以使用热毛巾在头部的局部进行热敷，加快血液循环，也可以在局部进行轻柔的按摩，如工作之余，早晨起床或晚睡觉之前，都可以双手掌揉按摩擦腰背肌肉，上下揉摩50～100次，同时配合扭动腰部，可以达到有舒展筋骨，促进局部血液循环，改善腰痛症状的作用。

同时要注意养成良好的生活习惯，尽量努力戒除烟、酒，避免对神经的刺激而加剧腰痛的症状，按时用餐可以吃一些温热性质的食物，或者在饮食中多加一些热性的调料，如姜、蒜、胡椒等。重视情绪的调节，由于瘀血腰痛常常有针刺样的感觉，长时间不能缓解，容易引起病人烦燥的心情。因此，要多注重做好劝说和安慰的工作，帮助病人缓解心理压力。

风寒湿型

中 药 一般选择可以散除寒湿邪气，温暖腰部局部，通畅经络的方剂渗湿汤。如果寒邪较盛，疼痛较为剧烈，肢体发凉面部苍白，可以加附子、肉桂、白芷用来温阳散寒。湿盛阳微；如果腰和身体感觉沉重，可以加独活、五加皮除湿通络。疼痛游走不固定的，可以加防风、羌活疏风散邪；如果得病很长时间得不到好转，可以改用独活寄生汤。

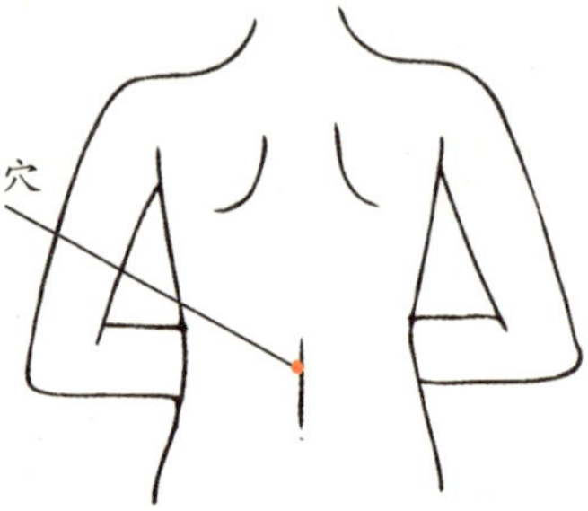

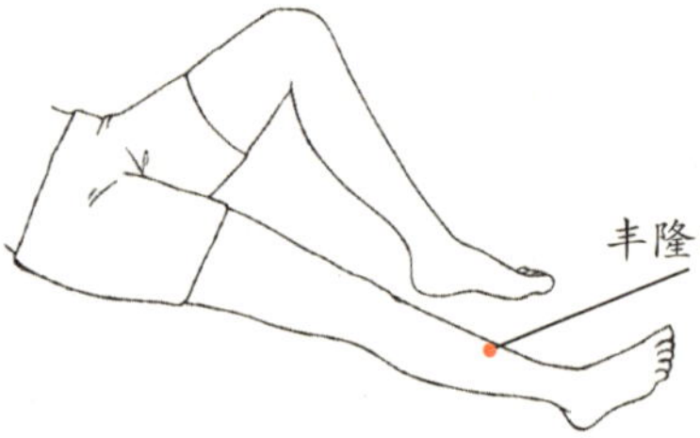

穴位按摩 选用命门穴和丰隆穴。命门穴位于腰线高度的背骨突出处下方；丰隆穴位于膝盖外侧下方突出的骨头与外脚踝最高点连线中点处。可以把拇指或者是食指弯屈指间关节的突出部位，在穴位的局部进行点按，力量由轻到重，缓缓用力，力量要稍大一些，到局部有较强的酸胀感为度。

食 疗 可以选择食用一些可以祛除寒湿邪气的温性食物或食疗配方来进行保健。如用生姜9克，绿茶9克。用开水冲泡即可饮用，每天可以经常饮用；或者把生姜片250克、橘皮10克、胡椒3克用纱布包扎后填入鲫鱼肚内，加水适量，小火煨熟，加食盐少许调味，可以祛除寒邪，强壮腰部的阳气。

风寒湿型 温腰止腰痛

寒湿型腰间盘突出症主要是由于人体感受到了外界的风、寒、湿的邪气，使身体内的气血运行不通畅，寒湿瘀阻在腰部的经脉之中，使局部的气血供应出现了功能障碍，就会出现运动不灵活，发沉而疼痛的感觉。因此，本型腰痛的保健关键是祛除身体中的寒湿邪气，温暖畅通腰部的经脉。

首先要注意居住房间内要保持温暖，还应该定时给屋子通风和进行清洁，勤晒被褥。特别是在冬春寒湿之气旺盛的季节里，尤其需要做好腰部的保暖，尽量避免淋雨受寒，睡觉的时候受风等，可适当使用电热褥、理疗仪等物理疗保持腰部的温暖。经常活动腰部，可使腰肌舒展，促进局部肌肉的血液循环，利用单杠或门框等物进行悬垂锻炼。每日早晚各1次。这种锻炼实际上是继续进行的牵引治疗，它不仅使腰等部位得到放松，而且还增强了局部血液循环和新陈代谢，或者前后大弯腰、左右侧弯腰、左右转腰等锻炼，每日早、晚各做1次。按中等速度、稍用力的要求进行，注意要循序渐进，对于久坐、久站工作的病人，一定时间要适当活动一下腰部，使腰肌得以解除紧张，有缓解疼痛的作用。如可在室内稍为行走，作一些腰部活动的体操等。

腰痛者的饮食，一般与正常人没有多大区别，但要注意避免过多地食用生冷的食物，即使在夏天，也不宜多饮冰冻的饮料。对于性质寒凉的水果，如西瓜等，也不宜一次进食太多。

❶ 肾虚型

中　药　肾虚型又分为偏阳虚和偏阴虚两种，偏阳虚者以右归丸为主，以温养命门之火；偏阴虚者以左归丸为主方，以滋补肾阴。如果是虚火旺盛，可改用加大补阴丸送服。如腰痛很长时间，都不好转，没有明显的阴阳偏虚的情况，可服用青娥丸补肾以治疗。

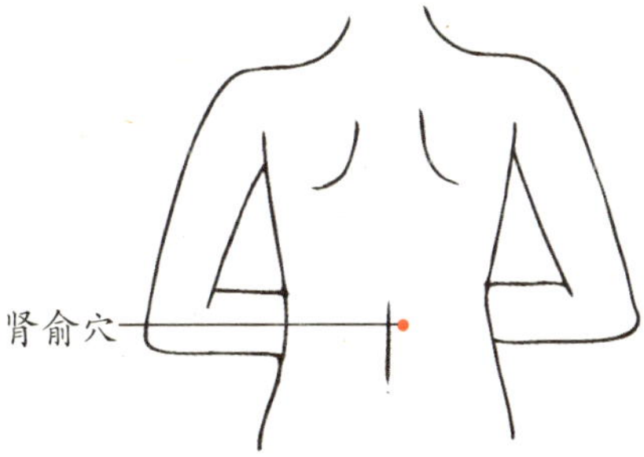

穴位按摩　可以选用肾俞穴和关元穴。肾俞穴位于后腰部，腰线高度的脊柱骨突出处下方，左右各二横指宽度处；关元穴在下腹部正中线上，肚脐下方一手掌宽度的位置；两个穴位都用拇指指端按压，力量由轻到重，而且宜使用比较轻柔的手法，还可以用擦法，用手掌在穴位局部来回擦动，使局部有温热感为度。

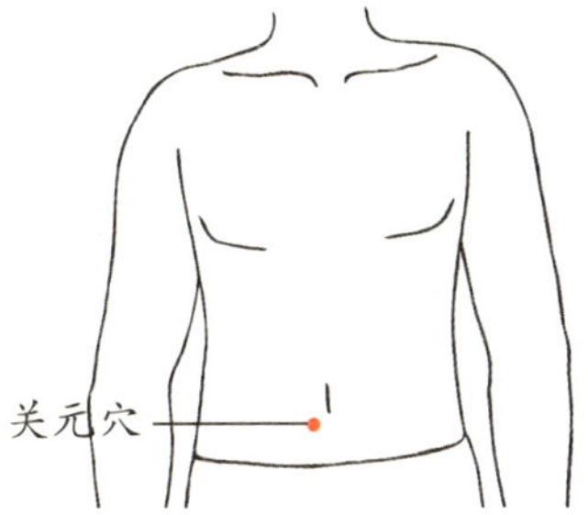

食　疗　在饮食方面要注意不要吃生冷的食物，可以多吃韭菜，大蒜等

补阳的蔬菜，也可以多吃用羊肉、狗肉等肉类来补助阳气。还可以用杜仲、巴戟天、锁阳等补阳药褒汤，药物加食疗增强治疗效果，核桃、枸杞、狗肉、羊肉、黑芝麻、龙眼肉等温性食物也可以配合食用。还可以食用枸杞子粥，将枸杞子15～20克，粳米50克，白糖适量。放入砂锅内，加水500克，用文火烧至沸腾，待米开花，汤稠时，停火焖5分钟即成，可以补肾止痛。

肾虚型 补肾止腰痛

肾虚型的腰间盘突出症主要是由于肾的功能随着年龄的增长逐渐衰退的现象，使肾的阴阳都出现相应的不足，腰部是肾所在的地方，所以在腰部的脏腑不能得到足够的营养，出现经脉中气血运行不通畅，不通则痛，就会导致了腰痛。因此，本型腰痛的保健关键是补益肾脏的功能，增强腰背部肌肉的力量。

肾虚型的病人多数都是年龄较大的老年人，因此要在饮食上注意进补一些强健筋骨的食物，动物的肾脏是最好的食物，此外一些高热量，补充营养的食物，如韭菜、羊肉等都是比较合适的食物。但要注意不要进补过剩，要根据病人的实际情况而定。如果疼痛持续的时间较长，而且反复发作，可配合温热的物理疗法，如热敷、红外线照射等，可达到温暖腰部的作用，同时还要注意情绪的乐观和稳定，

此外，要注重配合体育锻炼，通过活动使脾胃功能增强，使吸收功能得到提高，有助于食物和药物发挥作用。也可以配合小动作的保健体操，如按摩两肾区，在两侧肾俞穴位处，进行擦动，用力不要过度，但要保证感觉到热感沿皮肤向体内传导，一直到局部或全身发热，同时呼吸保持平稳均匀，呼气时稍用力。这种保健方法可以促进肾区血液循环，尤其对于改善局部微循环有很大的帮助，对改善肾的功能大有好处。

骨质疏松症

骨质疏松症是由于多种原因引起的骨骼中有效成份含量的减少，及骨组织中微观结构的破坏，所导致的骨骼发脆，并易发生骨折的一种全身代谢性骨疾病。

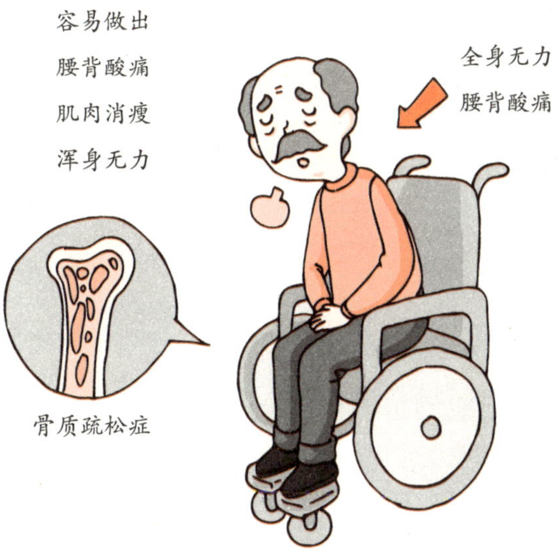

引起中老年人骨骼有效物质丢失的因素是十分复杂的，中、老年人性激素分泌的减少是导致骨质疏松的重要原因之一，特别是女性月经停止之后雌激素水平下降，致使骨吸收增加已是公认的事实。随年龄的增长，钙调节激素的分泌失调致使骨代谢的紊乱。此外老年人由于牙齿脱落及消化功能的降低，多有营养缺乏，致使蛋白质，钙，磷、维生素及微量元素摄入不足。户外运动减少也是老年人易患骨质疏松症的重要原因。

在传统医学的历代古籍中没有关于由骨质疏松症的明确记载，相当于传统中医“骨痿”的范畴，认为骨质疏松症的发生主要与肾、脾二脏的关系最为密切，主要病因是肾精不足、脾胃虚弱、肝气不足、血瘀、外邪侵袭等等。

世界卫生组织认为，进入21世纪，骨质疏松症现已达到全球流行的程度。全球约有2亿女性患骨质疏松症，女性明显多于男性，比例为2∶1；老年多于青年，一般60岁以上老年人中发病率为20%～30%，其发病率已升至第六位。随着我国日益增多的老龄化人口，骨质疏松症在我国有逐年增多的趋势，目前我国骨质疏松症者已超过6300万，占我国人口15%左右，已构成一个严重的公众健康问题，被称为无声无息的流行病。

分型	特征	病因
怕冷腰酸的骨质疏松症（肾虚精亏型）	一般都会分为肾阳虚和肾阴虚两种情况，肾阳虚者可出现腰背疼痛，腿和膝部有酸软的感觉，受到轻微的外力或未觉明显外力可出现胸、腰椎压缩骨折，驼背弯腰，身高变矮，怕冷喜暖，小便频多而且夜尿多。肾阴虚者除有腰背疼痛，腿膝酸软，容易发生骨折等症状外，常有手足心热，咽干舌燥等	主要是由于先天的身体素质不强，先天的肾阳虚衰，或者是后天的饮食不节，损伤了脾胃的功能，使后天不能滋养先天的肾气，肾气不足则不能充实骨髓，导致骨质疏松不充实；肾阴的亏损，肾精不能潜藏，也不能很好的营养骨髓，形成骨质疏松的症状
消化不良的骨质疏松症（脾气亏虚型）	表现为腰背部的疼痛，全身疲乏无力，容易感觉疲倦，食欲不振，还会感觉到腹部的满闷，形体虚胖，肌肉消瘦，面色萎黄或者苍白无光，感觉浑身无力，并且说话都会感觉到很累，大便稀溏	主要是由于长期的饮食不节制，损伤了脾胃的功能，时间一长脾胃的消化功能失调，气血的生化源泉不足，体内不能调和五脏六腑，不能营养经脉，加上病人一般都老年体衰，肢体活动较少，缺乏阳光的照射，容易形成骨质疏松症
发生于青少年的骨质疏松症（先天不足型）	表现为疾病发生在青少年期，以背部下端、髋部和足部的隐隐作痛开始，逐渐出现行走困难，常可出现膝关节和踝关节的疼痛和下肢的骨折。胸腰段脊柱后凸、脊柱后侧凸，身高变矮，较长的骨骼出现畸形，成人期以腰背疼痛为主，脊椎椎体压缩性骨折，时间一久则会出现脊椎缩短，除脊椎椎体外，肋骨、耻骨、坐骨也可发生骨折	其主要原因是先天的遗传因素不佳，肾为先天的根本，肾气的强弱与骨骼的生长有很紧密的联系，先天肾脏比较素虚，则会使骨骼得到的营养不足，不能充盈骨髓，骨质也受到了影响，而不坚固

肾虚精亏型

中药 临床常用的方剂是左归丸。方剂中的各种中药配合起来共同起到了滋补肝肾，补充肾中精微物质的功效。如果形成了阴虚的体质，体内产生了热邪，表现为咽干口燥，可以加炙鳖甲、知母、青蒿等药物；如果出现失眠、多梦、健忘的症状，则可以加阿胶、鸡子黄、酸枣仁和柏子仁等。

穴位按摩 可以选择志室穴和中脘穴进行按摩。志室穴位于后腰部，腰线高度的脊柱骨突出处下方，左右各四横指宽度处；中脘穴位于上腹部正中线上，心窝胸骨下端与肚脐连接的中心处。两个穴位在进行按摩时，应该用较为轻柔的手法，可以用按揉法在穴位的局部进行按摩，直到局部有温热感为止。

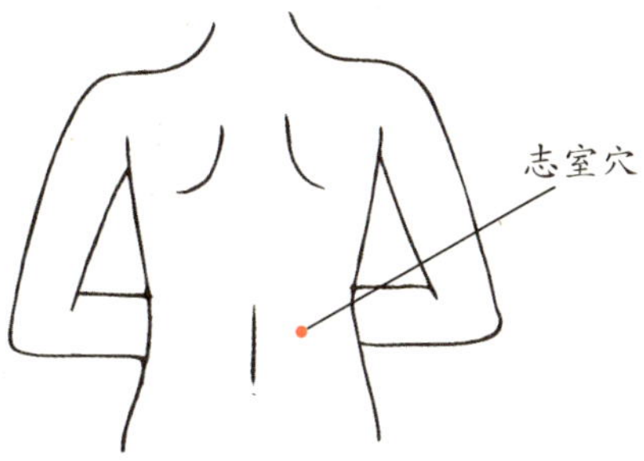

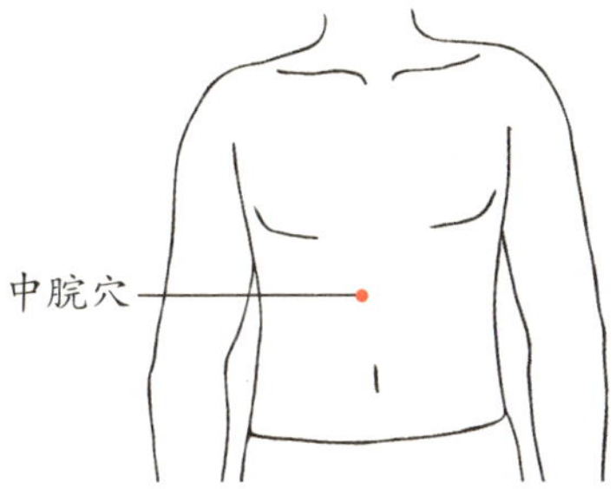

食 疗 可能选择能够补益肾中精气的食物，如取生地黄400克，饴糖250克，乌鸡1只。先将鸡宰杀去毛及内脏，洗净，再将生地黄洗净切成细条与饴糖相混合，放入鸡腹中，棉线扎紧。将鸡放入磁锅中，文火炖熟不加盐、醋等调味品。分次食肉喝汤，鸡骨可继续煮烂分次食用。

肾虚精亏型 补肾强骨质

本型骨质疏松症多数都是由于先天的遗传因素不足，发育不良，或者后天脾胃调养失调，或者性生活过度，或者是长时间的疾病损伤肾精所致。肾的生理功能是封藏精气，精气才能不无故地流失，肾精的缺少就会导致骨质的疏松。因此，补益肾中的精气，强壮肾脏是本型保健的关键。

可以从饮食的调节入手，多吃含钙及蛋白质的食物。有相关的研究证明，牛奶及豆制品中含钙的量较多，此外鱼、鸡、牛肉蛋白质的含量也很丰富。含钙较多的其他食物有紫菜、虾皮、豆制品、芹菜、油菜、胡萝卜、黑木耳、蘑菇、芝麻等。食物保鲜储存可减少钙耗损。高粱、荞麦、燕麦、玉米等杂粮较稻米、面粉含钙多，平时应适当吃些杂粮。

日光浴也是补充钙质非常好的办法，多晒太阳，使皮肤维生素D合成增加，有利于钙质的吸收。人们在日常生活中外出劳动，冬天晒太阳，实际上就是一种日光浴，而专门进行日光浴大多在疗养院沙滩、浴场进行，老年人可在庭院或床上进行。还可以通过适量的运动，来改善骨骼的血液供应，及时补充流失的骨骼精微物质，增加骨的密度。改掉不良的生活习惯，戒烟、忌酒。平时活动时应保持正确姿势，不要弯腰驼背，以免增加骨骼负担。

❶脾气亏虚型

中　药 在临床中经常应用的是参苓白术散来治疗。方剂中的白术、茯苓等药物都是用来增加脾的消化功能的有效中药，同时还配合了补益人体正气的人参等药物。一方面辅助提高脾的功能，另一方面也是为了提高人体的对疾病的抵抗能力，共同作用可以起到强壮骨骼的作用。

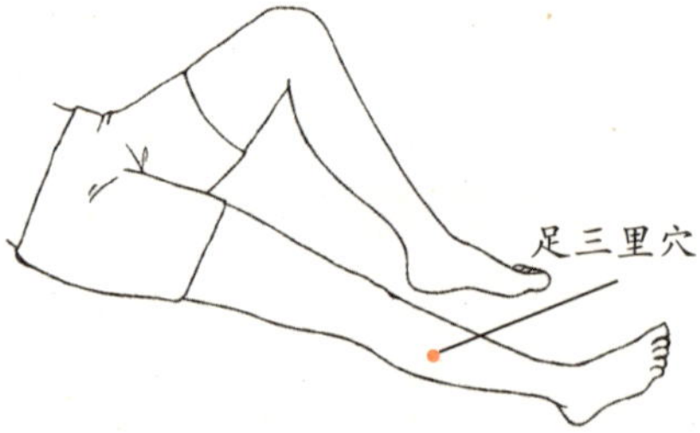

穴位按摩 主要可以选择足三里穴和下脘穴进行治按摩。足三里穴位于胫骨的外侧筋肉的起端，膝盖往下四横指，胫骨前缘外侧一中指按压时的凹陷处；中脘穴位于上腹部正中线上，肚脐的正中央向上二横指的位置。两个穴位都可以用点按法，或者是按揉法，在穴位局部用较轻手法进行摩动，使穴位处有热感沿穴位向身体内部传导。

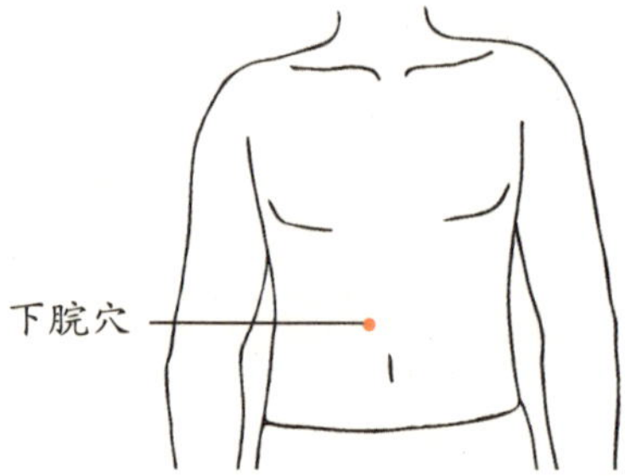

食　疗 多食用一些能够补益脾胃，恢复消化功能的食物，如茯苓牡蛎饼，取适量的茯苓细粉，米粉，羊骨细粉，生龙牡细粉，白糖各等份。取以上诸品，加适量水，调和成轮面，擀成薄片，酒、盐、油适量作成小饼，烙热即可食用。可供午餐食用。

脾气亏虚型 补脾增骨质

本型的主要病因是脾胃的功能失常，使后天精气的产生不足，可间接地影响骨髓的生成。如果脾胃受到了外邪或者其他脏腑疾病的影响，进食量减少，消化不良就会使气血化生的源泉匮乏；或者是饮食习惯不佳偏食，喜好烟酒等都会使脾胃受损则导致营养的缺乏，从而致五脏六腑气血等营养物质减少，肾中失去所藏的精气，加上后天的营养摄入不足，不能滋养先天，骨骼失去应有的营养而发生本病。因此，调理脾胃功能，恢复营养的摄入和吸收是保健的关键。

适当安排运动项目，不仅可以锻炼脾胃的消化功能，还可以起到强健骨骼的作用，太极拳、体操、步行与站立等对骨质疏松症的治疗有很大意义。每日累计2～3小时的站立与步行，可防止钙流失。跑步、打球、跳舞及腹背和四肢适当的负重可使肌肉保持一定的张力，令骨骼承受一定的压力，从而强健骨骼，减少骨折的机会，对抑制骨质疏松有良好的作用。

局部日光浴也可起到一定的治疗和保健作用，一般采用坐或卧式，先可裸露下肢或上肢或病变部位。全裸可采用卧位，先进行局部浴，逐渐增加部位面积同时不断改变姿势，使各部位均能照射得当，时间长短应根据个人的体质、病程，耐受力而定。如出现不良反应如皮肤灼热，头昏恶心及大汗，应立即停止进行。

❶先天不足型

中　药 可以选择能够大量补充先天精气，营养成份、扶助阳气的方剂，最好选用龟鹿二仙胶汤。如果气虚疲乏无力的症状明显，经常不自主的出汗，则可以加人参、黄芪来补气；如果浮肿尿少的症状明显，则可以再配合加五苓散，如果怕冷、四肢不温暖，可以加补骨脂、仙茅、仙灵脾、益智仁，并加大肉桂、附子的剂量。

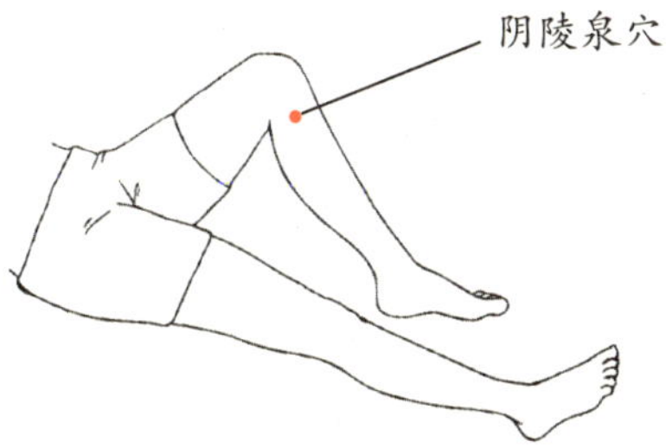

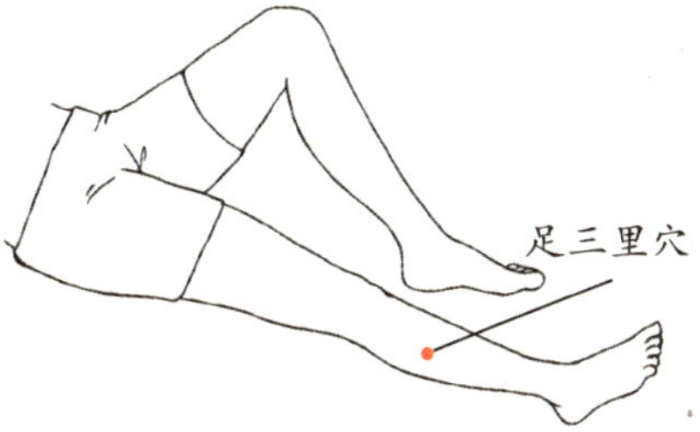

穴位按摩 可以选用阴陵泉穴和足三里穴进行治疗。阴陵泉穴位于膝盖外侧小腿部，膝盖骨斜下方，胫骨突出部位下方的凹陷处；足三里穴在胫骨的外侧筋肉的起端，膝盖往下四横指，胫骨前缘外侧一中指按压时的凹陷处。在做穴位按摩时两个穴位都可以用拇指或中指指端在穴位的局部进行按压，力量由轻到重，缓缓加力，直到穴位局部有较为强烈的酸胀感为止。

食 疗 可以选择营养丰富，补益身体精微物质的食物，可以取杜仲15克，五味子6克，羊腰500克，葱、酱油、姜、盐等适量。取杜仲、五味子适量，煎煮40分钟，去渣，加热浓缩成稠液备用。将羊腰洗净，切成腰花先以芡汁裹匀。再以热油爆炒，至嫩熟，加入杜仲煎汁调以盐、酱油、葱姜等即可，趁热食用。

先天不足型 滋补强骨质

本型的主要病因是先天的遗传因素不强，体质从小就偏于虚弱，肾中的精气不能为骨骼的生长提供良好的营养，而且脾胃的消化功能受到影响，摄入食物不能很好的转化为骨骼生成所需要的各种必须的物质，导致了骨质疏松的形成。因此，本型的保健关键是增加脾胃的功能，补充先天不足的骨骼所需物质，更好的促进骨骼的正常发育。

如何预防骨质疏松的发生是首要问题，可以从饮食调理、运动锻炼、日常习惯、安全用药等许多方面预防骨质疏松。要注意钙、磷酸的吸收，钙不易被吸收，所以要适当增加钙的补充。如多喝牛奶、多吃豆制品等等。熬制骨头汤可以加入少许醋，可有利于骨头里的钙质释放出来，同时需要增加维生素、维他命以帮助钙质能够充分吸收。戒烟，少喝酒，少喝含有咖啡因的饮料，比如咖啡、可乐、茶等。

少吃荤菜及油腻的食物，因为其中的高蛋白质容易导致钙质的流失。少吃盐，因为钙质容易随着纳离子被尿液一起排出。保持良好的坐、立、躺等姿势，避免增加骨骼关节的负重。适当适量的进行一些运动锻炼，可有效增加骨骼密度。要经常晒晒太阳，可帮助钙质的吸收，增强骨质。慎用药物，如利尿剂、四环素、异烟肼、抗癌药、强的松等均可影响骨质的代谢。要防止骨折伤害，尤其是四肢、手腕、脚踝等处的骨折发生，定期可去医院进行拍片或骨密度检查。

第八章

外科疾病

保护身体的屏障被侵犯

皮肤瘙痒症

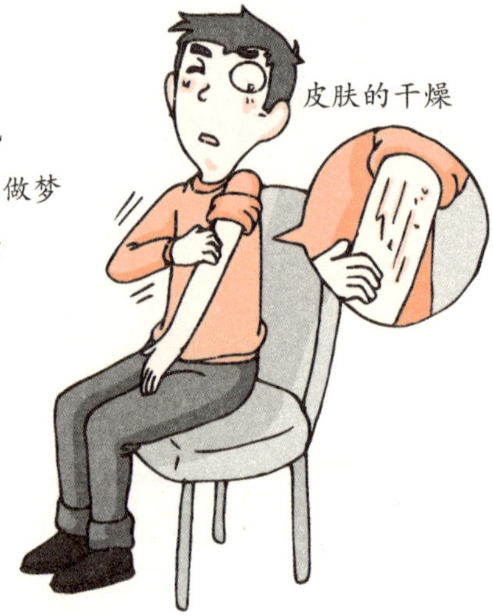

皮肤瘙痒症属于神经精神性皮肤病，是一种皮肤神经官能症疾患，指没有明显的皮肤损害，但在皮肤却有瘙痒的感觉。一般分为全身性瘙痒症和局限性瘙痒，全身性瘙痒包括老年性瘙痒症、冬季瘙痒症、妊娠瘙痒症；局限性瘙痒症以肛门瘙痒症、女阴瘙痒症、阴囊瘙痒症、小腿瘙痒症。

皮肤瘙痒症的病因尚不明了，发病因素比较复杂，包括内因、外因或者与两者都有关的病因。内因多与某些人体内部的疾病有关，如糖尿病、尿毒症、神经衰弱、甲状腺疾病、肝胆疾患、肠道寄生虫、贫血等；外因主要与外来的刺激有关，如工作环境、气候变化、穿着化纤毛织品、使用洗涤剂、饮食、药物等。老年性瘙痒症多由于皮脂腺分泌减少，皮肤干燥所致。局限性皮肤瘙痒症多与局部磨擦、刺激、细菌、真菌及寄生虫感染或神经官能症有关。

本病在中医学属“痒症”、“阴痒”等范畴，认为病因大都由于湿热邪气积蕴在肌肤的表面，或者体内的血液虚弱，肝经中的火邪旺盛，产了生风邪和燥邪、肌肤失去营养，或者胆肝的湿热邪气向下侵袭，或者感染了滴虫等外界的毒邪，或者是长时间患有慢性疾病，而导致了脾虚、肝肾不足等，都是诱发本病的原因。

分型	特征	病因
遇热症状加重的瘙痒症（风热血热型）	本型主要以青年患者为多见。疾病属于新发起，常常出现皮肤瘙痒剧烈，遇到温热刺激更加严重，皮肤抓破后会有血痂的形成，并伴有心烦，口干，大便干结，小便发黄。等症状	主要是由于先天体质不强，血液温度较高，蕴积在体内，遇到外界的风热邪气，两者互相作用，互相影响，形成了全身血热的情况，皮肤的反应性增强，敏感程度加强，从而引发了皮肤的瘙痒症状
容易破溃留脓的瘙痒症（湿热蕴结型）	常表现为皮肤瘙痒的感觉持续很长时间，而且没有缓解的情况，如果将瘙痒局部的皮肤抓破之后，会出现脂水淋漓流出的情况，同时一般会伴发有口干、口苦，胸部和胁肋部位的发闷发胀，大便干结，小便发黄	本型主要是由于饮食调整不当，过多的食用了辛辣的食物，损伤了脾胃的功能，使其控制全身水液代谢的功能失常，湿邪蕴积在体内形成热邪，两者互相作用，刺激皮肤，形成了过度的反应，形成了瘙痒的症状
皮肤干燥的瘙痒症（血虚肝旺型）	本型多数在老年人中常见，疾病持续的时间较长，主要表现为皮肤的干燥，如果局部皮肤被抓破之后，就会出现血痕累累，伴发有头晕，看东西有旋转的感觉，失眠表现为入睡困难，并容易做梦	主要是由于长时间的精神紧张，或者是情绪抑郁，使脏腑的气机失调，特别的肝的功能过于旺盛，使肝经中形成了火邪，同时体内的血液循环也不断地加快，造成了血热的情况，从而形成了瘙痒的症状

❶风热血热型

中　药　一般会选用可以疏散风邪，降低血液温度的方剂来治疗，运用消风散合四物汤加减。如果是体内血热情况较为严重的，可以加丹皮、紫草；如果在夜间发生瘙痒的情况比白天更严重的，可以配合全蝎、牡蛎。

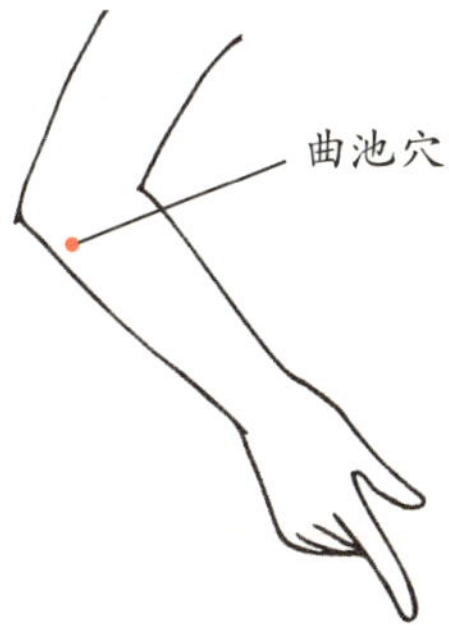

穴位按摩　可以选择曲池穴和风池穴。曲池穴位于肘横纹外侧尽头与肱骨外上髁在线中点；风池穴位于在颈项后两侧大筋两旁的凹陷中。按摩时可按住穴位所在的陷窝，坚持不动半分钟到1分钟，然后缓慢地按揉，至局部有强烈的酸胀感为度。

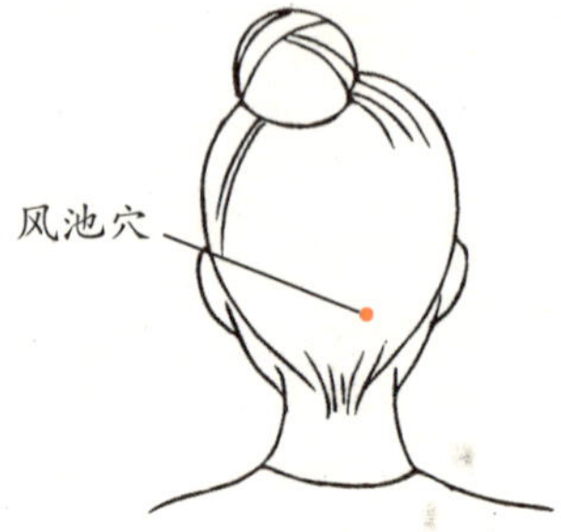

食　疗 可以选择一些既能够降低血液温度，又能够祛除外界风热邪气的食物，如可取鸡冠花40克，鸡蛋1只，白糖适量。将鸡冠花加水两碗，煎至1碗，去渣，将鸡蛋去壳搅匀烧开，加入白糖适量即可。还可以用茅根水炖猪皮：猪皮250克，白茅根30克，冰糖适量。将猪皮去毛洗净，加入煎好的白茅根水炖至稠粘，再入冰糖拌匀，分5次服，每日1～2次。

风热血热型 凉血止瘙痒

本型的主要原因是由于先天的体质就属于阴虚，或者是感受了外界的风热邪气，使体内的血液温度升高，风热的邪气与体内的血热，两者互相影响，互相关联，过于旺盛的刺激作用在皮肤上，就会使皮肤的感觉异常，形成了瘙痒的感觉。因此，本型的保健要点是驱散外界的风热邪气，降低血液的温度。

首先应该注意养成良好的卫生习惯，不能用手在瘙痒局部进行搔抓，不断搔抓不仅可使皮肤增厚，而且皮质变厚后反过来，又加重了皮肤瘙痒，因此会形成越抓越痒、越痒越抓的恶性循环；此外，病人不宜烫洗患处，因为烫洗的方法只能起到暂时的缓解作用，不仅没有治疗效果，而且会使病情加重。要注重生活要有规律，早睡早起，适当地进行体育锻炼，及时地增减衣服，避免皮肤受到冷热的刺激。全身性瘙痒患者应注意减少洗澡的次数，洗澡时不要过度搓洗皮肤，最好不要使用碱性的肥皂。在接受治疗的同时，要保持精神的放松，避免恼怒忧虑，树立起战胜疾病的信心，积极寻找病因，去除诱发因素。病人不要过多地食用辛辣、海鲜类、各种酒类等食品，以免加剧皮肤的瘙痒，浓茶、咖啡及刺激性的饮料也应该避免，饮食中要适度地补充脂肪。

湿热蕴结型

中　药 临床可以选用可以清利热邪，祛除湿邪从而止痒的方剂来治疗，最好的是选用龙胆泻肝汤加减。同时还可以选用苦参、地肤子、蛇床子、百部、白鲜皮、防风、花椒等各20克，煎水作全身的熏浴。

穴位按摩 可以选用阴陵泉穴和膀胱俞穴，阴陵泉穴位于膝盖外侧小腿部，膝盖骨斜下方，胫骨突出部位下方的凹陷处；膀胱俞穴位于腰骨与尾椎骨中间高度的脊骨突出处，往左右外侧各二指宽的位置。两个穴位都需要用重手法来进行按摩，可以用较大力量的点按法，在穴位局部由轻到重的缓缓用力，直到局部有较强烈的酸胀感。

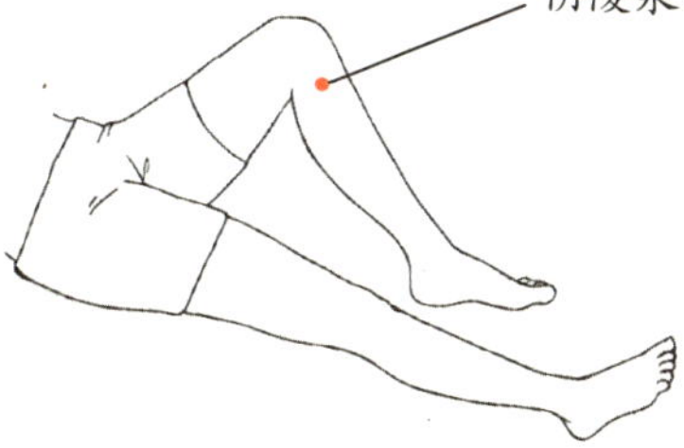

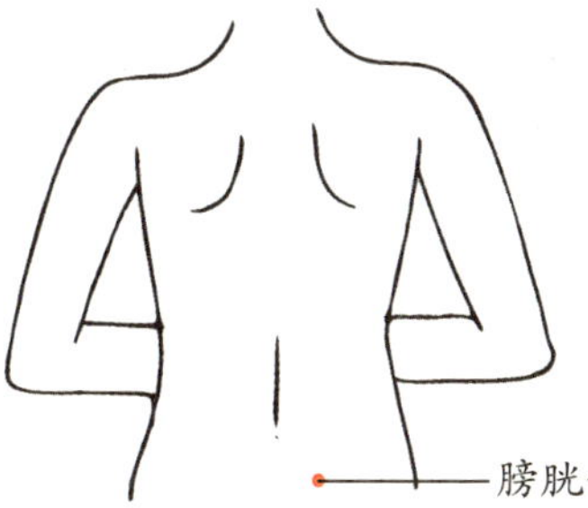

食　疗 应该选择能够镇热，并具有利尿作用的燕麦、鲜芦根、竹茹、蒲公英、红豆、绿豆、西瓜、冬瓜、莲藕、薏仁、粳米、戟草、海带、西洋参、梨、菱角、芒果、菊花、车前草，丝瓜等。大多数的蔬菜水果以及青草类均属凉性食物。

湿热蕴结型 利湿除瘙痒

本型主要是因为先天的体质不强，脾胃虚弱，加之饮食调整的不当，或者是过多食用了辛辣的食物，损伤了脾胃的功能，使其控制全身水液代谢的功能失常，湿邪蕴积在体内形成热邪，两者互相作用，刺激皮肤，形成了过度的反应，形成了瘙痒的症状。因此，祛除湿邪，促进体内正常的水液代谢是保健的关键。

在饮食方面，应以清淡为主，少吃辛辣，浓酒，浓茶。忌食荤腥发物，如果食用鱼、虾、蟹、鸡、鹅、牛、羊肉等荤腥发物，就会助热化火，助长邪毒，加重病情。现代医学研究证明，以上腥荤发物中的特异蛋白，进入人体后，可引起过敏反应，引发或加重瘙痒。同时应该适量摄入高脂肪食物，脂肪能产生热量帮助人们抵御寒气，并能使皮肤得到滋润，脂肪食物也有利于维生素A和E等脂溶性维生素的摄入，它们有防治皮肤干燥和老化的作用。注意日常的起居习惯和穿着习惯，最好能穿纯棉织物，保持被褥的柔软和清洁。不要用过热的水、肥皂洗浴，防止过度的刺激加重皮肤瘙痒的症状。

注意进行适当的体力劳动和体育锻炼，以改善皮肤的血液供应、促进汗腺和皮脂腺的分泌，这在一定程度上可改变皮肤干燥程度。皮肤的营养是通过血液及淋巴液的循环获得的，皮肤按摩可以促进血液、淋巴液循环，改善皮肤、肌肉的营养，有利增强皮肤的耐寒抗干燥能力，特别是老年人宜多进行皮肤的按摩。

血虚肝旺型

中　药　可以选用地黄饮子或当归饮子加减，可以营养气血，滋润干燥，祛除风邪而起到止痒的作用。如果是年老体弱的病人，可以配合黄芪，党参；如果瘙痒比较严重，可以加全蝎，地骨皮；皮肤局部出现肥厚的，可以加阿胶，丹参。

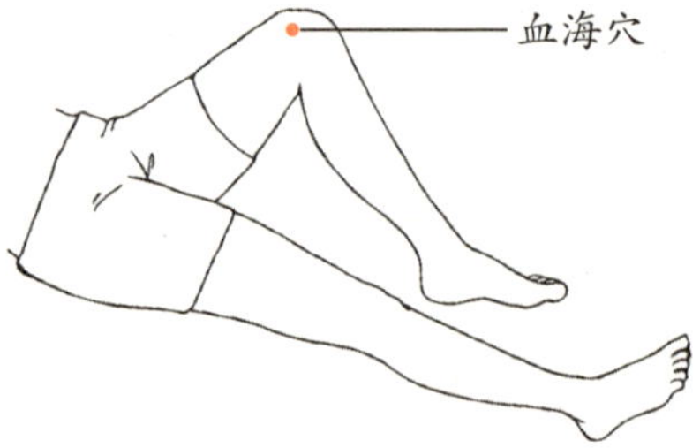

穴位按摩　可以用血海穴和太冲穴。当膝盖用力时，血海穴位于膝盖内侧出现的凹陷上端的部分；太冲穴在沿着脚拇指与食指往上，在碰到骨骼突出部分前的凹陷处。按摩时可以用拇指指端在穴位上按压，力度由轻到重，逐渐加力，直到局部感觉酸胀感为止。

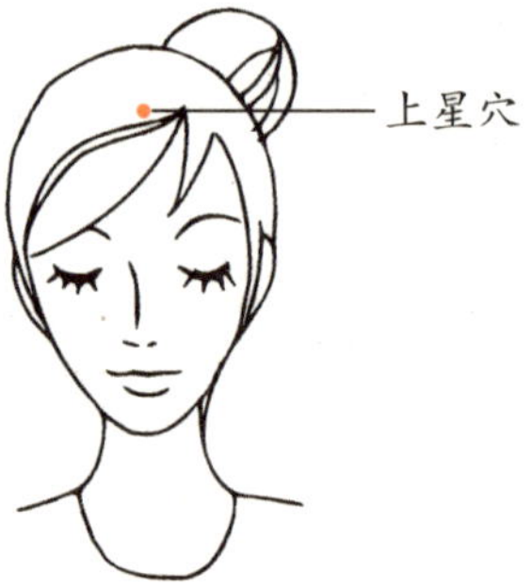

食　疗　可以选择能够补益气血的食物或食疗方，取黄芪300克，大枣300克，面粉300克。将黄芪加水煎煮20分钟后去渣，加入大枣再煮；熟后捞出大枣，去皮核取肉，捣烂为馅做包子，蒸熟即可。

血虚肝旺型　补益止瘙痒

引起本型的主要原因是长时间的精神紧张，或者是情绪抑郁，使脏腑的气机失调，特别的肝的功能过于旺盛，使肝经中形成了火邪。同时体内的血液循环也不断地加快，造成了血热的情况，刺激皮肤的局部，产生了过度的感觉反应，从而形成了瘙痒的症状。因此，本型的保健关键应该是控制好病人的情绪，补益身体的气血。

一般本型的皮肤瘙痒症会持续很长时间，瘙痒难忍，患者容易产生消极情绪。因此应做好心理护理，减少患者焦虑和不安，要让患者树立对疾病治疗的信心和决心，保持乐观，心情愉快，避免精神刺激，有针对性地做好心理护理，根据具体情况，制定周密的个性化护理方案，详细讲解发病的原因和特点，认识如何预防避免引发瘙，保持精神愉快。

要进行合理的皮肤保养，尽量避免搔抓，衣服宜宽大、松软，内衣选用棉织品或丝织品，不要穿毛织品。洗澡不应太勤，每周洗澡1～2次即可，不可用碱性太强的肥皂或摩擦过多，浴水温度以35℃～37℃为宜。若洗澡太勤、水温过高或肥皂用得太多，都会使原本干燥的皮肤失去皮脂滋润而更加干涩、枯萎，从而加重瘙痒。饮食宜清淡、易消化，多食新鲜蔬菜和水果，保持大便通畅，不吃有过敏或刺激的食物，如鱼、虾、蟹等。对已经证明有过敏的食品，包括同类食品均应绝对忌服。应戒烟酒，不喝浓茶，咖啡。

牛皮癣

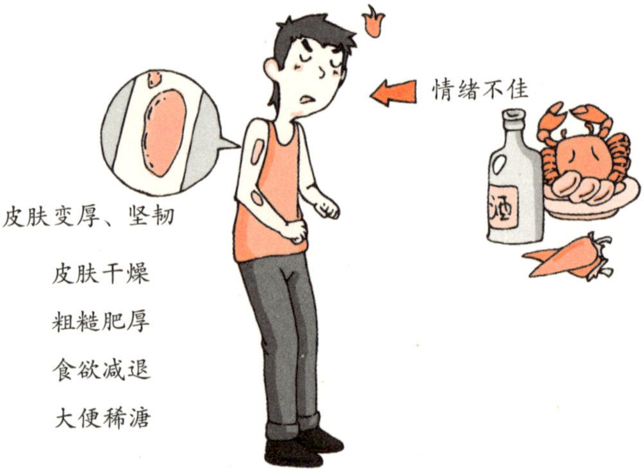

牛皮癣的症状是皮肤坚硬，如同牛皮一样，不仅皮肤变厚而且特别坚韧，还伴发有剧烈瘙痒的慢性神经功能障碍性皮肤病。

本病相当于西医的神经性皮炎。西医对本病的发病原因目前尚不清楚，一般认为与神经的功能障碍有明显关系，常因为情绪波动、过度紧张、劳累、失眠等因素诱发或加重，因此其发病机理可能是由大脑皮层兴奋和抑制功能失调而引起。还有可能是内分泌功能失调，胃肠功能障碍，以及饮酒、喜欢进食辛辣、海鲜、局部的机械性刺激。比如衣领的摩擦、饰品及化妆品的刺激、长期搔抓以及日晒、多汗等均可成为本病的诱因。

中医认为本病多数是由于情绪不佳，经常受到不良的精神刺激，长期处于压抑的心理状态，引起了肝火旺盛，与外界的风湿邪气互相作用，导致了气血的运行不畅，阻滞在肌肤而发生了本病；或者因为劳累过度，使脾胃的功能受损，脾气虚弱就会蕴化成湿热的邪气，加上感受到外界的风邪，形成了本病；另外本病的长时间反复发作，会引起整个身体气和阴液的大量耗伤，造成了血液营养成分不足，血虚则强化了内风，形成了整个身体的干燥，反应在肌肤上就形成了本病。

多见于青年和成年人，好发于颈项、颈侧、上眼睑、肘窝、腘窝、腰部、大腿内侧、外阴部、小腿等处，并呈对称性分布。

分　型	特　征	病　因
伴有心烦易怒的牛皮癣（肝郁化火型）	主要表现为皮肝丘疹颜色发红，并以扁平或多角形丘疹为主，并能够看见手抓过皮肤留下的痕迹以及抓破后结成了血痂。伴发有心烦，容易发怒，精神抑郁，失眠多梦，头晕头痛等症状	主要是由于情绪不宁，心情郁闷，使肝经的经脉形成火热邪气，与外界的风湿邪气相夹杂，导致了气血运行的不通畅，聚积在皮肤的局部，产生了皮肤的丘疹等一系列牛皮癣的症状
伴有消化道症状的牛皮癣（风湿蕴阻型）	皮肤损伤的部位颜色呈淡褐色，皮肤局部肥厚粗糙，并伴有剧烈的瘙痒感觉，夜间发作十分严重，同时也出现了一些消化道的症状，如食欲减退，饭后腹胀营养不良，大便稀溏，不成型	主要的原因是精神紧张，工作压力过大，或者劳累过度，发怒损伤了脾胃的功能，使其控制体内水液代谢的功能失常，湿邪郁积在体表，产生了热邪，并与外界的风邪相夹杂，发生了牛皮癣的症状
伴有气血不足症状的牛皮癣（血虚风燥型）	皮肤损坏的局部颜色浅淡或者灰白，皮肤干燥，粗糙肥厚，出现了像苔藓一样的病变。面色没有光泽，颜色萎黄，心悸失眠，记忆力减退，睡眠时容易做梦，女子会出现月经量少的症状	主要是由于先天的身体素质不强，或者后天患有慢性的消耗性的疾病，使体内形成了气虚和阴液不足的症状，血液也出现缺乏的情况，血虚就会产生干燥的症状，肌肤不能得到相应的营养供应，导致了牛皮癣症状的发生

❶肝郁化火型

中　药　一般可以选择能够清泻肝经的火邪，调理肝部气机的方剂，如龙胆泻肝汤加减。如果皮肤瘙痒剧烈者，可以加刺蒺藜、白僵蚕；大便秘结者加生大黄；小便时间短，并且发黄的患者，可以适当增加加竹叶、白茅根等；皮肤的病变发生在颈项者，可以加葛根，发生在上肢的加桑枝，发于腰骶部和下肢者的加独活、牛膝。

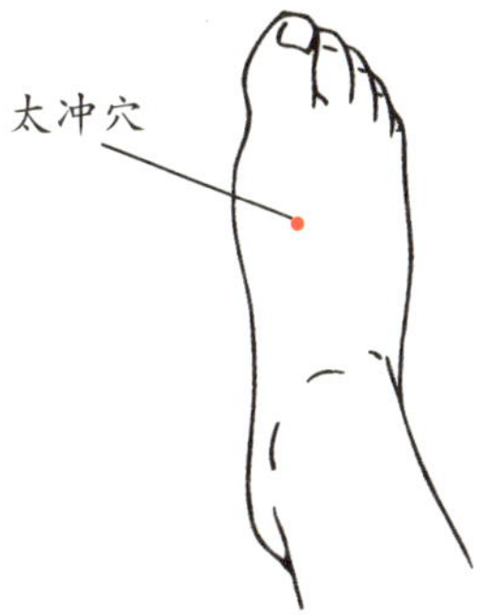

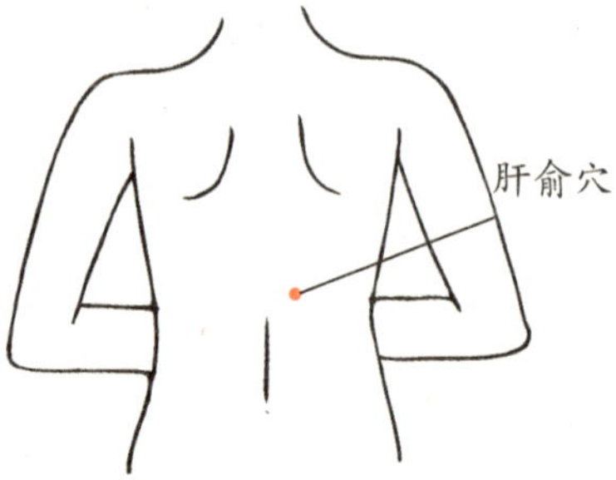

穴位按摩 一般要选择太冲穴和肝俞穴。太冲穴在沿着脚拇指与食指往上，在碰到骨骼突出部分前的凹陷处；肝俞穴是从肩胛骨下端的背骨高度起，往下找两节背脊骨后，各在其左右外侧二指宽处。按摩时可以用拇指指端在穴位上按压，力度由轻到重，逐渐加力，直到局部感觉酸胀感为止。

食 疗 可以多选择食用一些能够降低肝火，疏理肝气的食物，白菜、胡萝卜、白萝卜、茄子、芋头、空心菜、土豆、油菜、苦瓜、黄瓜、丝瓜等，可能去火止痒。此外黄豆芽、绿豆芽、豆腐、菠菜、芹菜、西红柿、豆角等，都含有蛋白质、钙、磷、铁、胡萝卜素、维生素C等多种成分，均可经常食用。

肝郁化火型 化火止皮痒

本型牛皮癣主要是由于情绪的烦燥不宁，使肝的经脉中充满了过分的火邪，从而影响了整个身体的状态。而经脉中的气血亏虚，并且不能调和，皮肤的营养也相应的出现不足，容易感受外界的风、湿等邪气，形成了本病。因此，本型的保健关键就是很好的控制情绪和精神状态，减少肝部经脉的火热邪气。

首先要做出正确的诊断，分析查找出引起情绪变化的根本原因，以便祛除导致本病发生的精神因素，积极开导患者，加强与病人的思想沟通，使其精神状态由沉闷变为开朗，对战胜疾病和恢复正常的生活树立起很强的信心，走出烦恼、焦虑的心理阴影；其次，要注意饮食的调节，促进脾胃功能的正常，只有这样才会保证营养物质的吸收，对全身的皮肤能够较好的进行供给，增强皮肤局部的气血，可以多选择一些能够降火的食物，减少饮酒、吸烟等不良的生活习惯，少吃油腻、过甜的食物。

牛皮癣是内病外显的疾病，虽然表现在皮肤上，其实病本在身体内部，任何以消除皮肤损害为目的的治疗只会有短暂的临时效果，因此要根据发病的原因进行有针对性的治疗。虽然牛皮癣属于比较根治的慢性疾病，而且复发率比较高，但是应该坚持用药，并注意生活的起居习惯，达到缓解症状，减轻病痛的作用。

❗风湿蕴阻型

中 药 一般选用消风散加减。本方可以起到祛除风邪，通利湿邪、缓解痛痒的作用。如果发痒的感觉非常剧烈，难以忍受者，可以加全虫、皂刺、乌梢蛇等；如果患病时间较长，久久不能痊愈者，可以加丹参、桃仁、红花；大便稀溏者加山药、薏米。

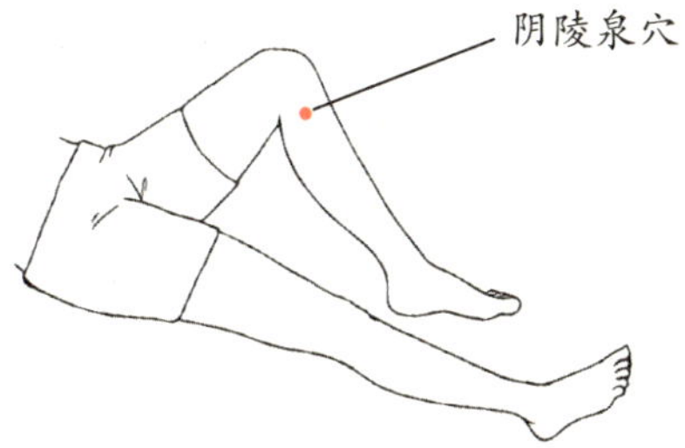

穴位按摩 主要选择阴陵泉和风门穴，阴陵泉穴位于膝盖外侧小腿部，膝盖骨斜下方，胫骨突出部位下方的凹陷处；风门穴位于低头时颈椎最突出的脊柱骨下方，向下一个脊椎骨左右侧二横指的横度。按摩时可以用拇指指尖或者中指指尖，垂直进行点按，力量由轻到重，直到穴位局部有较强烈的酸胀感为止。

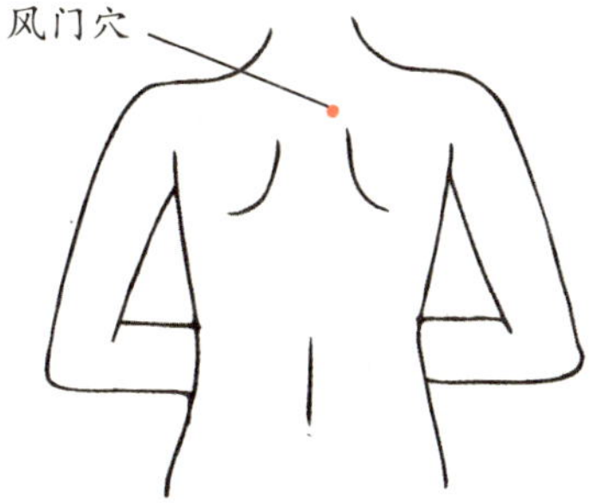

食 疗 一般要选择食用能够祛除外界风湿邪气，增强脾胃消化功能的食物，如车前子薏米粥。将车前子15克和蚕沙9克，分别装入棉布袋内，扎紧袋口放入锅内，加入适量的水烧开半小时，取出布袋，在汁液中加入薏米30克煮成粥，再加入适量白糖调匀即可食用。每天进食1次，一般要连续服用10天左右。

风湿蕴阻型 祛湿除皮痒

风湿型的牛皮癣，主要是由于体内的脾胃功能受损，导致了身体内的水液代谢功能失常，过多的水液不能正常的排泄，使体内产生了水湿邪气，与体外的风湿之邪互相作用，互相影响，经过一段时间的积聚形成了湿热的病理产物，在皮肤上郁滞之后，就会产生牛皮癣的症状。因此，注意饮食调节，恢复脾胃的正常功能，是保健的关键。

首先是在日常的饮食上进行调理，制定科学合理的饮食计划，避免由于食物的原因诱发或者加重病情。病人应少吃或不吃辛辣刺激性食物，如辣椒、胡椒，姜，葱，蒜等;少吃或不吃油炸香燥食物，如油条、油饼，五香食品等；少吃或不吃鱼腥发物，如海鲜、鲫鱼、牛羊肉，狗肉等。要根据病情需要合理给予某些食物，如皮损鳞屑较多，脱屑明显者，应多食高蛋白的食物；如皮损鳞屑病应多食茄子，丝瓜，马齿苋，赤小豆，冬瓜等。平常应多吃富含维生素C、维生素E、维生素A的食品，如新鲜绿叶蔬菜、西红柿、胡萝卜、瘦肉、水果，以利于病情的缓解和皮损的康复。不能够饮酒，包括白酒、啤酒、米酒、葡萄酒等。

在自然环境因素中，季节、气候与本型的关系密切，寒冷、潮湿是常见的诱发因素。如果能找到相关的影响因素，加以适当控制或避免，就有可能延缓病情的复发或控制病情。当然其影响因素常常不是单一的，需要患者细心地自我观察发现。

血虚风燥型

中 药 主要选用营养血液，祛除风邪、滋润干燥发痒症状的方剂，当归饮子加减。如果是气血不足者的，可以加党参、鸡血藤、丹参；如果是女子患者，发生了月经量少的症状，可以配合少量益母草、柏子仁、泽兰叶。

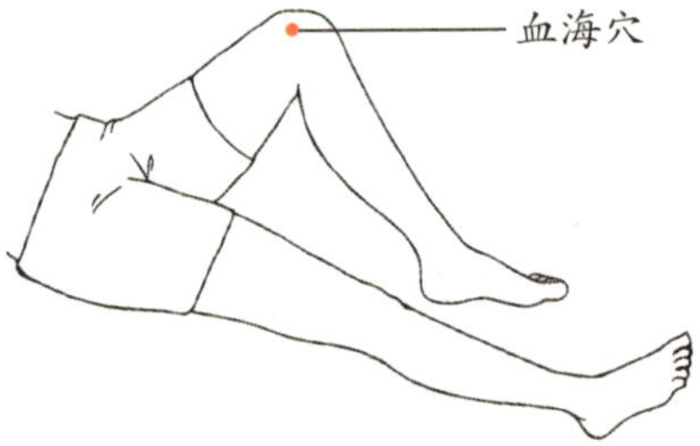

穴位按摩 选用血海穴和风门穴。当膝盖用力时，血海穴位于膝盖内侧出现的凹陷上端的部分；风门穴位于低头时颈椎最突出的脊柱骨下方，向下一个脊椎骨左右侧二横指的横度。按摩时可以用中指的指尖自然的弯曲，轻轻地在穴位处叩击，使穴位处有微微的疼痛感觉，持续2～3分钟。

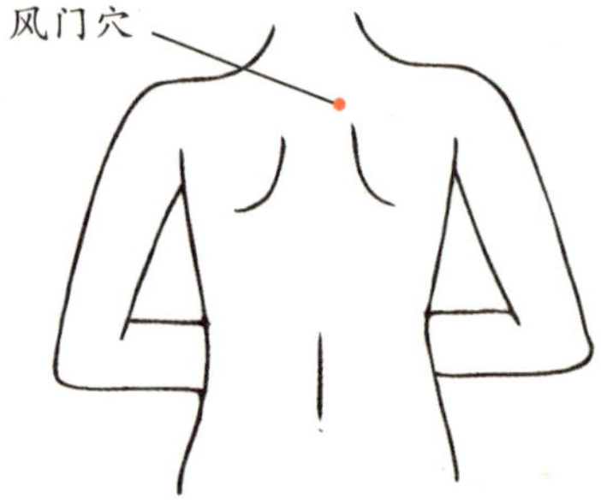

食 疗 可能多食用一些能够补充血液，增强皮肤局部营养的食物。可以将何首乌15克，当归身10克，穿山甲10克，生地10克，蛤蟆1只，侧柏叶10克，蜈蚣1条，捣碎以后，用纱布包放酒中浸泡10天左右，过滤取药汁，每日3次，空

腹时饮用；还可以将菟丝子15克用纱布袋装好扎紧袋口，与当归9克、仙茅18克一起放入锅中，加特别是水烧开半小时，去渣取汁，于汁中加入切碎的羊肉60克煮成汤，再加入适当调味品便可用之。每天吃1次，一般10次左右会取得明显效果。

血虚风燥型 补益止皮痒

血虚型牛皮癣的原因主要是各种因素导致了身体的血液量不足，这些原因有脾胃的功能失常，气血的化生源泉不足；或者长时间患有慢性消耗性疾病，耗伤了大量的气血等。皮肤不能接受很好的营养，也容易被风邪直接侵袭，形成了更加的干燥的情况。因此，本型的保健关键是补益身体的血液，祛除外界风邪的侵袭。

首先应该保证生活有规律，心平气和，避免精神过度紧张。精神因素已成为激发或加剧病情的首要因素。工作紧张，精神抑郁、焦虑，过度悲伤、家庭纠纷、夫妻不和等诸多因素，常会导致心理平衡紊乱，继而出现神经，免疫系统功能紊乱，诱发病情的加重。其次，尽量避免皮肤长时间在强烈的日光下和寒冷、炎热、大风等气候恶劣的状态下暴露。禁止用手搔抓患处（如掀皮屑、挤水疱、搔抓皮肤等），否则更容易使皮肤受伤，病情加重，甚至引发中毒感染。切忌用过热的水烫洗患处。病情在急性期间要避免潮湿环境，也不要多饮水及用水清洗，否则可能引起合并感染。

多吃豆制品及莲蓬、莲子、藕、菱角、欠实（鸡头米）等河产植物。多吃新鲜蔬菜、水果，适当吃一些动物脏器、瘦肉等，少喝酒，少吃有刺激性的食物。注意口腔、眼睛及外阴部位的卫生，尤其是这些部位发生溃疡的患者，要经常用水清洗。

痤疮

痤疮俗称“粉刺”、“青春痘”，是一种青春发育期常见的皮肤疾病，多见面部，也可发生在前胸和后背的部位，油性皮肤的人更加严重。

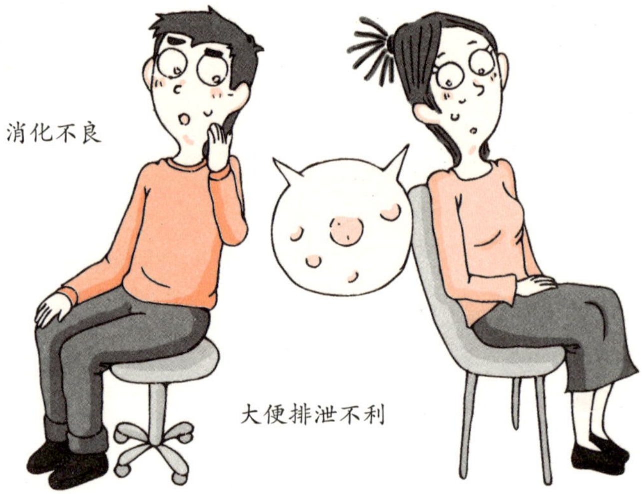

西医学认为本病与内分泌有关，青春期内分泌旺盛，皮脂腺分泌增多而潴留，及毛囊内微生物引起毛囊周围的炎症产生的。中医则认为本病的发生与饮食、外邪侵袭、情绪因素等有关，并且与肺的功能有着非常密切地联系。如果饮食不当，过多的食用高热量高脂肪的食品，就会使热邪滞留在胃肠之内，而且还会沿着经脉向上影响肺的功能，热毒侵袭面部，产生痤疮；如果面部的粉刺随着不良情绪的影响而增多，就是属于肝气郁结型的，肝经脉中的热邪沿着经脉上行于头面，使面部的气血过于旺盛，引发了痤疮。

本病受一定的遗传因素的影响，多见于15~30岁的青年男女，一般在30岁以后病情可逐渐减轻或自愈。由于本病影响容貌，给年轻人造成了很大的心理压力和精神痛苦，本病的早期发现、早期治疗很重要，及时而规范的诊断和治疗，可以避免或减少对皮肤的损害。此外，化妆品的刺激也可以引起毛囊口的堵塞，这也是本病的重要诱因之一。因此，适当选择化妆品也是预防和控制本病的重要方面。

分　型	特　征	病　因
痘痘又热又痛的痤疮（肺热型）	痤疮各种类型中较轻的一种，常表现为黑白色带头的粉刺，毛囊局部发红并有丘疹样的皮疹，皮疹像大米粒到绿豆一样大小，病人多容易感受外界的风热邪气，伴随着咽喉干糙，大便排泄不利等症状	主要由于外界的风热邪气侵袭人体，并直接伤害到了肺脏，肺的功能出现了异常。中医认为皮肤的功能是由肺来控制的，热邪积聚肺的经脉之中不能散布，面部的气血运行不畅就会形成痤疮
长红肿痘痘的痤疮（湿热型）	表现为红色的丘疹或者有脓样的丘疹，面部的丘疹经常发热或者疼痛，常常伴发有腹部的胀闷不舒服，食欲不佳，消化不良，大便正常或者干燥	主要是由于病人多数喜欢吃油腻而富有脂肪的食物，导致脾胃中的湿邪转化为热邪，湿热之邪沿着经脉向上，侵入面部的皮肤，使皮肤的毛囊充满了郁热，毛孔多余的热量不能散发，形成了痤疮
暗红色痘痘的痤疮（气血瘀滞型）	皮肤损伤的局部颜色呈暗红色，质地比较硬，或者质地发软而有弹性。同时会伴有身体局部的刺痛，舌头发红或者边缘有瘀点、瘀斑	主要是由于身体内的水液代谢失常，形成了湿热的体质，就较为容易形成病理性的产物痰湿，湿痰较为严重，壅塞到经脉之中，气血的运行不畅，并与气结合在一起形成了气滞血瘀的病理状态，并引发出了热毒导致皮疹很多时间不好转

❶ 肺热型

中　药　治疗以清除肺部的积热，冷却血液为主，常用的方剂是枇杷清肺饮。如果伴有口渴而且喜欢多喝水的症状，再加生石膏、天花粉等中药；如果大便秘结，排泄不畅，则可以加生大黄，如果痘的数量很多，可以加紫花地丁。

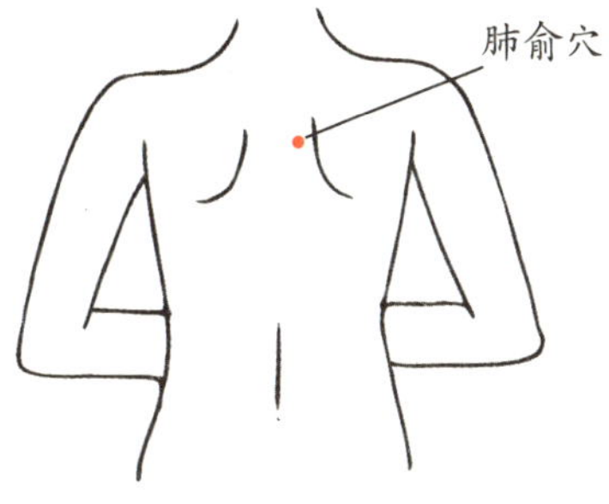

穴位按摩　可以选用肺俞穴和曲池穴。肺俞穴在后背部，平肩胛骨内缘相

平的脊椎骨左右各二横指处；曲池穴位于肘横纹外侧尽头与肱骨外上髁在线中点。在按摩时，可以用中指尖端，在穴位的局部敲击，使穴位处有轻微的的酸胀感。

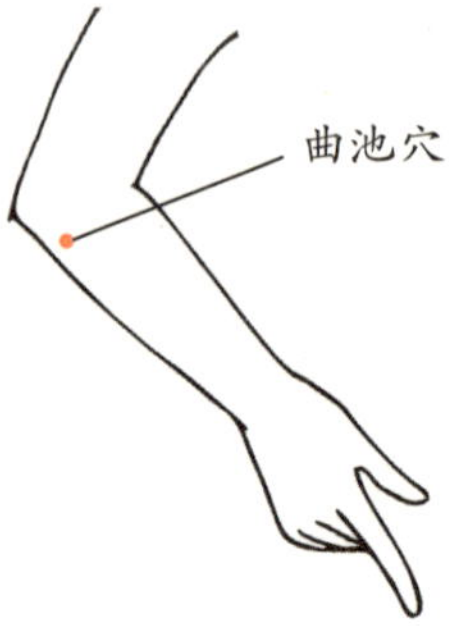

食 疗 饮食应多选用具有清凉祛热、滋润身体脏腑作用的食品。如瘦猪肉、猪肺、兔肉、鸭肉、蘑菇、木耳、芹菜、油菜、菠菜、苋菜、莴笋、苦瓜、黄瓜、丝瓜、冬瓜、西红柿、绿豆芽、绿豆、黄豆、豆腐、莲藕、西瓜、梨、山楂，苹果等。

肺热型 清肺治痤疮

肺热型痤疮主要由于外界的风热邪气侵袭人体，直接伤害到了肺脏，热邪侵入肺的经脉之中，长时间得不到疏散，形成了郁热，肺的功能受到了影响。中医认为皮肤的功能是由肺来控制的，热邪积聚肺的经脉之中不能散布，面部的气血运行不畅就会形成痤疮。因此，清除肺部的热邪，清凉血液是本型保健的关键。

要清除肺热首先要注意饮食的搭配，多食用粗纤维食物，蔬菜水果，不吃辛、辣食物，如生葱、大蒜、辣椒、咖啡、可可、海鲜、坚果、奶酪等刺激性食物。此外要多饮水，保持大小便通畅，防止热邪在肺部的郁滞；此外，要保持心情舒畅，不要因为情绪的波动造成肝功能的亢盛，从而导致肝火的灼热肺部，加剧肺热的症状。

女青年应注意月经周期的调养和护理，及时解除痛经等诱发因素。在痤疮发作期，最好不使用化妆品，特别是油性及粉状的化妆品，以免加重皮肤的炎症反应。注意患处皮肤清洁，养成良好的卫生习惯，不要用手挤压痤疮，以免加重炎症、留下疤痕。还要重视正确的洗脸方法，采取晨起和睡前交替使用中性偏碱香皂（如力士、夏士莲香皂）和仅适合油性皮肤使用的洗面奶洗脸，以增强香皂和洗面奶的去污力，然后用温水或温热水洗干净，一般洗脸次数以每日2～3次为宜。

湿热型

中　药　治疗这种类型的痤疮，应该用调理脾胃的功能，清利湿热为主，常用的方剂是芩连平胃散，也可以用茵陈蒿汤。如果腹胀的症状严重，则加生山楂、鸡内金、枳实等；如果痘痘过多，则可以加野菊花、金银花等。

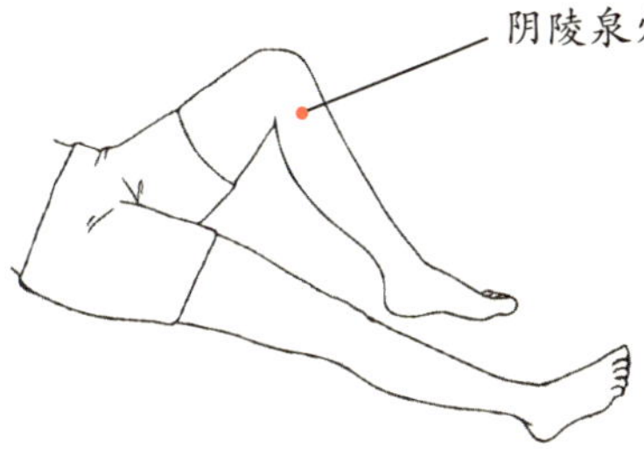

穴位按摩　可选用阴陵泉穴和中脘穴进行按摩。阴陵泉穴位于膝盖外侧小腿部，膝盖骨斜下方，胫骨突出部位下方的凹陷处；中脘穴位于上腹部正中线上，心窝胸骨下端与肚脐连接的中心处。按摩时可以用拇指指端在穴位上按压，力度由轻到重，逐渐加力，力量应该较大，直到局部感觉较强烈的酸胀感为止。

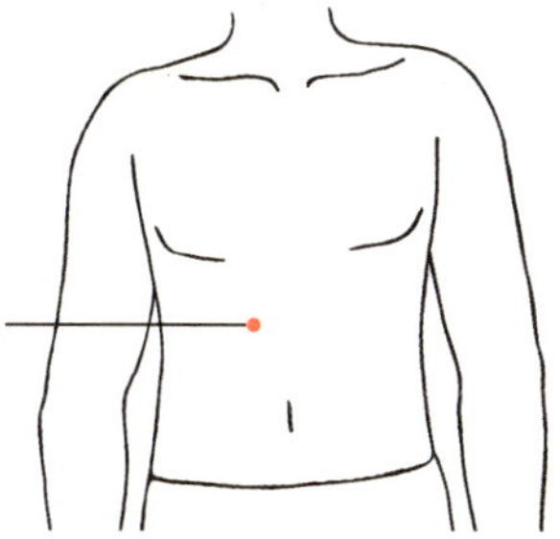

食　疗　湿热型的痤疮多数是由于吃了过多高脂肪、高热量的食物，以致肺、胃湿热损伤面部而引起的。因此，凡含油脂丰富的动物肥肉、鱼油、动物脑、蛋黄、芝麻、花生及各种糖和含糖高的糕点等食品最好少吃。

湿热型　利湿除痘痘

湿热型的痤疮主要是由于喜欢吃油腻而富有脂肪的食物，导致脾胃的功能失常，不能起到运化水湿的功能，过剩水湿积聚在局部转化为热邪，湿热之邪相互的夹杂，沿着经脉向上，侵入面部的皮肤，使皮肤的毛囊充满郁热，毛孔多余的热量不能散发，形成了痤疮。因此强壮身体素质，清除体内的湿热之邪是保健的关键。

首先要避免不必要的焦虑和紧张，保持愉快的情绪，成年人产生痤疮原因主要来自于情绪压抑、生活不规律，如睡眠不足，饮食不周、工作压力或人际关系不和谐等都可以滋生体内湿热的产生。同时要注意保持皮肤清洁，经常用温水洗脸，避免用碱性大的肥皂，更不能用多油脂和刺激性强的化妆品，以免皮肤的代谢受到阻碍。

饮食方面应控制食用脂肪和糖类等滋生湿热的食物，少吃奶油蛋糕、冰激淋、巧克力，少吃姜、蒜、辣椒、少饮浓茶、咖啡等刺激性饮料，不吸烟、不酗酒、多吃新鲜蔬菜和水果，并保持大便通畅。坚持多做一些室内的大幅度运动，以补益脾胃的功能，加快血液循环，促使体内的废物及时排出体外，使皮肤在不断的出汗过程中保持毛孔通畅，随后还要及时加以清洗。克服用手乱挤乱压痤疮的不良习惯，因为手上的细菌极易感染皮肤，加重皮肤的感染，可致永久的凹陷性疤痕。

❗气血瘀滞型

中 药 治疗以活血化瘀，软坚散结为主，常用的方剂是大黄蛰虫散，也可以用二陈汤配合桃仁四物汤。如果痘痘破溃成流脓，可以加贝母、穿山甲、皂刺、野菊花；如果时间长反复发作的可以加夏枯草、莪术等进行治疗。

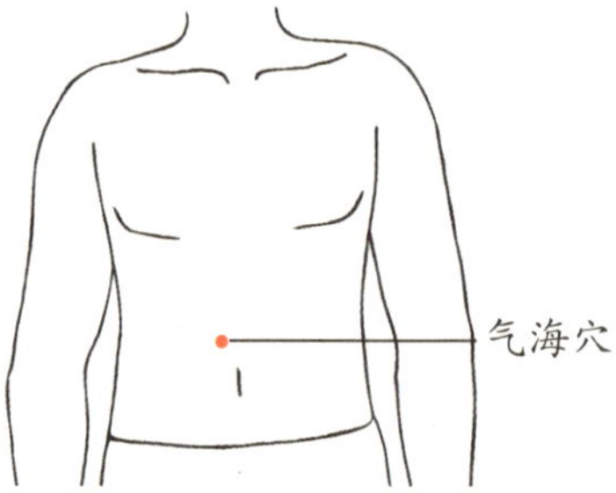

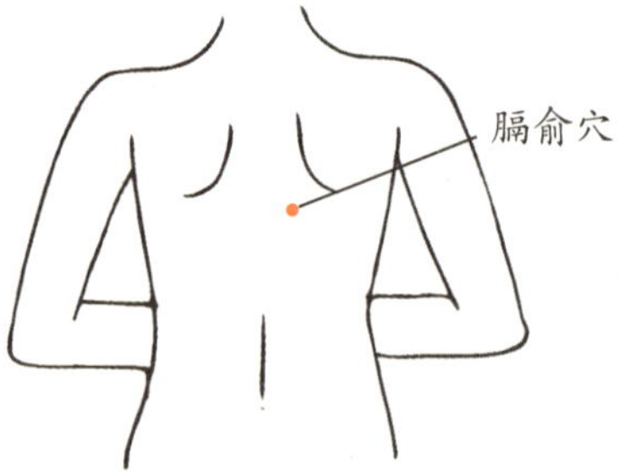

穴位按摩 可以选用气海穴和膈俞穴。气海穴在在下腹部正中线上，肚脐下方二横指宽度的位置；膈俞穴在肩胛骨下端突出脊骨的高度，左右各往外侧二指宽度处。可以选用在穴位处进行推法治疗，用拇指指端压在穴位局部，并向各个方向进行用力推动，尤其是穴位下有硬结的进候，用指端在硬结处推动，直到有较强的感觉为度。

食 疗 辛辣温热食物能刺激机体，常常导致痤疮复发。这类食物如酒、浓茶、咖啡、辣椒、大蒜、韭菜、狗肉、雀肉、虾等均不宜食用。此外，属甘温的食品，如羊肉、鸡肉、南瓜、芋艿、龙眼、栗子、鲤鱼、鲢鱼等也应少吃。

气血瘀滞型 活血疗痤疮

气血瘀滞型痤疮主要是由于外邪的侵袭，或者是体内的脏腑功能失调，形成了湿热的体质，使身体内的水液代谢失常，以及血液循环的不通畅，就较为容易形成病理性的产物痰湿，湿痰较为严重，壅塞到经脉之中，气血运行不畅，并与气结合在一起形成了气滞血瘀的病理状态，并引发出了热毒，导致痤疮的产生，而且长时间不易康复，并且反复发作。因此，本型的保健关键是畅通气血，促进体内代谢和气血循环运行的正常。

要注意平日生活起居的调整，也十分必要，经常熬夜或夜生活频繁的人，皮肤抵抗力下降，加剧气滞血瘀的病理状态。因此要适当调整作息时间，使生活规律化，保持正常、充足的睡眠。饮食宜清淡，少食油腻、辛辣刺激、过甜食物，火腿、香肠等腌制食品及巧克力、咖啡、酒类也应少吃少饮，多吃清淡的蔬菜、水果，保持消化道通畅。

此外要保持皮肤局部的清洁，一天应洗脸2～3次，宜用温水，不要用碱性较大的香皂和油性大的洗面奶，而应选择一些偏中性或酸性的洗面乳，这样有助于去除多余的皮脂，有利于毛囊孔的排泄通畅和炎症消退。

化妆适宜：秋冬季气候干燥，可适当用一些油膏类化妆品以滋润皮肤，春夏季气候炎热，不宜使用油膏类化妆品，也不应化浓妆，以免堵塞毛囊口。

荨麻疹

荨麻疹，又称为瘾疹、风团、风疹团、风疹块等，是一种常见的过敏性皮肤病。主要表现为在接触导致过敏的特质的时候，会在身体不特定的部位，冒出一块块形状、大小不一的红色斑块，这些产生斑块的部位，会发生发痒的情形，如果没有停止接触过敏特质，并加以治疗，出疹发痒的情形就会加剧。

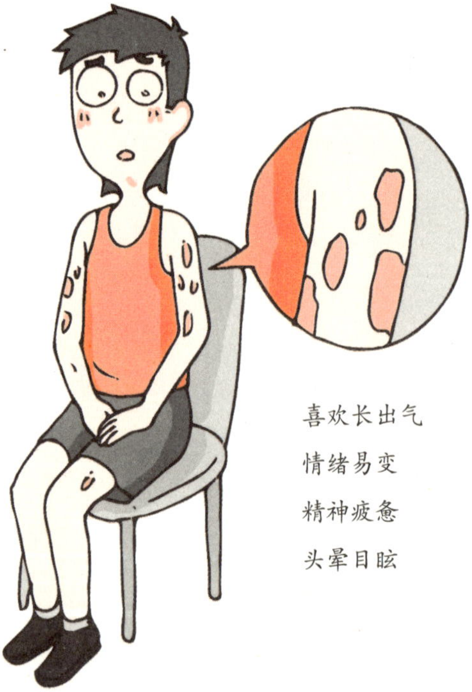

西医学认为本病是由于皮肤、黏膜的小血管反应性扩张，以及渗透性增加而产生的一种局限性水肿性反应。造成这种反应的原因十分复杂，大多数找不到确切因素。常见原因有：鱼、虾、蟹、蛋、牛奶及海鲜、某些蔬菜及水果等；青霉素、痢特灵、磺胺、四环素、血清制品、疫苗等药物的刺激；扁桃体炎、乳腺炎、肝炎、阑尾炎、上呼吸道感染、肠道寄生虫、皮肤感染等炎症的刺激；寒冷、日晒、多汗、摩擦等物理因素；精神刺激、情绪波动、暗示等精神因素；花粉、灰尘、羽毛、动物皮屑、真菌的孢子、化妆品等过敏特质的影响等。

中医学认为，本病的主要原因是先天的身体素质不强，风邪乘虚侵袭人体所导致，或者是体表的正气不足，不能固摄正常的抵抗力外邪，容易感受外界的风寒、风热的邪气，积取在体表，致使营气和卫气失调而发病。或者过多地食用辛辣、含脂肪量大的食物，或者肠道有寄生虫，使肠胃积聚了热邪，感受外界风邪而发病。或者是情绪因素，损伤了肝肾功能，血液生化不足，身体干燥而发生本病。

分型	特征	病因
皮肤风团发白的荨麻疹（风寒束表型）	皮肤上出现的风团颜色发白，暴露部位还较为严重，遇到寒冷刺激或者风吹到之后则更加严重，得到温暖刺激就会减轻一些。多数在冬季发病，同时伴发有怕冷，没有汗，口不渴，或者有大便稀溏，小便色白，排便时间延长等症状	主要是由于先天的身体素质不佳，或者是体表是气虚的情况，使外界的风邪夹杂着寒邪一同侵袭体表，使营气和卫气不能调和，造成了皮肤的过度的敏感的反应，产生了风团等病理产物，同时产生了荨麻疹的症状
皮肤风团鲜红的荨麻疹（风热犯表型）	皮肤上出现的风团多数是鲜红色的，并且伴发有剧烈瘙痒的感觉，遇到温热刺激之后就会加重，得到凉爽的刺激则会减轻。多发病于夏季，常常伴发有发热，头痛，咽喉肿痛等其他症状	主要是由于体表的正气不足，使皮肤容易受到外界风热邪气的侵袭，或者是由于体内本身就是热盛的情况，与外界的风热邪气相互的作用，而使皮肤受到了过度的刺激，同时也使皮肤的感觉异常，从而形成了荨麻疹的症状
伴有消化道症状的荨麻疹（胃肠湿热型）	主要表现为皮肤出现了红色的风团病变部位，病变局部感觉像火烧一样的疼痛，并伴发瘙痒的感觉，有时会出现腹部的疼痛，进食减少，食欲不振，恶心呕吐，大便秘结或者泄泻	主要是由于先天脾胃功能不强。或者是后天饮食调节不当，使脾胃的消化功能受损。或者是肠道内有寄生虫，使肠胃中积聚了大量的热邪，使热邪在体内外不能得到及时的排泄，郁积在体表，形成了荨麻疹的症状
夜间发作严重的荨麻疹（血热蕴肤型）	本型多发生在夜间，常常先是感觉到皮肤有瘙痒的感觉，在皮肤局部抓挠后，就会产生风团的病变情况，同时伴发有心烦，情绪焦躁，口干愿意大量喝水，大便干，小便发黄	主要是由于先天的身体素质不强，是阴虚的体质，体内的血液受到虚热之邪的影响形成了血热的情况，随着营养皮肤的血液温度增加，皮肤的敏感程度提高，邪气蕴积在体表形成了荨麻疹的症状
舌头有瘀斑的荨麻疹（气滞血瘀型）	主要表现为皮肤上出现的风团多为暗红色，并且常发生在皮肤受到挤压的部位，还会同时伴发有舌头上出现瘀斑。同时还会伴发有呼吸短促，喜欢长出气，或者情绪易变化等症状	主要是由于情绪发生突然的变化，或者是精神过于紧张，引起的全身气机的不通畅，继而发生了血液的运行不畅，在皮肤的局部形成了瘀血的阻滞，影响了皮肤的正常代谢功能和营养供应，出现了荨麻疹的症状

❶风寒束表型

中　药 主要是选择能够疏散风邪，祛除寒冷邪气，调和皮肤营气与卫气功能的方剂，最适当的是麻黄桂枝各半汤加减。如果伴发有关节疼痛的情况，可以再加入秦艽、威灵仙；如果怕冷怕风的，可以加黄芪、白术。

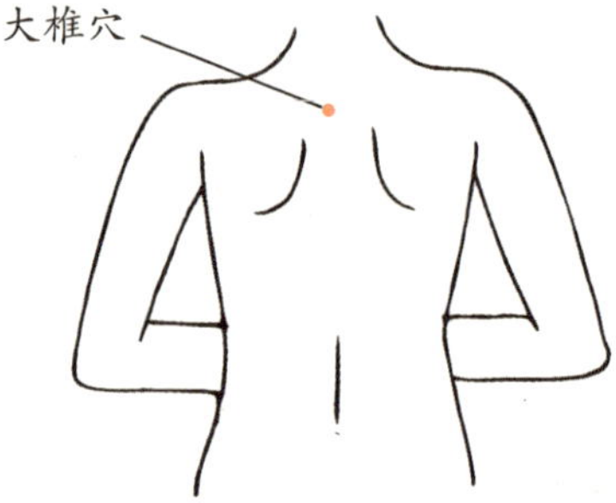

穴位按摩 取大椎穴和外关穴治疗。大椎穴位于低头时最突出的颈椎棘突下方凹陷处；外关穴位于腕背横纹向上两横指，尺骨和桡骨中央的凹陷处。一般在用手掌搓热后在大椎穴来回摩擦，至局部感到温热，或者有热感沿脊柱向头部或腰部传导为度，外关穴的手法按摩可以用拇指在外关穴处点按或者揉，直至局部感觉有酸胀感为度，两手臂交替按摩。

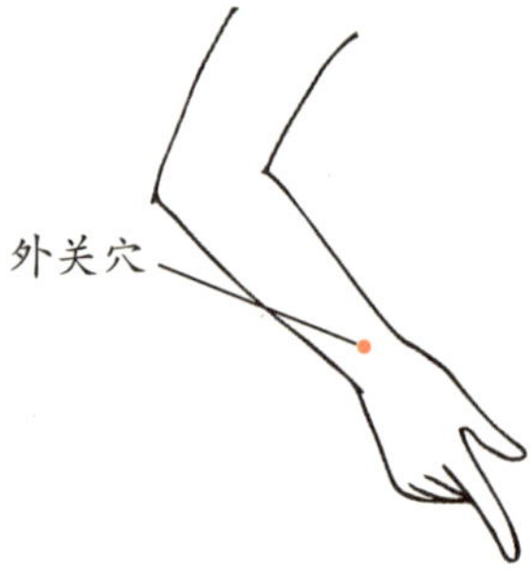

食　疗 多吃碱性食物如：葡萄、绿茶（肠胃不好的人少喝）、海带、蕃茄、芝麻、黄瓜、胡萝卜、香蕉、苹果、橘子、萝卜、绿豆、薏仁等，还可以多喝一些可以帮助温暖身体的大米稀粥等等。

风寒束表型　祛寒消瘾疹

本型荨麻疹主要是由于先天的体质不强，使人体容易感受外界的风寒邪气，加上自身的气血虚弱，而引起了皮肤的抵抗能力较弱，易于受到寒气的刺激，发生过度的反应。因此，本型的保健关键是祛除外界的风寒邪气、增强人体的正气。

首先要积极地寻找过敏源，正确的找出导致荨麻疹发生的致病物质。自己要从生活的经验中一点一滴的去慢慢观察，找出发病的时机与频率，与生活中的某个细节相近，并且避免去接触它，从经验法则中去除过敏原，力争杜绝过敏原，可以有效的控制发病。

此外，还要注意尽量不要去抓，一般人对于皮肤发痒的直觉反应都是赶紧用手去抓，可是这个动作不但不能止痒，还可能越抓越痒，主要是因为当你对局部抓痒时，反而让局部的温度提高，使血液释出更多的过敏原，反而会使症状更恶化。不要热敷，有些人痒到会想用热敷，虽然热可以使局部的痒觉暂时不那么敏感，但其实反而是另一种刺激，因为热会使血管扩张，释出更多的过敏原，例如浸泡在过热的温泉或是澡盆中，或是包在厚重的棉被里保暖过渡都很有可能引发荨麻疹。避免吃含有人工添加物的食品，多吃新鲜蔬果。油煎、油炸或是辛辣类的食物较易引发体内的热性反应的要食物少吃。

风热犯表型

中　药　临床一般选择桑菊饮加减，可以起到祛除风邪，降低皮肤表面温度，疏散热邪的作用。如果还伴发有咽喉肿痛的情况，还可以配合板蓝根、山豆根、玄参；如果出现了头痛的症状，可以再加薄荷、川芎等等。

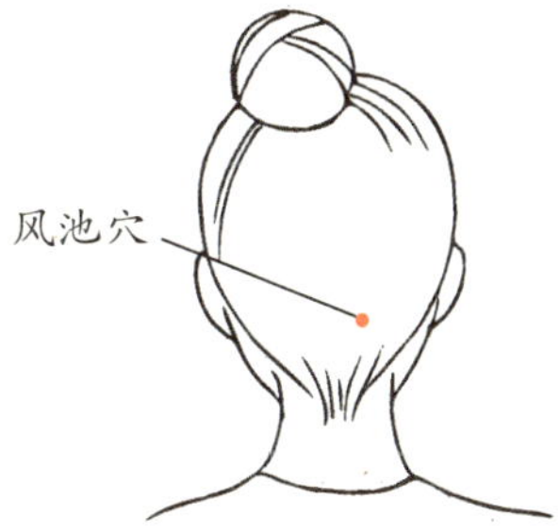

穴位按摩　取风池穴和曲池穴治疗。风池穴位于在颈项后两侧大筋两旁的凹陷中，按摩时可按住此穴所在的陷窝，坚持不动半分钟到1分钟，然后缓慢地按揉，至局部有强烈的酸胀感为度；曲池穴位于肘横纹外侧尽头与肱骨外上髁在线中点，先用右手大拇指按揉左手曲池穴，然后再用左手大拇指按揉右手曲池穴，各做100次，至局部有强烈的酸胀感为度。

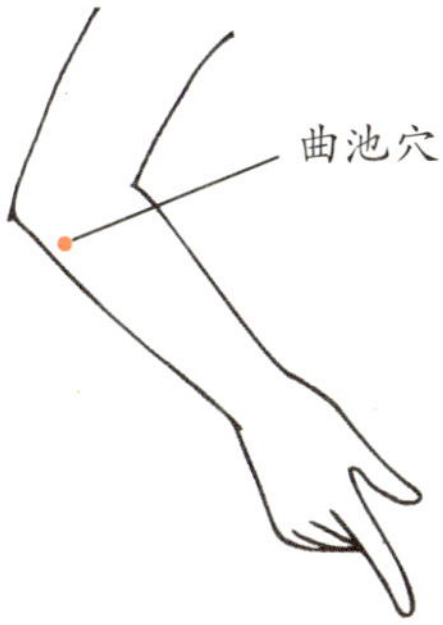

食　疗　可以多吃一些能够祛散风热邪气，保持皮肤的清凉干爽的食物，如可以取小白菜500克左右，洗净表面的泥沙和其他杂质，甩干水分，每次抓3~5棵在患处搓揉，清凉的感觉能够一直深透肌肤深层，每天早晚各1次，只3次左右就可以大大缓解症状。

风热犯表型 散热止瘾疹

本型荨麻疹的主要致病原因是感受了外界的风热邪气，使气血在皮肤的表面过度性的进行反应，刺激了皮肤的感觉系统，使局部出现了瘾疹的病理状态。因此，积极祛除风热的邪气，降低皮肤表面的温度是保健的关键。

可以针对病因，直接在病变的局部进行冷敷，针对痒的部位做局部冰敷是对抗皮肤痒最好的方法，不但可以使局部血管收缩，也可以减低痒觉，但这也只是针对止痒而已，可以暂时地缓解症状，还应该配合其他的治疗方法。可以配合止痒的药膏，主要指的是含有抗生素与类固醇成分的止痒软膏，还可以吃维生素C和钙片，止痒的效果也很好。

注意起居饮食的规律性，饮食上要注意忌吃或少吃油腻、黏滞、酸腥、滋补的饮食，如鸡鸭鱼肉汤等。最好不吃热味辛辣的食物，否则会增加热邪的力量使症状加重。多注重休息，避免过度的疲劳，并做适度的体育锻炼。要注意保证身体内的水分，热邪侵入体内往往会造成身体新陈代谢的加快，使体内的水分大量流失，经常会感觉口渴。因此要多喝温水或多吃一些多汁的水果，如西瓜等，以补充水液，增加机体的抗病能力。搞好环境、居室和个人卫生，以杜绝引起本病的昆虫滋生。

胃肠湿热型

中 药 临床上常选用防风通圣散合茵陈蒿汤加减，能够起到疏散风邪，通利胃腑，排泄热邪的作用。如果大便稀溏者，去掉大黄，加上薏米、山药；如果伴发有恶心呕吐者，加半夏、竹茹；有肠道寄生虫者，加乌梅肉，使君子肉和槟榔。

穴位按摩 可以选用和膀胱俞穴，阴陵泉穴位于膝盖外侧小腿部，膝盖骨斜下方，胫骨突出部位下方的凹陷处；膀胱俞穴位于腰骨与尾椎骨中间高度的脊骨突出处，往左右外侧各二指宽的位置。两个穴位都需要用重手法来进行按摩，可以用较大力量的点按法，在穴位局部由轻到重的缓缓用力，直到局部有

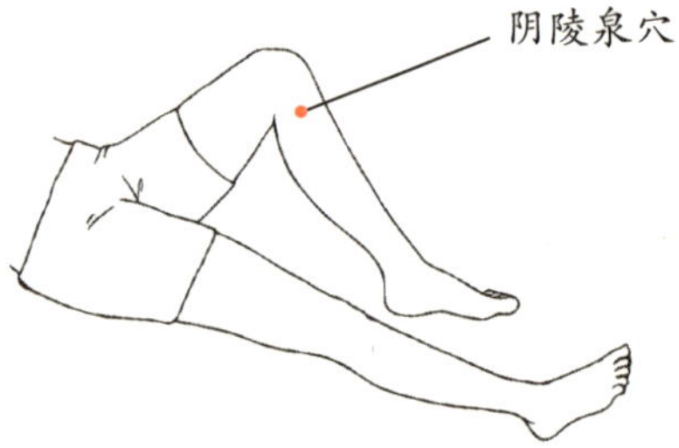

较强烈的酸胀感。

食　疗　尽量食用一些能够祛除体内湿热的食物。如可以取马齿苋30克，乌梅、绿豆衣、地骨皮各15克，干地龙9克。将马齿苋洗净切碎，与乌梅、绿豆衣、地骨皮、地龙一起入沙锅内，加水适量，共煎30分钟，取出其中的汁液，每日2次，每次吃1汤匙。

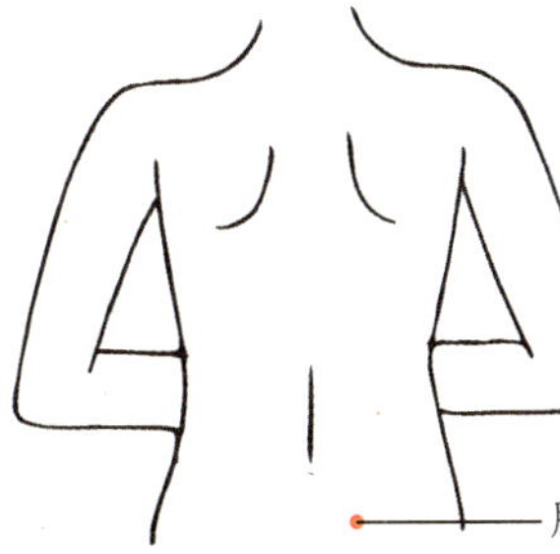

胃肠湿热型　祛湿消瘾疹

本型的主要致病原因是由于脾胃的功能失常，使身体的消化功能和调节全身水液代谢的功能失常，过多的水液不能及时地进行排泄，存留在身体内形成了水湿邪气，而随着时间的延长，会积聚而形成热邪，反应在体表，刺激了皮肤的感觉系统，就会形成了瘾疹。因此，本型的保健关键是促时脾胃功能的恢复，加强水湿之邪的排泄，降低体内的热度。

夏天气候炎热，同时湿度也比较大，是各种皮肤疾病多发的季节，其中就包括荨麻疹，强烈的阳光照射，人体的大量出汗、病原微生物不断侵扰，以及蚊虫叮咬等，均可造成不同程度的引起本型荨麻疹。此外，夏季，空调没有清洁就使用，由于长时间没清洁的空调藏着很多细菌，此时一开空调，皮肤就会过敏，会引起荨麻疹。

要注意在饮食方面的调节，不要吃会引起过敏的食物，如海鲜等。尤其应该控制喝酒和吸烟等不良的生活习惯，避免过度的神经刺激成为诱发的因素，不要用很烫的水洗澡，因为很烫的水也有可能引起荨麻疹发作，水温在40℃~50℃比较合适，夏天可用温水洗澡，洗澡时少用肥皂或沐浴露，以减少刺激。此外，有消化道疾病的人群要特别注意，这类人更有可能引发荨麻疹。

血热蕴肤型

中　药　一般可以选用能够清除热邪，冷却血液从而疏散风邪、止痒的方剂来治疗，可以选用犀角地黄汤合消风散加减。如果出现了心烦，容易发怒，可以再加栀子、地骨皮、生龙牡、珍珠母。

穴位按摩　可以选用血海穴和三阴交穴。当膝盖用力时，血海穴位于膝盖内侧出现的凹陷上端的部分；三阴交穴在位于胫骨后方，足踝内侧最高点内侧沿小腿向上四横指处，按压时会感到疼痛的位置。按摩时应该注意力度，尽量运用轻柔的手法，点按的力度也宜小，使穴位的局部有轻微的酸胀感觉即可。

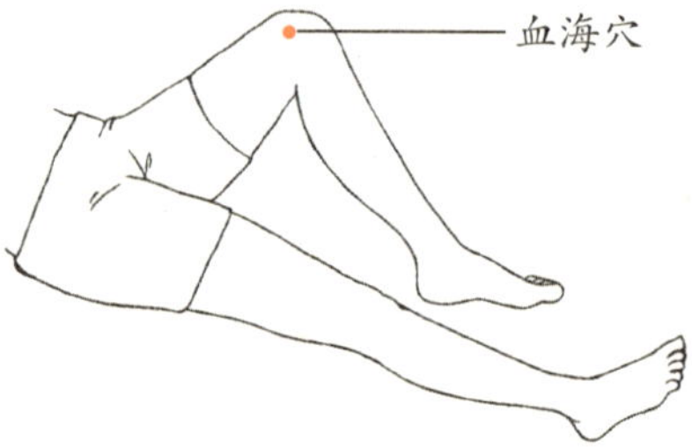

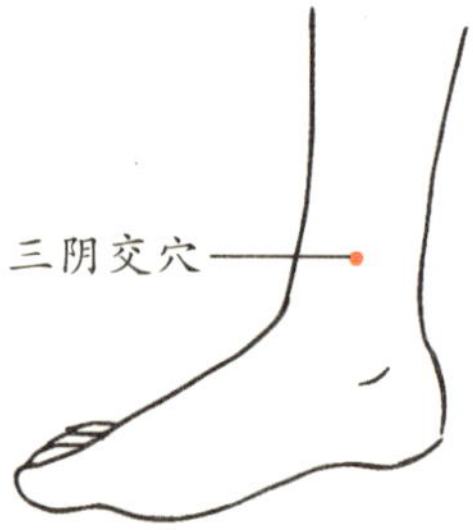

食 疗 可以多选用一些能够降低血液温度的食物或者食物组合中，如可取鸡冠花40克，鸡蛋1只，白糖适量。将鸡冠花加水两碗，煎至一碗，去渣，将鸡蛋去壳搅匀烧开，加入白糖适量即可。还可以用茅根水炖猪皮：猪皮250克，白茅根30克，冰糖适量。将猪皮去毛洗净，加入煎好的白茅根水炖至稠粘，再入冰糖拌匀，分5次服，每日1～2次。

血热蕴肤型 凉血祛瘾疹

引发本型荨麻疹的主要原因是由于年老体弱，或者长时间患病，或者从事体力消耗较多的工作。致使体内的阴液大量消耗，形成了阴虚的体内，反射性地引起了相对虚热的身体状态，血液的温度随之升高，营养皮肤的血液过热，使皮肤的反应性增强，形成了荨麻疹。因此，本型的保健关键就是很好的补充体内的阴液，降低血液的温度。

首先应该保持精神状态的良好，有时荨麻疹的产生与精神因素有关，所以要首先要解除思想负担，坚定治疗信心，保持思想开朗，劳逸结合，过度的精神刺激会使皮肤的感觉异常，引起相应的症状；其次要保持生活的规律性，养成良好的起居习惯，不经常熬夜，避免过度的耗伤身体内的阴液，要加强体育锻炼，增强体质，以便更好地适应寒热变化；要尽量避免强烈抓搔患病的局部，不要用热水烫洗，不滥用刺激强烈的外用药物，来涂抹病变的局部，积极地寻找和去除致病的原因，治疗慢性的病灶，调整胃肠的功能，驱除肠道寄生虫。

在饮食方面，要注意食物的种类，因为有些食物会诱发荨麻疹的发生，尽量不要吃动物蛋白性的食物和海鲜发物，不吃辛辣刺激性食物，不饮酒。保持清淡饮食，多吃些新鲜蔬菜和水果。

气滞血瘀型

中 药 方剂选用桃红四物汤合消风散加减。桃红四物汤可以促进血液的循环，化除瘀血；消风散可以清除热邪，祛散风邪，两方共用，以达到行气促进血行，血液循环改善，风邪自然消除的目的。

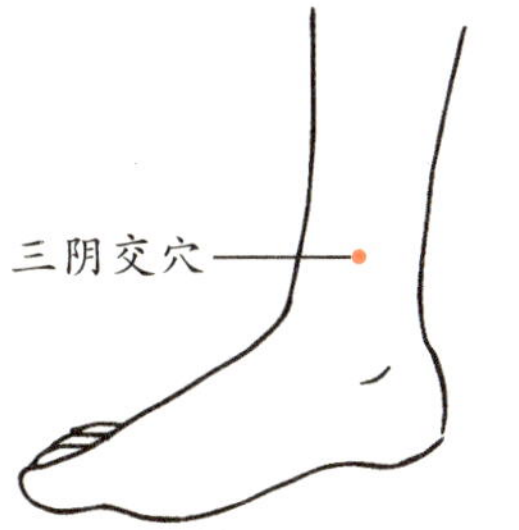

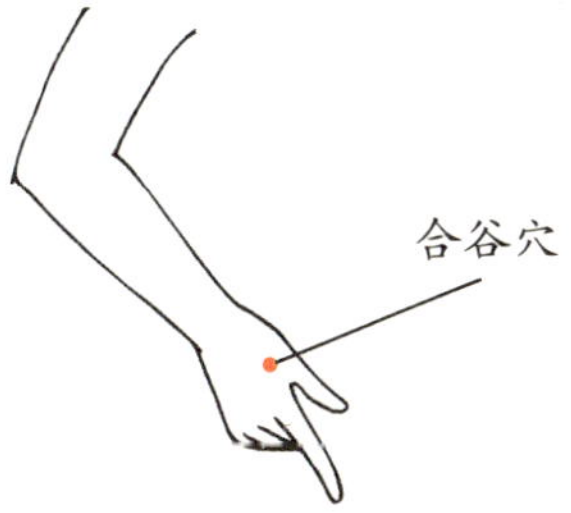

穴位按摩 可以选用三阴交穴和合谷穴。三阴交穴在位于胫骨后方，足踝内侧最高点内侧沿小腿向上四横指处，按压时会感到疼痛的位置；合谷穴在拇指与食指中间，骨头根部前的位置；可以用较大的力度在穴位的局部进行点压，徐徐用力等到得气时，再缓缓减轻指压的力量，以保证穴位处的感觉。

食 疗 宜具有活血化瘀止痛的食物，如桃仁、山楂、藕、蒲黄、蒲黄、玫瑰花、红花等，都能促进血液的循环，祛除体内的瘀血。如果还怕冷，可以多加一些桂皮、生姜、细辛等；如果得病较长的时间，可以再多吃一些桑叶、菊花、芹菜等，但是要注意少吃生冷的食物。

气滞血瘀型 化瘀消瘾疹

本型的病因主要是由于过度的精神刺激，长时间处于压抑的不良情绪状态之下，或者是从事压力过大的工作，使人体肝的功能过于旺盛，从而人体的气机不畅，血液的正常循环规律被打破，形成了气滞血瘀的病理状态，皮肤的营养不利，同时也受到瘀血的刺激，导致了本病的发生。因此，本型的保健关键是调理好精神状态，避免过激的情绪刺激，促进气机和血液循环恢复正常。

本型荨麻疹的患者多数为女性的患者，在月经期前或经期周期性时出现瘾疹的症状，与患者血清中有对月经周期后期内源性黄体酮产生自身抗体的缘故，而此时很好的控制精神状态是非常重要的因素。注意调畅情绪，使病人正确对待自己的疾病，既不要抱"无所谓"的态度，也不要忧心忡忡，提心吊胆。长期忧愁、紧张心理更易加重植物神经功能的失调，会加重病情。因此要使病人保持乐观的情绪、舒适的心情，并适当多参加文娱活动，多与亲戚朋友及同事交往，以清除自己的紧张心理。

可以通过体育锻炼来改善体内的血液循环，但应该根据身体情况制定合适的锻炼方案，做到持之以恒，循序渐进，从而达到增强体质，提高抗病能力的目的。一般说来，病人的锻炼方式可选择跑步、散步、打球、舞剑、太极拳，气功等。

附录

中医验方

泻热镇肝汤

龙胆草、黄芩、白芍、生地、丹皮、钩藤、菊花、怀牛膝、生赭石、生石决明、川楝子、夏枯草各15克。

平肝潜阳汤

生牡蛎30克，夏枯草30克，石决明24克，桑寄生15克，生地15克，生杜仲15克，黄芩12克，草决明9克，菊花9克，茺蔚子9克。

右归丸

熟地黄240克，附子（炮附片）60克，肉桂60克，山药120克，山茱萸（酒炙）90克，菟丝子120克，鹿角胶120克，枸杞子120克，当归90克，杜仲（盐炒）120克。

金匮肾气丸

地黄、山药、山茱萸（酒炙）、茯苓、牡丹皮、泽泻、桂枝、附子（炙）、牛膝（去头）、车前子（盐炙）各等分。

清金化痰汤和千金苇茎汤

黄芩15克，知母20克，苇茎25克，桑白皮15克，冬瓜仁15克，薏仁25克，白茯苓15克，浙贝母10克，瓜蒌15克，桔梗15克。

补阳还五汤

生黄芪120克，当归尾15克，赤芍15克，地龙20克，川芎10克，红花10克，桃仁15克。

参附龙牡汤

红参15克（另炖），炮附子15克（先煎），煅龙骨30克（先煎），煅牡蛎30克（先煎），干姜10克，炙甘草10克，麦冬20克，五味子15克，山茱萸15克。

栝蒌薤白半夏汤

栝蒌实一枚（捣），薤白20克，半夏50克，白酒500毫升。

涤痰汤

南星（姜制）、半夏（汤洗7次）各2.5克，枳实（麸炒）、茯苓（去皮）各6克，橘红4.5克，石菖蒲、人参各3克，竹茹2.1克，甘草1.5克。

薤白桂枝汤

厚朴12克，薤白9克，桂枝6克，瓜蒌一枚（捣）12克。

乌头赤石脂丸

蜀椒14克，乌头7.5克（炮），附子7克（炮），干姜14克，赤石脂14克。

参附汤

人参、附子各20克。

人参养荣汤

黄芪30克，当归30克，桂心30

克，甘草炙30克，橘皮30克，白术30克，人参30克，白芍药90克，熟地黄9克，五味子4克，茯苓4克，远志15克。

天王补心丹

人参去芦、茯苓、玄参、丹参、桔梗、远志各15克，当归酒浸、五味、麦门冬去心、天门冬、柏子仁、酸枣仁炒各30克，生地黄120克。

炙甘草汤

炙甘草12克，生姜9克，桂枝9克，人参6克，生地黄50克，阿胶6克，麦门冬10克，麻仁10克，大枣10枚。

酸枣仁汤

酸枣仁18克，知母6克，茯苓6克，川芎3克，炙甘草3克。

黄连阿胶汤

黄连3克，阿胶9克，黄芩9克，鸡子黄2枚，白芍9克。

左归饮

熟地9～30克，山药6克，枸杞子6克，炙甘草3克，茯苓4.5克，山茱萸3～6克。

苓桂术甘汤

茯苓15克，桂枝10克，白术20克，制附子10克，炙甘草10克，厚朴15克，大腹皮15克，车前子15克。

消渴方

黄连末、天花粉末、人乳汁（或牛乳）、藕汁、生地汁、姜汁、蜂蜜各等分。

二冬汤

冬菇50克，冬笋150克。

玉女煎

石膏9～15克，熟地9～30克，麦冬6克，知母5克，牛膝5克。

增液承气汤

玄参30克，麦冬24克，生地黄24克，大黄9克，芒硝9克。

白虎加人参汤

知母18克，石膏50克，甘草6克，粳米30克，人参10克。

防己黄芪汤

防己6克、黄芪15克、白术10克、炙甘草9克、生姜6克、大枣4枚。

四妙丸

苍术10克，苡仁10克，牛膝5克，忍冬藤枝10克，木瓜5克，

桂枝附子汤合桃红饮

桂枝10克，附子5克，桃仁5克，红花5克，川芎10克，归尾10克，灵仙5克，生甘草5克，伸筋草8克，汉防己5克。

消痰汤

昆布10克，海藻10克，芥子5克，浙贝母15克，南星5克，茯苓15克，半夏5克，山慈姑3克，党参10克，穿山甲10克，中昆布12克，白芥子5克。

石苇散

石苇15克，滑石8克，扁蓄5克，黄柏10克，海金砂5克，乌药5克，车前子10克。

附子汤

制附子5克，党参10克，白术10克，茯苓10克，白芍15克，黄芪10克，肉桂10克，菟丝子10克，泽泻15克。

四海舒郁丸

青木香15克，陈皮、海蛤粉各9克，海带、海藻、昆布、海螵蛸各60克（俱用滚水泡去盐）。

栀子清肝汤

牛蒡子、柴胡、川芎、白芍、石膏、当归、山栀、丹皮各3克，黄芩、黄连、甘草各1.5克。

阿胶鸡子黄汤

鸡子黄1枚（生用），阿胶6克，生龟板20克，淡菜20克，水500毫升。

大定风珠

白芍18克，生地15克，阿胶10克，龟板15克，五味子6克，麻仁6克，生牡蛎15克，炙甘草10克，麦冬18克，鸡蛋黄（生）2枚，鳖甲15克。

牡蛎散

煅牡蛎、黄芪、麻黄根各30克，浮小麦15克。

健脾丸

党参、白术（土炒）、甘草（蜜炙）、芡实（麸炒）、白扁豆（土炒）、山药（麸炒）、莲子肉（土炒）、陈皮、山楂（清炒）。

参苓白术散

莲子肉500克，薏仁500克，砂仁500克，桔梗500克，白扁豆750克，白茯苓1000克，人参1000克，炙甘草1000克，白术1000克，山药1000克。

四神丸

肉豆蔻（生用）60克，补骨脂（炒）120克，五味子60克，吴茱萸120克。

复元活血汤

柴胡15克、天花粉9克、当归9克、红花6克、甘草6克、炮山甲6克、酒大黄30克、桃仁9克。

荆防败毒散

荆芥、防风、羌活、独活、川芎、柴胡、前胡、桔梗、枳壳、茯苓各30克、甘草15克。

桂枝汤

桂枝9克、芍药9克、炙甘草6克、生姜（切）9克、大枣3个。

银翘散

连翘9克，银花9克，苦桔梗6克，薄荷6克，竹叶4克，生甘草5克，荆芥穗5克，淡豆豉5克，牛蒡子9克，芦根9克。

桑菊饮

桑叶7.5克，菊花3克，杏仁6克，连翘5克，薄荷2.5克，桔梗6克，甘草2.5克，葛根6克。

新加香薷饮

香薷6克，银花9克，鲜扁豆花9克，厚朴6克，连翘6克。

藿香正气水

苍术160克，陈皮160克，厚朴（姜制）160克，白芷240克，茯苓240

克，大腹皮240克，生半夏160克，甘草浸膏20克，广藿香油1.6毫升，紫苏叶油0.8毫升。

参苏饮

人参6克，紫苏叶6克，干葛6克，半夏6克，前胡6克，茯苓6克，枳壳4克，桔梗4克，木香4克，陈皮4克，甘草炙4克。

加减葳蕤汤

生葳蕤9克，生葱白6克，桔梗4.5克，东白薇3克，淡豆豉12克，薄荷4.5克，炙甘草1.5克，红枣二枚。

川芎茶调散

川芎120克，白芷60克，羌活60克，细辛30克，防风45克，薄荷240克，荆芥120克，甘草60克。

黄连香薷饮

香薷10克，扁豆15克，厚朴10克，黄连10克，藿香10克，金银花30克，连翘20克。

芎芷石膏汤

川芎12克，白芷9克，石膏20克，菊花9克，藁本12克，黄芩6克，栀子6克，薄荷6克，羌活9克。

羌活胜湿汤

羌活、独活各3克，藁本、防风、甘草（炙）、川芎各1.5克，蔓荆子0.9克。

玉壶丸

人参、瓜蒌根各等分。

加减神术散

苍术、藁本、防风、甘草、白术、川芎、陈皮、半夏、细辛、白芷、茯苓、生姜、羌活等各15克。

天麻钩藤饮

天麻9克，钩藤12克后下，石决明30克先煎，山栀子6克，黄芩9克，川牛膝12克，杜仲10克，益母草9克，桑寄生12克，夜交藤12克，茯苓12克。

杞菊地黄丸

枸杞子40克，菊花40克，熟地黄160克，山茱萸（制）80克，牡丹皮60克，山药80克，茯苓60克，泽泻60克。

镇肝熄风汤

淮牛膝30克，代赭石30克先煎，生龙骨10克先煎，生牡蛎15克先煎，生龟板15克先煎，生白芍15克，元参15克，天冬15克，川楝子6克，生麦芽6克，茵陈6克，甘草5克。

逍遥散

柴胡15克，当归15克，白芍15克，白术15克，茯苓15克，生姜15克，薄荷6克，炙甘草6克。

导痰汤

防风（去芦）、南星（牛胆制）、枳实、茯苓（去皮）、羌活各3克，白术（土炒）、半夏各4.5克，甘草（炙）1.5克，橘皮（去白）4.5克，生姜5片。

五苓散

茯苓180克，泽泻300克，猪苓180克，肉桂120克，白术（炒）180克。

半夏白术天麻汤

半夏9克，天麻9克，白术9克，茯苓9克，橘红6克，甘草6克，生姜6克，大枣3枚。

桂枝茯苓丸

桂枝100克，茯苓100克，牡丹皮100克，赤芍100克，桃仁100克。

通窍活血汤

麝香0.15克，桃仁9克，红花9克，赤芍3克，川芎3克，老葱3根，生姜9克，大枣7枚。

四物汤

熟地黄15克，当归10克，白芍10克，川芎6克。

大补元煎

党参120克，山药（麸炒）120克，熟地黄180克，当归180克，山茱萸60克，杜仲（盐炒） 120克，枸杞子180克，甘草（蜜炙）120克。

麻黄附子细辛汤

麻黄6克（去节）、细辛6克、附子6克（炮，去皮）。

甘麦大枣汤

甘草9克，小麦15克，大枣7枚。

防风汤

防风、当归、赤茯苓、杏仁各10克，甘草、官桂各3克，黄芩、秦艽、葛根各10克，麻黄5克，生姜15克，大枣3枚。

乌头汤

制川乌6克，麻黄6克，黄芪9克，白芍9克，防己9克，炙甘草9克。

薏仁汤

瓜子仁汤、瓜蒌仁汤、瓜蒌子汤、薏仁汤药物组成，薏仁18克，瓜蒌仁18克，牡丹皮12克，桃仁（去皮尖）12克。

白虎加桂枝汤

知母180克，甘草（炙）60克，石膏500克，粳米60克，桂枝（去皮）90克。

宣痹汤

防己15克，杏仁15克，滑石15克，连翘9克，山栀9克，薏苡15克，半夏9克（醋炒），晚蚕沙9克，赤小豆皮9克。

五味消毒饮

金银花20克，野菊花15克，蒲公英15克，紫花地丁15克，紫背天葵子15克。

犀黄丸

犀黄0.9克，乳香（去油）、没药（去油）各30克（研极细末），麝香4.5克，黄米饭30克。

双合汤

当归6克，川芎6克，白芍6克，生地黄6克，陈皮6克，半夏（姜汁炒）6克，茯苓（去皮）6克，桃仁（去皮）3克，红花3克，白芥子6克，甘草3克。

补血养筋丸

肉苁蓉、牛膝、天麻、木瓜、鹿茸、熟地黄、菟丝子、五味子各等分。

河车大造丸

紫河车100克，熟地黄200克，天冬100克，麦冬100克，杜仲（盐炒）150克，牛膝（盐炒）100克，黄柏（盐炒）150克，龟甲（制）200克。

小活络丹

川乌（炙）45克，草乌（炙）45克，当归30克，川芎30克，白芍15克，乳香（炙）22.5克，没药（炙）22.5克，地龙肉22.5克，香附（醋炙）30克，胆星45克。

桂枝葛根汤

桂枝18克，白芍18克，甘草12克，葛根25～40克，生姜6克，大枣6克。

通化调理汤

丹参、葛根、黄芪、大枣各18克，桂枝6克，赤芍12克，当归12克，白芷9克，羌活12克，地龙9克，炙甘草6克。

鹿丹汤

鹿衔草、丹参、熟地、当归、白芍、川芎、薏仁、威灵仙各12克。

枇杷清肺饮

枇杷叶，桑白皮，知母，黄芩，银花，赤勺，生地，生石膏，生甘草各等分。

芩连平胃散

黄连18克，陈皮18克，苍术50克（炒），生甘草18克，茯苓6克，厚朴18克。

茵陈蒿汤

茵陈蒿18克、栀子9克、大黄9克。

大黄蛰虫散

熟大黄、土鳖虫（炒）、水蛭（制）、虻虫（去翅足，炒）、蛴螬（炒）、干漆（煅）、桃仁、苦杏仁（炒）、黄芩、地黄、白芍、甘草各等分。

读者调查表

◆您最想了解以下哪些方面的内容（可多选）

□癌症	□肝炎	□痛风	□颈椎病	□流产	□皮肤病
□感冒	□肝硬化	□糖尿病	□腰椎间盘突出	□痛经	□口腔溃疡
□肺炎	□脂肪肝	□甲亢	□骨折	□宫外孕	□中耳炎
□肺结核	□阑尾炎	□红斑狼疮	□关节炎	□性病	□鼻炎
□哮喘	□痔疮	□头痛	□骨质疏松	□阳痿	□咽喉炎
□冠心病	□胰腺炎	□失眠	□阴道炎	□早泄	□沙眼
□高血压	□胆结石	□中风	□月经不调	□前列腺炎	□白内障
□高血脂	□肾炎	□老年痴呆	□宫颈糜烂	□性功能障碍	□干眼症
□胃炎	□肾结石	□帕金森氏病	□不孕不育	□脱发	□红眼病

◆就医习惯（可多选）

看病支出最多的家庭成员：

□父母　□成年男性　□成年女性　□儿童

得病后对您造成压力最大的家庭成员：

□父母　□成年男性　□成年女性　□儿童

◆关于本书：

您与多少位家人或朋友分享了本书：

□没有　□1～4人　□5人以上

您对本书封面的评价：

□喜欢　□一般　□不喜欢

您购买本书是因为：

□内容　□封面　□作者　□宣传

您为何购买本书：

□自己喜欢　□馈赠亲友　□消遣阅读　□其他

您通过什么途径获得本书信息：

□报纸　□网络　□杂志　□其他

您通过什么途径购买本书：

□书店　□网络　□超市　□其他

您希望我们改进的建议是：

从此处裁剪邮寄

吉林科学技术出版社

长春市人民大街4646号 邮编：130021 电话：0431-85630195

请寄回这张读者服务卡，您可以获得我社最新出版资讯，并参加各项回馈优惠活动。

书名：

姓名： 性别：□男 □女

出生日期： ＿＿＿＿年＿＿＿＿月＿＿＿＿日

教育程度：□高中及以下 □大专 □本科

□研究生 □博士及以上

职业： □学生 □教师 □公务员 □军人

□金融业 □制造业 □IT业 □新闻出版业

□服务业 □贸易业 □自由职业

□其他

地址： ＿＿＿＿省＿＿＿＿市

＿＿＿＿县/区

＿＿＿＿路＿＿＿＿号

＿＿＿＿楼＿＿＿＿室

邮编：

电话： (O) ＿＿＿＿(H)＿＿＿＿

Email: ＿＿＿＿＿＿＿＿

今后是否接受我社的各种书讯、活动等信息： □是 □否

更多惊喜登陆：www.jlstp.com